Viel Freude bei der Lektüre
wünscht Ihnen

Ihr Partner bei
Uro-Onkologischen Erkrankungen

JÜRGEN THORWALD

# Der geplagte Mann

Die Prostata –
Geschichte und Geschichten

Droemer Knaur

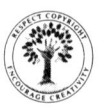
4  5  3

# INHALT

Seit langem schon gefühlte, in ihrer Bedeutung mit Absicht ... verkannte Anfälle
brachten mir Klarheit darüber, daß ich an
Hypertrophie jenes Organs litt, das Gott
in einer Stunde seines Zorns geschaffen
und unzweckmäßig plaziert hat, um männliche Wesen, gleich ob sündig oder un-
schuldig, damit zu geißeln.

ADOLF LORENZ
Professor der Chirurgie,
Wien 1929

# I. Die Kastanie

Vielleicht ist dies ein angemessener Beginn: In der ersten Januarwoche des Jahres 1988 wurde Ronald Reagan, der vierzigste und zu dieser Zeit siebenundsiebzigjährige Präsident der Vereinigten Staaten, zur zeitlich prominentesten Patientenfigur für ein Spezialgebiet der Medizin, das sich seit einem runden Jahrhundert nach bitteren, mit Redeschlachten, Beleidigungen, persönlichen und politischen Querelen gewürzten Unabhängigkeitskriegen mit ihrer mächtigen Stammesmutter, der allgemeinen Chirurgie, als Urologie bezeichnet. Die Akteure nannten und nennen sich Urologen oder Fachärzte für Krankheiten der Nieren, der ableitenden Harnwege und der Geschlechtsorgane.

Ronald und Nancy Reagan waren trotz ihrer sonstigen Neigung zu jeder Form von Publicity nicht begeistert über die Rolle, die dem Präsidenten zufiel. Am wenigsten Zustimmung fand bei dem spät zu puritanischer Sittenstrenge gereiften Paar die Genauigkeit, mit der die damaligen Ärzte des Weißen Hauses, Burton Smith und John Hutton, den versammelten Repräsentanten amerikanischer und internationaler Medien die Krankheit des Präsidenten und einen chirurgischen Eingriff schilderten, der für den 5. Januar vorgesehen war.

Sie sparten dabei nicht mit anatomisch-klinischen Einzelheiten über Ronald Reagans Urogenitalorgane, seine Harnblase, seine Harnröhre, ja den präsidentlichen Penis und – als »first« in medizinischen Kommuniqués des Weißen Hauses – über ein Organ namens Prostata, das bis vor nicht allzu langer Zeit aus

11

Gründen sexueller Schamhaftigkeit oder aber der Verletzbarkeit von Mannesstolz kein offenes Gesprächsthema, ja nur selten ein Thema erotischer Literatur gewesen war.

Burton Smith und John Hutton folgten Regeln, in denen ein präsidentlicher Vorgänger, Dwight D. Eisenhower, im Jahre 1955 nach dem ersten seiner wiederholten Herzinfarkte bestimmt hatte, daß das amerikanische Volk in Zukunft über jedes medizinische Problem seiner Präsidenten und jegliche gesundheitliche Gefährdungen seiner Amtsfähigkeit zu unterrichten war. Seither galten Verschweigen oder Beschönigungen selbst banaler präsidentlicher Leiden, wie sie sich in der Vergangenheit, insbesondere während der Ära der Präsidenten Cleveland, Taft und Wilson, zugetragen hatten, als Verletzungen der Rechte der Nation auf Information.

Die Wahrheit lautete dieses Mal, daß der Präsident an einer langsamen, schleichenden Vergrößerung und Veränderung der normalerweise nur kastaniengroßen Prostata litt, über die der nobelpreisgekrönte, durch seine »Dschungelbücher« weltbekannte britische Dichter Rudyard Kipling im Jahre 1935 sinniert hatte, Gott, der allmächtige Schöpfer aller Dinge, habe sich dieses »Dingsda« in einer Stunde besonders übler Laune ausgedacht und jedem männlichen Wesen an der Einmündung seiner Blase in Harnröhre und Penis eingepflanzt.[1]

Erst Jahrmillionen nach der – auch für die phantasiebegabtesten Anthropologen in undurchdringliche Nebel gehüllten – Urschöpfung der Erde und ihrer Kreaturen, etwa gegen Beginn des vierten vorchristlichen Jahrhunderts, hatte ein altgriechischer Arzt, Chirurg oder Anatom (kein noch so griechenbegeisterter Althumanist und Medizinhistoriker sollte behaupten, er wisse es genau) mit Namen Herophilos anatomische Experimente an gefallenen Kriegern, aber auch an lebenden, zur Vivisektion verdammten Sklaven, Gefangenen und Verbrechern unternommen.

---

[1] So in einem vertraulichen Brief an den frühesten Londoner Repräsentanten der chiropraktischen Behandlung rheumatischer und orthopädischer Erkrankungen, Sir Herbert Baker, der sich um eine Vergrößerung seiner Prostata sorgte.

Unter anderem hatte er sich auch mit ihren Urogenitalorganen befaßt. Dabei war ihm zum erstenmal Kiplings kastanienförmiges »Dingsda« aufgefallen, das aus drei Drüsenlappen bestand, die in eine feste Gewebskapsel eingebettet waren und den männlichen Blasenausgang sowie den hinteren Teil der Harnröhre umschlossen. Herophilos hatte, noch ohne die Spur einer Vorstellung, welche Funktion der »Kastanie« zukam, sie »Glandulosae parastatae« genannt, vielleicht – wer weiß es schon? – weil es sich gut anhörte. Ein späterer medizinischer Schriftsteller, Rufus aus Ephesos, entwickelte daraus »Parastatus Glandulus«. Bei großzügiger Auslegung ließ sich seine Wortschöpfung als »Vorsteherdrüse« oder, in poetischer Verklärung, »Wachtposten vor der Blase« und, in fortan gültiger Kurzfassung, »Prostata« verstehen.

Runde zweitausenddreihundert Jahre später – in dem erwähnten Jahr 1935 – wußte Rudyard Kipling besser, was es mit der Prostata auf sich hatte. Es blieb eine offene Frage, ob eigene erotisch-sexuelle Erfahrungen ihm zu so grimmigen Ansichten über ein Organ verholfen hatten, über das man insbesondere zu seinen prüden Lebzeiten gegen Ende des neunzehnten und zu Beginn des zwanzigsten Jahrhunderts nur im geheimen sprach.

Wenn man den Tagebuchnotizen seines Verlegers und späteren Premiers Großbritanniens, Harold Macmillan, über Kiplings Gemahlin (»Seine schreckliche Frau sperrte ihn zum Schreiben von morgens bis abends ein«) Glauben schenkte, mochte man daran zweifeln. Aber da er – abermals laut Macmillan – der Wärterin seines Schriftsteller-Gefängnisses oft unter dem wirksamen Vorwand, zur Bank gehen zu müssen, entkam und in einer Londoner Bar namens »Beefsteak« untertauchte, noch mehr aber, da er früher einen großen Teil seines Lebens in Indien, Japan, Australien, Südafrika, Amerika und Europa verbrachte, hatte es ihm schwerlich an Gelegenheiten gefehlt, intime Kenntnisse zu sammeln.

Wahrscheinlich war er insgeheim großzügig oder einsichtig genug, dem Allmächtigen zuzubilligen, daß Ihm – summa summa-

13

rum – mit der Prostata ein beachtlicher Wurf für das sexuelle Leben des Mannes gelungen war.

Wann immer in einem Manne das »Mysterium des Sexus« erwachte, geriet die prostatische »Kastanie« in einen Alarmzustand. Der Anblick, ein Phantasiebild, Stimme und Duft bekleideter, halbbekleideter oder nackter Mädchen und Frauen, ihrer Körper, ihrer Scham, ihrer Brüste, ihrer Lippen, ihrer Augen genügte, um auf geheimnisvollen zerebralen und neurogenen Wegen den Alarm auszulösen. Ja, in mysteriöser Abweichung von solch scheinbarer Norm wurden für zahlreiche Männer auch Anblick, Phantasiebilder, Nähe jugendlicher oder kindlicher Leiber ihres eigenen Geschlechts zum zündenden Funken.

Wenn aus Verlockung, Wünschen, Begierden tatsächliche Berührungen, zärtliche, leidenschaftliche, ungehemmte Umarmungen wurden, deren bebende Erregung sich auf anderen geheimnisvollen Wegen auf Schwellkörper des Penis übertrug und ihn, mit der Harnröhre darin, härtete und aufrichtete wie eine schußbereite Waffe, bewegten sich männliche Samenzellen aus Keimdrüsen der Hoden durch Samenstränge in Richtung auf die Prostata. Sie vereinten sich mit gleitfähigen Sekreten aus Samenbläschen hinter der Prostata und gelangten in ein unsagbar delikates System von Kanälen und Kanälchen, das die Prostatalappen in Richtung auf Harnröhre und Penis durchzog.

Danach bedurfte es nur noch des Eindringens des Penis in einen weiblichen Schoß, in einen weiblichen oder männlichen Anus, in einen Mund oder in jede andere Höhlung, die sich zur Friktion und Reizung des Penis und seiner Nervenbahnen anbot. In dem Augenblick, in dem diese Reizung einen Höhepunkt erreichte, verwandelte sich die Prostata in einen Kompressor von explosiver Potenz. Seine Stoßwellen preßten den Samen-Sekrete-Cocktail aus dem System der Kanäle durch Mikrodrüsen in Harnröhre und Penis hinein.

Dabei erzeugten sie Lustempfindungen, die auch die hochfahrendsten Repräsentanten der Wissenschaft, von Anatomen über Biologen bis zu Sexologen, nur beschreiben, aber niemals erklären konnten. Die Lust steigerte sich bis zu besinnungsraubender, überirdischer Höhe, während orgiastische Wellen den prostatischen Cocktail in weibliche Schöße oder den Anus beider Geschlechter, in masturbierende Hände, zwischen saugende Lippen und Zungen, in Achselhöhlen, zwischen Schenkel und Brüste, oder, während erotischer Phantasien und Träume, in Kleidung, Nachtgewänder, Bettücher entlud.

Wenn Rudyard Kipling trotz solcher Ingeniosität im Design der Lust die Stunde, in der der Allmächtige dieses System einmal schuf, eine schlechte Stunde nannte, war nicht anzunehmen, daß er als Poet von Welt dabei Mängel im Auge hatte, die irdischen Kirchenvätern Ärger bereiteten. Sie mochten ein Versagen des Allmächtigen darin erblicken, daß Er in seinen Plänen einen Kontrollmechanismus vergessen hatte, der dafür Sorge trüg, daß jede lustvolle Entladung unausweichlich zu weiblicher Befruchtung und Vermehrung menschlicher Seelen führte und verhinderte, daß Männer (und Frauen) sich den erwähnten Varianten der Lust hinzugeben vermochten. Kirchenvätern fehlte die Gabe, einen Schöpfer zu tolerieren, der Männern (und Frauen) Abwechslung und eine Pause in der Vermehrung zugestand.

Ein Poet von Welt hatte Schwerwiegenderes zu bemängeln. Er mußte sich fragen, ob es bei aller Genialität des prostatischen Designs nicht unverzeihliche Nachlässigkeit des Allmächtigen gewesen war, ein delikat-sensibles, komplexes und explosives Organ wie die Prostata so eng mit viel gewöhnlicheren Organen wie Harnblase und Harnröhre zu verbinden. Schließlich dienten letztere der Sammlung und dem Abfluß giftiger Schlacken des männlichen Stoffwechsels, die durch die Nieren zu Harn gefiltert wurden. Jede Störung dieses Abflusses führte zur Selbstvergiftung des Körpers und über kurz oder lang zum Tode. War also die unlösbare Verbindung des Harnausscheidungsapparates mit der Prostata nicht in der Tat ein göttlicher Mißgriff ersten Ranges? Schuf sie nicht alle erdenklichen Voraussetzungen für Betriebsstörungen, Entgleisungen und schließlich Katastrophen?

Als Kipling 1936 starb, waren die Koryphäen der Wissenschaften, die nicht an die Schöpfung eines Allmächtigen glaubten, sondern sich anmaßten, selbst alle Phänomene der Welt zu erklären und zu lösen, noch nicht – wie einige Zeit später – auf genetische Kodes und Desoxyribonukleinsäuren als Konstruktionspläne oder Baumaterialien einer gottesfernen Erde verfallen. Wenn der Dichter des »Dschungelbuchs« länger gelebt hätte, hätte er also fehlerhafte genetische Kodes und verdorbene DNS mit der Schuld an Betriebsstörungen und Erkrankungen belasten können, die in der Tat der Prostata nur allzu eigen waren. Aber vielleicht oder wahrscheinlich hätte er es vorgezogen, sich weiter an Launen des Allmächtigen zu halten als an Gene und Säuren irdischer Genies.

In Kiplings Todesjahr befand sich die europäische Urologie, mit Ausnahme der französischen, britischen und österreichischen, noch in einem embryonalen Stadium, und Amerikas Urologen schickten sich erst an, die Europäer in einem großen Anlauf zu überrunden.
Wer als Urologe praktizierte oder eine urologische Karriere anstrcbtc, wußte, daß er einer vielgesichtigen Palette meist schwerer und zum Teil unheilbarer Nieren- und Blasenkrankheiten gegenüberstand, gleich ob sie Namen wie Nieren- und Blasentuberkulose, Zystenniere, Glomerulonephritis, Niereninsuffizienz, Lithiasis, Nieren-, Harnleiter- oder Blasentumor trugen. Trotzdem war und blieb die Prostata eine Herausforderung besonderer Art und eine Quelle vielgestaltiger, schwer heilbarer Störungen und Erkrankungen.
Bei jüngeren Männern äußerten sie sich am häufigsten in schmerzhaften Reizzuständen, Spasmen, Stauungen der Sekrete, Entzündungen mit lancierenden Schmerzen in Darm, Damm, Samenleitern, Hoden. Der sensibel-explosive Kompressor der Lust war störanfällig für die Verwandlung von Lust in Schmerz, für die Erschütterung männlichen Selbstbewußtseins. Es blieb nur die Wahl zwischen schmerzzerrissener Lust oder Verzicht und der geheimen Suche nach Heilung um jeden Preis.
Die verschlungenen Kanäle, Kanälchen, Minidrüsen und Mikro-

drüsen boten infektiösen Keimen aller Art Quartier. Gonokok-
ken, die ihren Weg über die Harnröhre in das System der Kanäle
fanden; Darmbakterien, die durch Enddarmwände und die Prostatakapsel in ihr Inneres einwanderten; Tuberkelbazillen und
Viren jeder Provenienz fühlten sich hier zu Hause. Durchnäs-
sung, Unterkühlung, Erschütterungen der Prostata auf Sätteln
von Fahrrädern, Motorrädern, Pferden, Traktoren, Baumaschi-
nen, Schwerlastwagen, zuviel sitzende Arbeit an Schreibtischen
und Maschinen wurden zu Wegbereitern. Aber auch zu viele
unerfüllte Phantasien, Erregungen im Konflikt mit fromm aner-
zogener oder erzwungener Enthaltsamkeit trugen zu den Entgleisungen bei, deren Symptome so viele Gesichter wie Namen
trugen: von Prostatitis oder Prostatismus über Prostataneurosen
bis zum Prostatasyndrom.

Doch so vielfältig und groß die Zahl dieser Erkrankungen in allen
Lebensaltern war – als unsagbar ernster, bis in die Neuzeit rätsel-
hafter und folgenschwerer erwies sich eine prostatische Erkrankung, die früher oder später die Hälfte aller Männer, die ihr
fünfundvierzigstes und fünfzigstes Lebensjahr überschritten,
befiel und deren lebensbedrohliches Gesicht immer deutlicher
wurde, je mehr sich die männliche Lebensdauer im Laufe des
neunzehnten Jahrhunderts verlängerte. Jenseits der Sechzig und
Siebzig nahm die Zahl der Betroffenen beträchtlich zu. Unter den
noch Älteren entkamen nur wenige dem Predikament.

Es handelte sich um eine meist über Jahre hinweg schleichende
Vergrößerung der Prostata, die in ihrer überwiegenden Mehrheit
zwar gutartigen, nichtkarzinomatösen Charakters war, aber trotzdem für alle Betroffenen eine tödliche Bedrohung in sich trug. Je
mehr sich einzelne oder alle Prostatalappen ausdehnten, oft bis
die ganze Prostata den Umfang einer Mandarine, einer Orange
oder gar einer Pampelmuse annahm, um so stärker wurde der
Druck auf die umgebenden Gewebe. Es entstanden Pressionen
im Damm und im Enddarm, welche die Darmtätigkeit behinder-
ten und selbst beim Gehen und Sitzen quälende Empfindungen
erzeugten.

Das wirkliche Verhängnis aber begann, wenn der Druck der

vergrößerten Lappen sich nach innen gegen den Blasenausgang und dessen Schließmuskel sowie gegen den hinteren Teil der Harnröhre richtete. Blasenausgang und Harnröhre wurden immer stärker zusammengepreßt. An die Stelle des natürlichen Harnstroms, über den der Amerikaner Mark Twain einmal schrieb, ein gesunder Mann müsse diesen Strom im Bogen über einen Zaun dirigieren können und dabei Wohlbefinden und männliche Kraft empfinden,[2] trat ein immer dünner werdender, zerfaserter Strahl und später ein »Gerinnsel«.

In gesunden Tagen kündigte die männliche Blase erst nach vier, fünf oder mehr Stunden durch einen leichten Drang an, daß sie mit Harn aus den Nieren gefüllt war und sich zu entleeren wünschte. Diese Entleerung geschah durch die vom Willen und der Blasenmuskulatur bestimmte Öffnung eines Schließmuskels am Blasenausgang sowie eines zweiten Muskels in der Harnröhre am unteren Ende der Prostata. Nun wurden die zeitlichen Abstände zwischen den Entleerungen immer kürzer, der Entleerungsdrang häufiger. Es bedurfte immer größerer Anstrengungen der Muskulatur, um eine Miktion in Gang zu setzen. Die Entleerung der Blase gelang nur noch unvollkommen. Der zurückbleibende Harn durchlief Zersetzungsprozesse und führte zu Entzündungen der Blase und Harnröhre. Aus dem in gesunden Tagen leichten Drang zur Entleerung wurde ein ununterbrochener quälend-schmerzhafter Zwang. Schließlich kam es zu nur noch tropfenweisen Entleerungen und am Ende zur Blockade des Blasenausgangs.

Zu diesem Zeitpunkt war die Blase durch den wachsenden inneren Druck schon überdehnt. Es entstand ein Rückstau des Harns in den Harnleitern bis hinauf zu den Nieren, die um die Erhaltung ihrer Filterfunktion kämpften. Es folgten Nierenversagen, Harnvergiftung, tödliche Urämie.

Im gleichen Verlauf erfuhren die sexuellen Funktionen ebenso

---

[2]  Ein moderner Literat amerikanischer Provenienz, Oliver Collin, stellte Twains Genuß des gesund-ungestörten Urinierens auf eine Stufe mit dem Lustgefühl bei einem Orgasmus »leichterer Qualität«.

schleichende Veränderungen. Was einmal Lust und stolzer Beweis männlicher Potenz gewesen war, geriet mit in den Teufelskreis. Einmal schneller, einmal langsamer mischten sich Lust und Schmerz mit der Furcht vor dem Erlöschen der wirklichen oder vermeintlichen Krone der Männlichkeit.

Als Ronald Reagan am Sonntag, dem 4. Januar 1988, in das amerikanische Marinehospital von Bethesda geflogen wurde, litt er an einer Vergrößerung der Prostata, die, wie alle Erkrankungen dieser Art, durch Entstehung und Wachstum von Adenomgeschwülsten in den Prostatalappen verursacht wurde. Die Operationsmethode TURP (transurethrale Resektion der Prostata), nach der die Urologen David Utz von der Mayo-Klinik in Rochester und John Randolph Beahrs aus St. Paul am folgenden Morgen die Adenome entfernten, erforderte nicht viel mehr als eine Stunde. Unter einfacher Rückenmarkanästhesie schoben Utz und Beahrs ein feines, an seinem Ende hell leuchtendes, »mikroskopisch sehendes« zystoskopisches Instrument mit von außen beweglichen, elektrisch schneidenden und blutstillenden Kobaltschlaufen bis in den Prostatabereich der Harnröhre. Dann »schälten« sie das Adenom mit Hilfe der Schlaufen von innen aus der Prostatakapsel so wie das Fruchtfleisch von Orangen aus deren Schale. Fünf Tage später verließ der Präsident, so wie alljährlich Hunderttausende anderer »Prostatiker« in urologisch entwickelten Ländern und Regionen der Welt, mit Ausnahme einer vergleichsweise nur noch geringen Anzahl von Komplikationen oder Todesfällen, das Hospital, kehrte ins Weiße Haus zurück und nahm kurze Zeit später seine Tätigkeit wieder auf.

TURP aber war das erlösende Ergebnis einer jahrtausendelangen, für Männer der zweiten Hälfte des zwanzigsten Jahrhunderts nicht mehr vorstellbaren medizinischen Auseinandersetzung mit der »adenomatösen« Entartung der Prostata.

Ihre Geschichte – hinter den Fassaden des männlichen Sexualstolzes, männlichen Potenzrenommees und der Potenzängste länger und erfolgreicher verborgen als die gesamte gynäkologische Schmerzgeschichte der Frauen – liest sich im Rückblick mit dem leisen Frösteln, mit dem man Schauerromane oder Schauerdramen zur Kenntnis nimmt, aber zugleich mit dem erleichternden Bewußtsein befreiender Distanz.

# II. Ein langer Weg

Nie (das gebietet Bescheidenheit uns zu sagen) werden wir erfahren, wann Adam vor dreihunderttausend bis vier Millionen Jahren, als männliche und weibliche Hominiden zu frühen Repräsentanten des Menschen wurden, lernte, seinen Penis – mit oder ohne lockenden Apfel – in einen geheimnisvoll-verführerischen Spalt zwischen Evas Beinen zu versenken, um lustvolle Entladungen seines Samens hervorzurufen. Genauso wird uns verschlossen bleiben, wann Adam, der nicht früh den Gefahren des Hominiden-Daseins erlag, sondern ein mittleres Alter erreichte, zum erstenmal erfuhr, daß die wundervolle Technologie der Lust Tücken in sich barg, die den Harnstrom aus seiner Blase versiegen ließen und ihm den Tod bescherten.

Erst während der letzten Jahrtausende vor Beginn der christlichen Zeitrechnung brachten griechische Reisende bei der Rückkehr aus Ägypten merkwürdige Nachrichten mit nach Hause. Sie berichteten, daß an den Höfen ägyptischer Pharaonen Heilkundige arbeiteten, die sich nur mit einzelnen Körperteilen der Herrscher und der Angehörigen ihres Hofstaates befaßten. Sie nannten sich »Hüter des Kopfes« oder »Hüter des Leibes«, und zu ihnen gehörten auch »Hüter der königlichen Wasserwege« und »Hüter des Penis«.

Sie laborierten an zähen Ausflüssen aus der Harnröhre, die wie gelbliche Eselsmilch aussahen. Wahrscheinlich handelte es sich dabei um die erste bekannte Geschlechtskrankheit, die Gonorrhoe. Aber auf Papyrusrollen beschrieben sie auch Komplikationen, bei denen die Harnröhre ohne Anzeichen von Gonorrhoe undurchgängig wurde.

»Hüter der Wasserwege« versuchten in solchen Fällen mit hohlen Federkielen oder Röhren aus Bronze, die späteren medizinischen Blasenkathetern glichen, die Harnröhre zu dehnen und für den Harn wieder durchgängig zu machen. Sie bliesen auch durch Trichter Luft in die Harnröhre, um durch den Luftdruck das gleiche Ziel zu erreichen. Wenn Erfolge ausblieben, vermuteten sie verborgene Hindernisse am Ausgang der Blase, und sofern sie beim Herausziehen der Röhren Gewebsteile mit hervorzerrten, sprachen sie von »Fleischgewächsen« an der Blase. Aber nie bekamen sie ein solches »Gewächs« zu Gesicht, weil sie selbst noch keine Toten öffneten wie die Anatomen Griechenlands. Ägyptische Einbalsamierer von Verstorbenen aber waren nur in ihrem Gewerbe geschult und nicht in Anatomie. So blieb die Prostata für Ägypter noch eine »verschlossene Welt«.

Um die gleiche Zeit schrieben assyrische und babylonische Priester medizinische Berichte mit Keilschrift auf Tontafeln. Sie waren mit katheterartigen Röhren aus Bronze vertraut und nannten sie »UPU« oder »Schlüssel« – Schlüssel, welche gonorrhoisch vernarbte Harnröhren und aus unbekannten Gründen verschlossene Blasen öffnen sollten.

Hebräer dagegen setzten, sofern man Überlieferungen glauben kann, bei Harnsperren ihre Hoffnung auf »rotes, von Huren gesponnenes Garn«, das sie um den Penis von Kranken wickelten. Auch vertrauten sie auf Läuse, die – an die Mündung des Penis gesetzt – Harnröhre und Blase durch ihren Biß dazu anreizen sollten, sich zu entleeren.

Frühe Inder schrieben, so wie Ägypter oder Babylonier, umfangreiche medizinische Traktate. Aber da auch ihnen anatomische Einblicke in Tote fehlten, waren die Kompendien, die sie unter Titeln wie »Charaka-Samhita« der Nachwelt hinterließen, Früchte ausschweifender Phantasien über Blut, Säfte und Winde, die den Körper des Menschen regieren. Sie beschrieben vierundzwanzig »Rohre«, durch die Harn und Samen, von mysteriösen Winden vorwärtsgetrieben, den Körper durchströmten und über

Blase und Harnröhre verließen. Als Ursache für eine Sperre des Harnflusses, die sie »Murashata Pratishedla« nannten, erfanden sie Säfte, die sich am Blasenausgang verhärteten.

Trotzdem war es ihre von Phantasmen erfüllte medizinische Vorstellungswelt, in der eine Operation entstand, die in noch ferner Zukunft zum Ausgangspunkt für die ersten Versuche zur chirurgischen Entfernung von Prostataadenomen wurde.

Es handelte sich um einen Eingriff mit dem Ziel, Kranke von Blasensteinen zu befreien, die in Indien weiter verbreitet waren als in irgendeinem anderen Teil der damaligen Welt. Indische »Blasensteinschneider« drangen dabei mit zwei eingeölten Fingern der linken Hand in den Enddarm der nicht betäubten, nur gefesselten Kranken ein. Die Finger umfaßten zunächst die Hinterseite der Blase und drängten tastbare Steine nach unten gegen Blasenausgang, Harnröhre und den Damm, bis sich in letzterem eine Vorwölbung zeigte. Dann stieß die rechte Hand ein Messer durch diese Wölbung bis in die Blase, und Stein oder Steine wurden mit Zangen hervorgezogen. Zur Heilung wurde die Wunde ohne Naht zwischen den Schenkeln zusammengepreßt. Alles weitere blieb der Gnade »Isvaras« und anderer Götter überlassen. Sie entschieden darüber, ob die »Geschnittenen« überlebten oder an Schmerzschock, Verbluten und »eitrigen Fiebern« starben.

Es war unvermeidlich, daß während der Operation das eindringende Messer gelegentlich Lappen der Prostata traf oder Steinzangen mit den Steinen auch Gewebsteile der Prostata erfaßten und zusammen mit Steinen hervorzogen. Doch offenbar hielt kein Inder solche Vorfälle für erwähnenswert.

Gleiches galt für Griechen und Römer, die das Handwerk von umherreisenden indischen Steinschneidern erlernten. Der geschwätzigste Enzyklopädist des alten Rom, Aurelius Celsus, bezeugte das indische Erbe im ersten Jahrhundert der christlichen Zeitrechnung. Doch so umfangreich seine Beschreibungen waren, weder von ihm noch von griechischen Vorgängern und Zeitgenossen wurden Vorkommnisse erwähnt, wie schon indische Steinschneider sie während ihrer Operationen erlebt haben mußten.

Nirgendwo wurde beschrieben, was viele Jahrhunderte später – im Jahre 1848 – die Aufmerksamkeit eines vierzigjährigen britischen Chirurgen William (später Sir William) Fergusson im Londoner King's College Hospital bei zwei Steinschnitten nach indisch-griechisch-römischem Vorbild erregte.

Fergusson operierte zwei ältere schottische Fischer, welche nicht nur an Blasensteinen und den von ihnen verursachten Blasenbeschwerden, sondern auch an zunehmender Harnsperre litten. In beiden Fällen durchtrennte Fergussons Messer ahnungslos einen Prostatalappen. Seine Zange zog außer Steinen Stücke der Prostata aus dem Schnittkanal hervor. Bei deren Betrachtung fiel Fergusson auch auf, daß sie aus verschiedenen Gewebsarten bestanden. Es gab feste Gewebe, welche die Kapsel der Prostata und ihrer Lappen bildeten, und ein lockeres Gewebe, das sich mit dem Finger ohne Mühe von der übrigen Prostatastruktur trennen ließ. Durch Zufall und nichts als Zufall hatte er in dem leicht ausschälbaren Gewebe an die noch ungeahnte Ursache der Prostatavergrößerungen, an die zu Anfang erwähnten Adenomgeschwülste gerührt, welche sich aus rätselhaften Gründen in Prostatalappen so zahlreicher älter werdender Männer bildeten und durch ihr Wachstum die Prostatavergrößerung verursachten.

Als die beiden Schotten die Operationen überlebten und berichteten, daß sie nicht nur von Steinschmerzen befreit waren, sondern daß auch ihr Harnfluß sich erheblich gebessert hatte, zog Fergusson keine praktische Folgerungen. Sein Biograph Jeremias Pearl fragte später zu Recht, warum Sir William keinen Versuch unternommen habe, bei Kranken mit vergrößerter Prostata die Drüsenlappen durch einen Steinschnitt im Damm zu erreichen und die Adenome mit Messer, Zange und Finger zu entfernen.

Doch Fergusson war ein vorsichtiger Mann. Als Student hatte er miterlebt, wie sein Edinburgher Lehrer der Anatomie, Robert Knox, seine Karriere ruinierte, als er bei Leichenmangel Tote für seinen Anatomiekeller bei einem irischen Mörderpaar, William Burke und William Hare, »in Auftrag gab«. Der schließliche Sturz von Robert Knox und dessen sinistres Ende in den Londoner Slums waren für ihn unvergessen.

So unternahm er gar nichts, auch dann nicht, als er 1870 an einem stein- und prostatakranken Gärtner die gleiche Erfahrung machte, wie sie ihm im Jahre 1848 widerfahren war. Ein haselnußgroßes Adenom fiel ihm geradezu in die Hand, und der Gärtner pries ihn als einen Erlöser. Fergusson begnügte sich damit, seine Zufallserfahrungen aufzuzeichnen. Das Phänomen des Prostataadenoms und die Möglichkeit, es zu entfernen, überließ er dem Staub der medizinischen Literatur.

Was der Aufmerksamkeit indischer, griechischer und römischer Steinschneider entgangen war, entging auch ihren unmittelbaren Nachfolgern, die nach dem Ende des altrömischen Reiches, im Mittelalter, während der Renaissance und in der heraufsteigenden Neuzeit unzählbare Steine »schnitten«.

Sonden, Katheterröhren und seit dem sechzehnten Jahrhundert barbarische, in die Harnröhre eingeführte Ätzmittel blieben für nahezu eintausendneunhundert Jahre nach dem Beginn der christlichen Ära die einzigen Hilfsmittel gegen die Verengung oder völlige Sperre der Harnröhre sowie vermutete »Fleischgeschwülste« am männlichen Blasenhals. Dabei zeigten sich nirgendwo die Grenzen der (arrogant lateinisch parlierenden) damaligen Ärzte und grobschlächtigen Barbier-Chirurgen so grausam deutlich wie bei ihrer Behandlung der Mächtigen und Wohlhabenden, die ihre Hilfe suchten.

Karl V., der machtvollste katholische Kaiser der Epoche zwischen versinkendem Mittelalter und aufsteigender Renaissance, war, als er 1556 mit nur sechsundfünfzig Jahren auf seinen Thron verzichtete und sich in ein Haus in der Nähe eines Klosters in die spanische Estremadura zurückzog, nicht nur durch Kriege erschöpft. Er litt auch nicht nur an Gicht, Bluthochdruck und anderen Folgen seiner maßlosen Schlemmereien und wahrer Ströme von Wein, mit denen er zu scharf gewürzte Speisen durch seinen früh zahnlos gewordenen Mund in seinen Magen spülte. Als er 1558 unter Anzeichen eines Nierenversagens starb, trugen jahrelange Abflußstörungen der Blase und Harnsperren das Ihre zum Ende des Mannes bei, der seit dem Tode seiner Gemahlin Isabella vor siebzehn Jahren an seiner Tafel zwar maßlos gesündigt, aber sonst ein geradezu keusches Leben geführt und keine besonderen Ansprüche an seine kaiserliche Prostata gestellt hatte. Nur einmal hatte er sich, soweit bekannt, auf ein amouröses Abenteuer mit einer leichtfertig tändelnden Deutschen, Barbara Blomberg aus Regensburg, Mutter seines Bastardsohnes Juan d'Austria, eingelassen.

Philipp von Lissabon, einer seiner Chirurgen, hatte die Harnsperren nach vergeblichen Versuchen mit Kathetern auf eine Weise behandelt, die dreihundertfünfzig und vierhundert Jahre später unter Männern nur noch Schrecken und Erleichterung darüber, daß es sich um Vergangenheit handelte, wecken konnte. In die Spitze von Harnröhrensonden, die Philipp aus Wachs formte, schnitt er Höhlungen und füllte sie mit Chlorkalk, um mit dessen Hilfe »Fleischgeschwülste« zu zerstören. Die chemischen Ätzungen in der Tiefe der Harnröhre wiederholte er an dem schwer leidenden Kranken so lange, bis ein gewöhnlicher Katheter sich wieder in die Blase einführen ließ und für einige Zeit Hilfe brachte.

Kaum glücklicher war Frankreichs König Henri IV., der »Vielgeliebte«, der sechs Jahre alt war, als Karl V. starb. Daß er in den fünfzehn Jahren, während derer er in Paris herrschte, noch Zeit für Wirtschaftsreformen und den Bau der Tuilerien fand, grenzte ans Wunderbare. Denn das Hauptanliegen seines Daseins waren Frauen.

Außer seinen Gemahlinnen, vor allem Marguerite de Valois, welche die Herzen ihrer Liebhaber, die »nach Anstrengungen zwischen ihren üppigen Schenkeln an Erschöpfung starben«, einbalsamieren ließ, reichte die Galerie seiner Amouren von Frau von Montmorency-Fosseux über ein halbes Hundert anderer bis zu den jederzeit willigen Äbtissinnen der Klöster Poissù oder Montmartre und einer unvorstellbar schamlosen Gabrielle d'Estrées. Seine Amouren zweiter und dritter Klasse betrafen möglichst kindhaft-weibliche Wesen aller Schichten, die ihm unter die begierigen Augen kamen.

Es war ein Mirakel, daß Henri der Gonorrhoe und anderen Geschlechtskrankheiten entrann, die inzwischen um den – mutmaßlich südamerikanischen – Import der Syphilis bereichert worden waren. Dafür begannen im sechsten Jahrzehnt seines Lebens die Symptome einer Vergrößerung der Prostata.

Als einer seiner Leibärzte, Du Laurenz, sich den ersten Harnverhaltungen gegenübersah, berief er Guillaume Loizeau von Bordeaux, einen Meister des Katheters, nach Paris. Loizeau traktierte den König nach dem Vorbild Philipp von Lissabons mit Kathetern, deren Spitzenhöhlung hochprozentiges Silbernitrat oder Bleiweiß enthielt. Als die Blase sich nach Ätzungen und Ausschwemmung verätzter Gewebe wieder stockend zu entleeren begann, erklärte Loizeau den König für geheilt.

Aber der Siebenundfünfzigjährige war keineswegs geheilt, als ihn 1609 die Begierde nach einer fünfzehnjährigen Charlotte de Montmorency in das letzte amouröse Abenteuer seines Lebens trieb. Eine Scheinverehelichung Charlottes mit einem gewissen Condé, in deren Schatten der König die Nymphe ungestört genießen wollte, endete mit Charlottes und Condés Flucht auf ein Schloß im Süden Frankreichs und von dort weiter über die spanische Grenze. In Verkleidung und der Maske eines jungen Sängers folgte der König dem Paar. Aber die jugendliche Tarnung verhüllte nur noch ein menschliches Wrack. Von seiner Blase gepeinigt, gab Henri die Verfolgung auf. Er kehrte nach Paris zurück, und ein politischer Attentäter namens Ravaillac verkürzte durch seine Ermordung Henris schmerzvolles Ende.

Ein Jahrhundert später, zwischen 1722 und seinem Todesjahr 1725, durchlitt Peter der Große, der dreiundfünfzigjährige Zar der Russen, solche Qualen bis zur bittersten Neige. In Agonie ließen sie ihn ausrufen:»Welch’ ein elendes Tier ist der Mensch!«

Der athletische Riese mit trunksüchtig aufgedunsenem Gesicht wurde 1722/23 von einem Harnzwang befallen, der ihn immer häufiger aus Betten, Sätteln, Kutschen und Schlitten trieb, um auf den schmutzigen Nachtstühlen und Latrinen von Residenzen, Schlössern, Kneipen, Bauernhütten und Bordellen, an Straßenrändern oder Schneehaufen für kurze Zeit Erleichterung zu suchen.

Sein erster Leibarzt, Laurentius Blumentrost, hatte nach den kaiserlichen Exzessen mit Mädchen und Frauen (aber auch Knaben und Männern) Grund zu argwöhnen, daß der Erneuerer Rußlands an Strikturen der Harnröhre nach gonorrhoischen »Zufällen« litt. Blumentrosts Vorgänger hatten ihm genug Informationen über einschlägige »Zufälle« des Zaren hinterlassen.

Rund zwei Jahrhunderte vor der Entdeckung der Erreger von Gonorrhoe und Syphilis kamen Diagnosen der Geschlechtskrankheiten zwar noch Glücksspielen gleich. Doch Blumentrosts Vorläufer waren keine Dilettanten gewesen. Peters sogenannte »Zufälle« hatten 1697 während einer chaotischen Reise nach Holland begonnen. Auf der Suche nach Werftanlagen und Ingenieuren für eine russische Flotte verwandelte er seine Wohnquartiere in orgiastische Hurenhäuser. Die »Zufälle« hatten sich vervielfacht, seit er 1717 eine üppige livländische Stallmagd, Katharina, mit einer Geschichte als Beischläferin schwedischer Dragoner ebenso wie russischer Generale, zu seiner Gemahlin erhob. Während einer tumultuosen Staatsreise nach Preußen und Frankreich hatten ihm Katharinas vierhundert Hofdamen als Hurenreservoir gedient, wenn seine Zuhälter ihm nicht genügend »Demoiselles« besorgten oder kaiserliche Attacken auf preußische Prinzessinnen mißlangen. Dabei hatte ihm eine Hofdame namens Eudoxia einen besonders schweren gonorrhoischen »Zufall« beschert und war auf kaiserlichen Befehl beinahe zu Tode gepeitscht worden.

Blumentrosts Vorgänger hatten Buch über ihre Beobachtungen geführt und vermerkt, daß der Zar die gonorrhoischen »Gifte«, die sich in seine Harnröhre einschlichen, ausschwemmte, indem er Bier aus Eimern in sich hineingoß.

So entdeckten denn Blumentrost und ein assistierender Chirurg, der Brite Horn, 1722/23, als die Blasensymptome des Zaren begannen, keine Harnröhrennarben und gonorrhoischen Ausflüsse, wohl aber ein Hindernis am Blasenausgang. Sie entschieden sich zunächst für Blasensteine. Doch ihre Hilfsmittel, Aderlässe, Blutegel und »ableitendes« Brennen mit Glüheisen am Damm, führten nur zu vorübergehender Besserung. Als der Zar 1724, unfähig, sich Frauen gegenüber zu zügeln, seine Exzesse fortsetzte, verwandelten sich seine Orgasmen in solche Paroxismen von Schmerz und Lust, daß Peter häufig das Bewußtsein verlor. Danach kam es zu Harnverhaltungen, und je häufiger der Chirurg – einhundertundfünfzig Jahre vor der Entdeckung der Antisepsis – den Zaren mit seinen unsterilen Sonden und Kathetern traktierte, um so öfter überfielen diesen Fieberschauer, Blasen- und Nierenkoliken sowie nächtliche Delirien, während derer er sein Gesicht weinend zwischen den schweren Brüsten Katharinas vergrub. Horn argwöhnte, daß sich am Blasenhals des Zaren eine »Fleischgeschwulst« befand.

Im Herbst kam es zu einer Harnsperre, die jedem Katheter widerstand. So bohrte Horn mit einer Sonde einen Kanal zur Blase. In seinen Fieberdelirien fühlte der Zar sich erleichtert.

Im kalten November unternahm er, wie zum herostratischen Beweis seiner Gesundung, eine abenteuerliche Schiffsfahrt zum Ladogakanal. Als er dabei ein gekentertes Boot bemerkte, sprang er in das eisige Wasser, um Ertrinkende zu retten. Danach kehrte er, vor Fieber glühend, nach St. Petersburg zurück und folgte zum letztenmal den barbarischen Instinkten seiner hemmungslosen Natur, als er durch einen seiner Spione erfuhr, daß Katharina sich mit einem seiner Kammerherren in Perversionen erging. Die Zarin fand den Kopf ihres enthaupteten Liebhabers in einem Behälter mit Alkohol in ihrem Schlafgemach.

Im Januar 1725 schloß sich der Blasenkanal, den Horn gewaltsam gebohrt hatte, und nach einem letzten Versuch, eine Hohlsonde nunmehr durch die Bauchdecken in die Blase des Zaren zu stoßen und die aufgestaute Harnmenge zu entleeren, kam der urämische Tod. Bei der Öffnung des Leichnams fand sich außer Zerstörungen der Nieren eine Verhärtung am Blasenausgang.

Was die wüste Hemmungslosigkeit eines Lebens in fünf Jahrzehnten nicht erreicht hatte, das bewirkte die Entgleisung des prostatischen Chamäleons. Sie brachte den Zaren um.

Die Entfernung zwischen St. Petersburg und Padua bedeutete in den Tagen von Zar Peters Ende für Reisende oder reitende Boten eine Odyssee. Auf jeden Fall hatte Blumentrost über solche Distanz hinweg noch nicht von einem jungen Mann gehört, den die Dogen von Venedig im Jahre 1715 auf den Paduenser Lehrstuhl für Anatomie beorderten. Vielleicht hätte einiges Wissen um Giovanni Battista Morgagni die Annahme einer »Fleischgeschwulst« des Zaren leichter, die Behandlung allerdings nicht erfolgreicher gemacht.

Morgagni, ursprünglich Armenarzt seines Heimatstädtchens Forli, Archäologe und Poet, machte Padua und den Venezianern in den beinahe neun Jahrzehnten seines Lebens mancherlei Ehre. Seine bedeutendste Leistung bestand summa summarum darin, die pathologische Anatomie als neues Feld der Medizin zu begründen, d. h. sich nicht mehr mit dem Studium der Anatomie normaler Organe in Toten zu begnügen, wie es bis dahin üblich war. Seine Neugier kaprizierte sich auf krankhafte Veränderungen, die in den Organen von Verstorbenen zu erkennen waren und Aufschlüsse über Krankheiten lieferten, die zu ihrem Tod geführt hatten. So wurde er auch der erste, der sich eingehend mit den Strukturen der Prostata in normalem wie krankem Zustand beschäftigte.

Morgagni besaß einige Vorläufer, darunter den deutschstämmigen Anatomen Andreas Vesalius. Während neun Paduenser Professorenjahren (1537–1546) hatte Vesalius durch ein illustriertes anatomisches Werk »De humani corporis fabrica« (oder »Die Fabrik des Menschen«) Aufsehen erregt. Er behauptete, daß seine Studien ausschließlich auf der anatomischen Öffnung menschlicher Toten beruhten und nicht, wie es aus Furcht vor den damaligen anatomiefeindlichen kirchlichen Institutionen üblich war, auf der Anatomie von Tieren. Doch Vesalius' Abbildungen der Prostata verrieten, daß auch er Studien an toten Tieren betrieben hatte. Seine Bilder zeigten die Prostata von Hunden und Affen, für die der Allmächtige ein anderes Design gewählt hatte als für den männlichen Teil des Menschengeschlechts.

Man hätte auch von Leonardo da Vinci (1452–1519), dem Vielseitigsten unter den Bildhauern, Malern, Ingenieuren und Anatomen der Renaissance, Interesse für die Prostata erwarten können. In seiner Sammlung anatomischer Zeichnungen hatte er die Prostata jedoch vergessen. Vielleicht, weil auch er aus Mangel an menschlichen Toten auf Tiere – in seinem Fall Ochsen – ausgewichen war. Ochsen aber besaßen als kastrierte Tiere nur geschrumpfte Überbleibsel der Prostata – nichts, das Leonardos Neugier hätte reizen können.

So blieb Giovanni Battista Morgagni der erste, der Einblicke in die Komplexität der Prostata zu gewinnen suchte. Er bemerkte, daß sie in normalem, gesundem Zustand (auf neuzeitliche Maße übertragen) etwa 20 Gramm schwer, (von Seite zu Seite und vorn nach hinten gemessen) 40 Millimeter breit, 25 Millimeter lang und (von oben nach unten) 35 Millimeter dick war. Am Blasenausgang beginnend umschlossen zwei Seitenlappen und ein mittlerer Lappen die Harnröhre auf einer Länge von 30 bis 40 Millimetern.

Im Zusammenhang damit machte er eine weitere Entdeckung, ohne zu ahnen, welche Bedeutung sie in Zukunft erlangen würde. Er verwies auch auf den Umstand, daß nicht nur der Blasenausgang über einen Schließmuskel verfügte, sondern daß sich auch am Ende des hinteren Abschnitts der Harnröhre, der von den seitlichen Prostatalappen umschlossen war, ein zweites Ventil befand, das sich synchron mit dem Ventil am Blasenausgang öffnete und schloß.

Doch damit war die Zahl von Morgagnis Arbeiten noch nicht erschöpft, als in verhältnismäßig kurzer Zeit eine Anzahl Männer mittleren und höheren Alters, die in und um Padua nach mehr oder weniger langem Katheterdasein gestorben waren, auf seinen Sektionstisch gelangten. Bei ihnen fahndete er nach jenen »Fleischgeschwülsten« am Blasenausgang, über die seit erdenklicher Zeit so oft theoretisiert worden war. Schließlich beschrieb er sie als unnatürlich vergrößerte Prostata, sprach von einer »Hypertrophie« des Organs und erklärte, daß die Ursache der Verengung und schließlichen Sperre des männlichen Harnflusses allein in dieser Hypertrophie zu suchen sei. Die Bezeichnung

Prostatahypertrophie hielt für mehr als zweihundert Jahre Einzug in das Vokabular der Medizin.

Zu Morgagnis Mißgeschick (und zum Unglück ungezählter zukünftiger Kranker) betrachtete er die Hypertrophie jedoch als eine Vergrößerung des gesamten Prostatagewebes, sozusagen als pathologische Einheit. Es war schwer begreiflich, daß ihm die Besonderheit der im Gewebe der Prostatalappen eingebetteten Adenomgeschwülste entging, die erst zur Ausdehnung und Vergrößerung des Prostatagewebes führte. Als Morgagni 1777, bis zuletzt in seinem eisigkalten Anatomiesaal arbeitend und durch keine Hypertrophie der eigenen Prostata gestört, verstarb, hinterließ er die irrige Vorstellung, daß die hypertrophierte Prostata ein so konsistentes und fest mit Harnröhre und Blasenausgang verwachsenes Organ sei, daß kein Chirurg versuchen konnte, sie zu entfernen, ohne ein tödliches Blutbad anzurichten.

Koryphäen der Sittengeschichte sind sich nicht einig darüber, weshalb Frankreich und Paris in der Epoche Morgagnis und im folgenden neunzehnten Jahrhundert zum zynischen Welttheater der Amouren und der sexuellen Krankheiten wurden. Sicher aber ist, daß sich in der Seine-Kapitale die größte Kollektion von Ärzten, Chirurgen und Quacksalbern versammelte, die ihr Süppchen am Feuer der Krankheiten der männlichen Geschlechtsorgane kochten und den Harnröhrenkatheter zum Emblem ihres Gewerbes machten. Es gab keine zweite Hauptstadt der Welt, in der ein Arzt und Chirurg namens Philippe Ricord zum »Fürsten der Übel der Geschlechtsorgane, der Sonden und des Katheters« hätte werden können.

Der 1800 im amerikanischen Baltimore geborene Sohn französischer Auswanderer, der seine früheste Jugend auf einer französischen Antilleninsel verbrachte und später in Paris Medizin studierte, entwickelte früh den ehrgeizigen Traum, noch weithin unerforschte Sexualkrankheiten zu ergründen und einzuordnen.

Im Pariser Hôpital du Midi, in dem die Stadt mittel- und obdachlose Geschlechtskranke »wie Müll« ablud, fand Ricord die menschlichen Versuchsobjekte, die er für seine Absicht benötigte. Es war vier Jahrzehnte vor der Entdeckung des Gonokokkus als Erreger der Gonorrhoe und rund fünfzig Jahre bevor der Berliner Schaudinn eine Spirochaeta pallida als Erregerin der Syphilis aufspürte.

Trotzdem gelang es Ricord, durch Impfungen und Gegenimpfungen zwischen Gonorrhoe als einer Erkrankung der Harnröhre und Syphilis als einer Allgemeinerkrankung, ferner bei der Syphilis ein Frühstadium von einer späteren zweiten Krankheitsphase und einem noch späteren Endstadium zu unterscheiden. Sonst allerdings war sein Weg, wie sich später herausstellte, mit folgenschweren Irrtümern gepflastert. Er behauptete, es gäbe keinen Erreger der Gonorrhoe. Die »chaude pisse« (»heiße Pisse«), wie er den Tripper wegen brennender Schmerzen nannte, sei eine nicht ansteckende Reizentzündung. Auch seine These, die Syphilis sei im zweiten Stadium nicht übertragbar, war eine verhängnisvolle Entgleisung.

Aber der spektakuläre Ruf, den ihm seine richtigen Beobachtungen eintrugen, verhalf ihm zu einer »goldenen Praxis« in der Rue de Tournon 6, welche die Mächtigsten und Reichsten Frankreichs und des französischen Kontinentalreiches, Großbritanniens, Europas, Rußlands, des Orients und der beiden Amerikas anlockte wie ein rettendes Purgatorium. Durch getarnte Türen betraten und verließen sie Ricords makabres Reich und machten ihn zum wohlhabendsten Arzt von Paris.

Für eine »goldene Klientel« wurde er der Verteiler blauer Quecksilberpillen gegen Syphilis, vor allem aber zum Meister der Harnröhrenbehandlung mit hochprozentigem, ätzendem Silbernitrat bei Gonorrhoe und deren häufigen Folgen: Vernarbungen und Stenosen der Harnröhre. Dies machte ihn zum »größten Jongleur der Sonden und des Katheters, den die Erde jemals sah«.

Mit Kathetern und Sonden aus Silber (oder, nach der Entdeckung des Kautschuks, aus hartem Gummi) katheterisierte und sondierte er nach einer zeitgenössischen Schätzung einhunderttausend Harnröhren. Instrumentenhersteller waren ständig damit beschäftigt, neue Katheter- und Sondenmodelle anzufertigen. Vergoldete Katheter mit Monogrammen für Adel und Generalität, silberne oder elfenbeinerne für die Bourgeoisie gehörten zum Produktionsprogramm. Da erst Jahrzehnte nach dem Höhepunkt seiner Karriere die Karbolsäure als erstes antiseptisches Mittel entdeckt wurde, blieb es ein düsteres Geheimnis, wie viele der noch unbekannten Erreger Ricord durch den großzügigen Umgang mit flüchtig gewaschenen oder wie Tafelsilber geputzten Instrumenten von einem Klienten zum anderen übertrug und so neue Erkrankungen erzeugte. Seine »Kunst des Katheters« beherrschte das Feld, und sie machte ihn auch zum prominentesten Arzt aller wohlhabenden Opfer der Prostatahypertrophie. Zwar rekrutierten sich die Prostatakranken, die ihn konsultierten, zum Teil aus jenen, deren Leiden nicht auf Prostatahypertrophien beruhten. Es waren diejenigen, bei denen gonorrhoische Infektionen bis in den hinteren Teil der Harnröhre sowie von dort in Prostatakanäle eingedrungen waren und zu den entzündlichen Prostataschwellungen einer Prostatitis führten. Doch ihre Zahl stand in keinem Verhältnis zur Zahl der Klienten mit »hypertrophie prostatique«.

Während der mit Zynismen gewürzten Plaudereien, welche die fürstlichen Soupers und Diners Ricords in seinen nacheinander bewohnten Junggesellenschlössern »Tourgeville«, »De Morsant«, »De Chaulnay« und schließlich »Bel Air« bei Versailles begleiteten, gab er Details über Katheterisierungen zum besten, mit denen er Könige, Fürsten, Herzöge, Generale, Admirale, Bankiers, Kaufleute, Guts- und Bordellbesitzer mit Prostatahypertrophien für einige Zeit am Leben erhalten hatte, bevor – sofern sie nicht vorher an einem anderen Leiden starben oder ihrem Dasein selbst ein Ende bereiteten – der unvermeidliche Tod sie ereilte.

Sein Rekord betrug angeblich mehr als dreitausend Eingriffe an einem türkischen Sultan und einem südamerikanischen Kaffeepflanzer. Beide siedelten für zwei Jahre nach Paris über, um bis zu ihrem Ende in der Nähe Ricords und seiner geschickten Katheterhand zu sein. Ob Ricord sich später, in der letzten Phase seines Lebens, als die Karbolantisepsis sich verbreitete, dieser Methode bediente, blieb unbekannt. Als sein Leben 1889 in »Bel Air« zu Ende ging, war er selbst nicht nur allen venerischen Krankheiten entronnen. So wie Morgagni war auch er von der Prostatahypertrophie verschont geblieben. Er starb an einer Lungenentzündung, während ein befreundeter Pianist seinen letzten Wunsch erfüllte, nämlich leise »Les Adieux de Maria Stuart« zu spielen. Danach gab es niemals wieder einen Katheterfürsten vom Kaliber Ricords. Es gab allerdings eine »Schule Ricord«. Sie bestand aus seinen Studenten, Assistenten und Nachahmern, die ihre Schilder nicht nur an ihren Häusern, sondern in den Straßenpissoirs von Paris oder der Städte und Städtchen von Lille oder Brest bis nach Bordeaux und Marseille aushingen. Katheter und Sonden blieben Markenzeichen ihres Gewerbes, und die Opfer der Prostatahypertrophie bevölkerten ihre Wartezimmer so wie sie Ricords »Haus der tausend Geheimnisse« bevölkert hatten.

Wie eine Fata Morgana, die Männern mit Prostatahypertrophie nicht nur vorübergehende Hilfe, sondern Heilung versprach, erschien unterdessen eine reklamesüchtige neue Spezies von Blasensteinoperateuren auf der Pariser Bühne.
Mit viel Getöse verkündeten sie das Ende des traditionellen Blasensteinschnitts und die Morgenröte einer »unblutigen Zertrümmerung der Steine in der Blase«, ohne je zu erkennen, daß sie sich anschickten, mit dem traditionellen Steinschnitt die Spur auszulöschen, die als einzige zur Einsicht in die adenomatöse Ursache der Hypertrophie und zu deren Beseitigung führte.
Ihre auffallendsten Figuren waren Jean Civiale (1792–1867), Baron Heurteloupe (1793–1864), Jean-Zuléma Amussat (1796–1856), Jacques Leroy d'Etoilles (1798–1860), Jacques Maisonneuve (1809–1877) und Louis Auguste Mercier (1811–1882).
Civiale, aus der Gegend von Aurilac und seit 1820 Chirurg in den Gemäuern des alten Pariser Hôpital Necker in der Rue de Serre, führte die Kavalkade der neuen Steinzertrümmerer an.
Angeregt durch die Ideen eines Münchner Mediziners und Astro-

logen und zusammen mit einem Instrumentenmacher in der Passage Saint-André-des-Arts entwickelte er eine Sonde, an deren Spitze sich drei feine, bewegliche, zangenartige Arme befanden. Während der Einführung der Sonde in die Blase durch einen Katheter lagen die Arme geschlossen eng aneinander. In der Blase aber ließen sie sich mit Hilfe eines in der Sonde verborgenen Gestänges bewegen. Sobald sie einen Stein berührten, umklammerten sie ihn, und Civiale zertrümmerte das Konkrement mit Hilfe dünner Meißel, die er an der Sonde vorbei durch den Katheter schob. Als die Meißelung sich als zu langsam erwies, verstärkte er die Zangenarme, bis er imstande war, Steine zwischen ihnen zu zermalmen.

1824 lud Civiale zu pompösen Schauvorführungen in seiner Wohnung in der Rue de Godot de Mauroy ein. In drei »Sitzungen« befreite er Jean Galit, einen Kutscher, von einem mandarinengroßen Stein. Die Pausen dazwischen dienten zum Ausschwemmen der Fragmente und der »Beruhigung« von Blasenreizungen und Blutungen durch Steintrümmer. Civiale nannte seine Methode Lithotripsie. Tatsächlich legte er damit das Fundament für ein Verfahren der Blasensteinchirurgie, das in kommenden Jahrzehnten den überlieferten Steinschnitt alter Provenienz verdrängte.

Baron Heurteloupe verfiel wenig später auf ein verwandtes System steinezermalmender Sonden, behauptete, der erste gewesen zu sein und verstrickte sich mit Civiale in einen schamlosen Austausch verleumderischer Schriften.

Auch Amussat war Civiale mit einer eigenen Lithotriptorkonstruktion auf den Fersen, und sofort begann auch zwischen ihnen der Rivalenkampf. Erst nach einer septischen Infektion zog er sich aus der lärmenden Kampfarena in größere Stille zurück.

Leroy d'Etoilles, Sohn einer wohlhabenden Pariser Familie, ließ sich von Instrumentenmachern eine Vielzahl Zertrümmerungssonden anfertigen, die sich kaum voneinander unterschieden. Doch das hinderte ihn nicht, hitzig-beleidigende Fehden mit Civiale um die Überlegenheit ihrer Techniken auszutragen.

Louis Auguste Mercier aus Pressis-Saint-Jean war zur Zeit von

Civiales ersten Erfolgen noch zu jung, um mit ihm zu streiten. Dafür attackierte er ihn – nach 1848 und der Einführung von Äther und Chloroform – wegen der großen Zahl der Narkosen, deren Civiale sich während seiner Steinzertrümmerungen bediente. Mercier klagte, mehr Patienten Civiales stürben an Herzversagen durch Chloroform als an Operationsverletzungen, Blutungen und Infektionen.

Auch der bullenhafte Maisonneuve war zu jung, um mit dem Emporkömmling aus Aurilac um Entdeckerrechte zu streiten. Als Chefchirurg des Hôpital de la Pitié hatte er sich den Namen »Stier von der Seine« oder (verstohlen geflüstert) »Der Meuchelmörder« erworben. Colin, ein Genius unter den Pariser Instrumentenbauern, konstruierte seinen Steinzertrümmerer, und so roh wie in seiner sonstigen Chirurgie war Maisonneuve auch in dessen Anwendung.

Während dieses Spektakels der Eitelkeiten wurden alle Beteiligten mit Komplikationen konfrontiert, die sie zwangen, sich auch mit der Hypertrophie der Prostata zu befassen, weil manche ihrer Steinkranken gleichzeitig an Hypertrophien litten, welche die Einführung der Instrumente und die Lithotripsien unmöglich machten. Die Matadore sahen sich zwei Möglichkeiten gegenüber: entweder die Kranken ihrem Schicksal zu überlassen oder aber neue Methoden zu finden, um ihren Instrumenten einen Weg durch die Prostataenge zu öffnen. Ihr Ehrgeiz trieb sie zu einem neuen Wettbewerb.

Amussat versuchte vergebens, durch Katheter Öl in die verengte prostatische Harnröhre zu pumpen, um sie zu erweitern. Auch ließ er Katheterröhren herstellen, die in einem Ballon aus Goldschlägerhaut endeten. Bei manchen Kranken gelang es ihm, den leeren Ballon in einen verengten Blasenausgang zu zwängen. Danach wurde in den Ballon Wasser gepumpt, dieser so weit wie möglich gedehnt und nach einiger Zeit wieder entleert. Zurück blieb zuweilen eine Erweiterung der Harnpassage, die für die Dauer einer Steinzertrümmerung, aber selten länger anhielt.

Mercier dagegen konstruierte einen »dépresseur prostatique«, der aus einer Zange mit langen Schnäbeln bestand, deren Spitzen sich in geschlossenem Zustand durch die Harnröhre in prostatische Enge zwängen ließen. Bei der gewaltsamen Öffnung der Schnäbel wurde der Blasenausgang für einige Zeit erweitert. Aber ein Zuviel an Gewalt genügte, um tödliche Blutungen hervorzurufen. Daraufhin versuchte es Mercier mit einem »inciseur prostatique«. Es handelte sich um einen Katheter, dessen Ende in einem Winkel auslief, in dessen unterer Seite sich eine kleine scharfe Messerklinge verbarg. Wenn das Winkelende des Katheters mit Gewalt in die Prostataenge eindrang, schnellte die Klinge auf Knopfdruck hervor. Nur auf sein Tastgefühl vertrauend, benutzte Mercier das Instrument, um vergrößerte Prostatateile zu spalten. Aber Nebenverletzungen durch das »blinde« Messer führten zu Todesfällen. Selbst wenn der Schnitt gelang und keine Infektionen eintraten, blieb der Blasenausgang nur so lange frei, bis die Wunde verheilte.

Leroy d'Etoilles, Heurteloupe und Maisonneuve ruhten jedoch nicht, bis auch sie Instrumente mit verstecktem Messer vorstellen konnten. D'Etoilles propagierte gar einen »écraseur« oder »Zerquetscher« vergrößerter Prostatateile, Maisonneuve einen »coupe-bride«, Civiale entwickelte ein »chiotom«.

Sofern man davon absah, daß es nach der Entdeckung der Äther- und Chloroformnarkose möglich wurde, bei den Manipulationen die schwersten Schmerzen zu vermeiden, bedeutete der Pariser Spektakel nicht viel mehr als eine Wiederkehr der Epoche Peter des Großen und ihrer medizinischen Barbarei.

Seine lärmenden Akteure, die sich schließlich als »Inciseure«, »Exciseure« oder »Ecraseure« anpriesen, berichteten über Erfolge, die niemand kontrollierte und verschwiegen die Toten, die unter ihren versteckten Messern, Schnabelzangen oder Zerquetschern starben.

Ihre Kampf- und Werbetrommeln verstummten endgültig erst nach dem Tode Amussats, d'Etoilles, Heurteloupes, Civiales, Maisonneuves und am Ende Merciers.

Die entscheidende Ursache für dieses Schweigen war in einem Mann begründet, den die Pariser Hospitalverwaltung zum Nachfolger Civiales im Hôpital Necker ernannte: Felix Guyon. Er war 1831 als Sohn bretonischer Eltern auf der französischen Kolonialinsel La Réunion im Pazifischen Ozean geboren worden, nach dem frühen Tod seines Vaters mit seiner mittellosen Mutter und drei Geschwistern zu Verwandten in die Bretagne gezogen und hatte in Paris Medizin studiert.

Zu der Zeit, als er Civiales Station übernahm, operierte er im Hôpital Frères Saint Jean de Dieu noch alles, was – vom Brustkrebs bis zum Leistenbruch – auf den Operationstisch kam. Nur mit arroganter Verachtung hatte er das Treiben der »Inciseure« oder »Exciseure« betrachtet, aber sehr wohl erkannt, daß die Artistik der Steinzertrümmerung selbst seiner Karriere dienlich sein würde.

Die Eleganz und die Erfolge seiner Litholapaxien übertrafen bald alles, was Civiale geleistet hatte. An der Pforte eines bretonischen Landsitzes, den er sich in Meudon inmitten riesenhafter Fichten errichten ließ, brachte er eine Tafel mit der Aufschrift an: »Dieses Haus wurde aus drei Blasensteinen erbaut« (er meinte aus den Operationshonoraren). Sein schnell wachsendes Vermögen und Selbstbewußtsein verhalfen ihm zum ersten urologischen Lehrstuhl der Welt in einer eigens für ihn erbauten Klinik »La Terrasse« und einem pompösen Pariser Haus an der Rue de Penthierre, in dem er, herablassend, mit einem erhabenen Ausdruck absoluter Unfehlbarkeit residierte wie ein Halbgott.

Wenn er Civiales »chiotom«, Maisonneuves »coupe-bride«, d'Etoilles »écraseur«, Merciers »inciseur« oder »dépresseur prostatique« als verantwortungslose Scharlatanerien verdammte und alle Beteiligten mit unüberbietbarer Verachtung strafte, befand er sich im Recht. Aber bei der Begründung dieser seiner Verurteilung erlag er auf dem Höhepunkt seiner Karriere so irrigen wie folgenschweren Vorstellungen über Ursachen und Wesen der Prostatahypertrophie, daß sich über die letzte Phase seines neunundachtzigjährigen Lebens tiefe Schatten des Zweifels an seiner Unfehlbarkeit legten.

Es blieb sein Geheimnis, wie er zu der These gelangte, daß die Prostatahypertrophie ein Glied der sklerotischen Veränderungen sei, die sich im Verlaufe jedes männlichen Daseins früher oder später einstellten und zu Verhärtungen von Gefäßen und Organbereichen führten. Seine Lehre, die er mit all seiner unerschütterlichen Selbstsicherheit verfocht und dem medizinischen Denken weit über Frankreichs Grenzen hinaus aufoktroyierte, deutete Verengung und Verschluß des Blasenausgangs als Sklerose des fortschreitenden Alters. Er fügte das Bild einer Sklerose der Blasenmuskulatur hinzu, die dieser Muskulatur die Kraft und Elastizität raubte, die zur normalen Entleerung des Blaseninhalts notwendig waren. Da die allgemeine Sklerose unbeeinflußbar und unheilbar, also unabwendbares menschliches Schicksal war, erklärte Guyon auch die Prostatahypertrophie zu einem für alle Zukunft unbeeinflußbaren Teil dieses Schicksals und billigte nur dem Katheter eine erleichternde Wirkung zu.

Guyons Nihilismus wurde nicht dadurch verringert, daß er seine Vorstellungen mit Henry (später Sir Henry) Thompson, dem renommiertesten Konkurrenten der Blasensteinzertrümmerung in London, teilte.

Henry Thompson war 1820 von einem frommen Krämer in Framingham gezeugt worden, der die Medizin verabscheute, weil sie nach seiner Meinung Religion und Moral verdarb. Henry hatte die asketisch-schlanke Figur seines Vaters, auf keinen Fall aber dessen Denkungsart geerbt. So war er Arzt und mit einunddreißig Jahren Professor der Chirurgie und Urologie an Londons King's College Hospital geworden. Wie Guyon hatte er von Mandeln bis zu Darmfisteln alles operiert, was unter seine Hände kam, bis er den gleichen Sinn für die erfolgversprechende Novität der Litholapaxie entwickelte wie der Bretone in Paris. 1860 war er nach Frankreich gereist, um sich bei Civiale in der Methode der Steinzertrümmerung umzusehen, und kaum drei Jahre später hatte er den hinfort haßerfüllten Civiale vor der medizinischen Öffentlichkeit bloßgestellt, indem er den belgischen König Leopold I. in Brüssel in zwei Sitzungen von einem großen zackenreichen Blasenstein befreite, der den schmerzgepeinigten König nur im Stehen, von Matratzen gestützt, ein paar Stunden Schlaf finden ließ. Civiale war die Zertrümmerung nicht gelungen.

Thompson hinterließ ebenfalls keine pathologischen Beweise für seine Verkündung der sklerotischen Natur der Prostatahypertrophie und der Sinnlosigkeit aller Heilungsversuche. Auch er hielt die prostatakranke Blase für sklerotisch und den Katheter für das einzige Mittel, von dem vorübergehende Hilfe zu erwarten war. Weit mehr als Guyon machte er den Katheter zum Zentrum einer medizinischen Weltanschauung. Er verordnete silberne Katheter nebst Katheteretuis für Fracktaschen. Nach der Entdeckung der Antisepsis empfahl er Katheter in karbolgefüllten Röhren, die in die Handgriffe von Spazierstöcken oder Regenschirmen eingelassen waren und es den Kranken erlaubten, sich bei Spaziergängen »zu erleichtern«. Dem Hausgebrauch in Villen, Schlössern und auf Landsitzen gehobener Kranker dienten Servierwagen mit Katheterkollektionen, Karbolflaschen, Urinal oder Nachtgeschirr.

Sir Henry verteilte zur seelischen Aufrichtung seiner Kranken phantastische Berichte über besonders eindrucksvolle Beispiele der Segnungen des Katheters. Einer davon betraf einen neunzigjährigen schottischen Gentleman, der seine Blase angeblich seit zweiundzwanzig Jahren nur durch den Gebrauch eines Katheters entleerte und sich dabei wohlbefand. Der zweite handelte von einem britischen Adeligen, der sich selbst fünfunddreißigtausendmal katheterisiert hatte und immer noch bei guter Gesundheit war.

Eine Zeitlang verordnete er als ideale Lösung einen Dauerkatheter, der durch eine Vorrichtung daran gehindert wurde, aus der Blase herauszugleiten. Er mußte jedoch eingestehen, daß Dauerkatheter, mit oder ohne Asepsis, zu heftigen chronischen Entzündungen der Harnwege führten. Die regelmäßige Katheterisierung blieb also die einzige Antwort auf das sonst unbesiegbare sklerotische Prostataphänomen.

Großzügige Biographen waren später bereit, Sir Henrys Nihilismus zu verzeihen. Doch es gab wenig Grund zu soviel Großmut, um so weniger, als auch er sich bis zum Ende seines langen Lebens niemals bereit zeigte, sich zu seinem Irrtum zu bekennen.

Es war 1876, als ein Arzt zum erstenmal offen gegen die Verleugnung jeder Heilungsmöglichkeit der Prostatahypertrophie durch Morgagni, Guyon oder Thompson und gegen das Katheterleben auftrat. Es geschah nicht in Paris, nicht in London, sondern im italienischen Novara und Pavia. Der Arzt hieß Enrico Bottini.

»Die Hilfe«, so schrieb er, »welche der Katheter zu geben vermag, ist seit erdenklichen Zeiten so unvollkommen, daß man allen Grund hat, seinen gerühmten Wert völlig zu negieren. Es bedeutet eine körperlich und geistig schauerliche menschliche Existenz, wenn das Leben nur von einem Katheter abhängt ... Man betrachte nur einen jener Unglücklichen, die dieses Leben führen. Man liest aus seinem Antlitz das Ausmaß seiner Qualen.«

Bottini stammte aus dem italienischen Provinzort Stradella. Er hatte einige Jahre als Chirurg des Ospedale Maggiore in Novara gearbeitet und war seit 1877 Professor der Chirurgie im Universitätsspital San Matteo von Pavia. Wahrscheinlich war er der einfallsreichste, aber auch selbstbewußteste Chirurg, den Italien zu dieser Zeit besaß.

Bevor er zu einer Operation im Hörsaal erschien, kündigte eine Glocke sein Eintreffen an. Dann öffneten sich imposante Flügeltüren. Bottini »trat nicht ein, er trat auf« – in blendendem Weiß, löwenhäuptig mit prominentem Kinn und »adlerscharfem« Blick, umrauscht vom Empfangsapplaus der Studenten, die sich auf den Bänken und Treppenstufen drängten. Er genoß den Lärm, bevor er inmitten unterwürfiger Assistenten und Klosterschwestern an den Operationstisch mit dem bereits narkotisierten Kranken trat. Jede Operation war ein dramatisches Ereignis mit Bottini als agierendem und kommentierendem Star. Nach der Operation erklärte er wie ein siegreicher Gladiator: »Die Operation ist gelungen. Sie ist dessen würdig, der sie ausführte.« Danach wartete er auf den donnernden Schlußapplaus und das Öffnen der Flügeltüren, bevor er mit hocherhobenem Kopf verschwand.

Hinter der pompösen Fassade allerdings verbargen sich mitfühlende Züge, ohne die er weder die Tristesse des Katheterdaseins hätte schildern, noch den Entschluß fassen können, einen neuartigen Versuch zu dessen Überwindung zu unternehmen. Soweit bekannt, bewegten ihn dabei Erinnerungen an den Kathetertod eines Großvaters, den Bottini als Halbwüchsiger in Stradella erlebt hatte.

Aber auch an das verwandte Schicksal eines noch nicht fünfzigjährigen Lehrers, der ihm zu einem Stipendium für eine Reise nach Paris und zu enttäuschenden Besuchen bei Mercier und Maisonneuve verholfen hatte. Wenn man von einer nützlichen und in Zukunft »klassischen« Untersuchungsmethode Merciers absah, bei der Umfang und Form der gesunden oder kranken Prostata durch einen oder zwei eingeölte Finger ertastet wurden, die der Franzose in den Enddarm schob, verbanden sich die Erinnerungen an Paris fast nur mit Gefühlen des Schreckens oder der Enttäuschung.

Erst nach der Heimkehr, 1870, in seinem fünfunddreißigsten Lebensjahr und in der Werkstatt eines chirurgischen Instrumentenmachers in Turin, hatte er ein »erleuchtendes« Erlebnis gehabt, das ihm eine neue Richtung wies. Was er in Turin sah, waren chirurgische Experimente an Toten, und zwar mit neuartigen galvanischen Strömen, die sich in Batterien speichern ließen und die Fähigkeit besaßen, Plättchen oder Messer aus Platin, durch die sie geleitet wurden, bis zur Weißglut zu erhitzen. Anders als bei traditionellen chirurgischen Glüheisen, deren in Holzkohlefeuern erzeugte Hitze nicht zu beeinflussen war und erst beim Eintauchen in kaltes Wasser erlosch, ließ sich der galvanische Strom an- und ausschalten und die Intensität seiner Hitzewirkung auf Platin kontrollieren.

Bottini beobachtete, daß glühend erhitzte Platinmesser nicht nur frisches Fleisch von Tieren durchschnitten, sondern auch durchtrennte Blutgefäße verschlossen und Blutungen, wie sie sonst jede Operation begleiteten, zum Stillstand brachten. Glühende Platinplättchen verschorften blutende Wundflächen und ließen Geschwülste förmlich »schmelzen«.

Die Frage, die ihn seit Turin beschäftigte, lautete, ob die galvanische Hitze nicht auch vergrößerte Lappen der Prostata zum Schmelzen bringen und die Sperre der Harnpassage wieder öffnen könnte. Würde es gelingen, winzige Platinbrenner in einen Katheter einzubauen und dabei in wassergekühlte Hüllen zu betten, so daß nur die Teile, die mit vergrößertem Prostatagewebe in Berührung kamen, ihre Hitzewirkung entfalteten?

Nach der Rückkehr nach Novara experimentierte Bottini lange Zeit in den schmutzigen, niemals neu getünchten Kellern des Ospedale Maggiore an Toten. Er experimentierte mit galvanischen Batterien und Kathetern, zu deren Platinspitzen feine Stromleitungen führten. Die Glut erprobte er an der Prostata Verstorbener, während selbst mutige Studenten und Leichenwärter flüchteten, sobald aus den Leibern der Toten »das Zischen brennenden Drüsengewebes« zu hören war. Erst nach zahlreichen gescheiterten Versuchen gelang Bottini die Konstruktion eines galvanoelektrischen Operationsinstruments. Zu dessen Hauptbestandteilen gehörten außer dem Katheter zwei feine Messingröhrchen, die durch eine dünne Elfenbeinschicht miteinander verbunden und gegeneinander gegen Strom und Hitze isoliert waren. Die Röhrchen leiteten den galvanischen Strom durch den Katheter an dessen Spitze zum eigentlichen »operativen Teil« des Instruments. Er bestand aus einem Platinplättchen, das ebenfalls in isolierendes Elfenbein eingebettet war, so daß nur dessen freie Vorderseite zum Glühen gebracht werden konnte. Der Strom ließ sich an einem Handgriff am unteren Ende des Katheters ein- und abschalten.

Als Bottini bei einem Toten zum erstenmal die Sonde einführte und das glühende Plättchen in das Gewebe eines vergrößerten Seitenlappens der Prostata preßte, überraschte ihn die Schnelligkeit, mit der Gewebe zerstört oder »geschmolzen« wurde. Es bedurfte zahlreicher Operationsübungen an weiteren Verstorbenen, bis es ihm gelang, das Glühplättchen mit großer Genauigkeit an prostatische Seiten- und Mittellappen heranzuführen und für eine genau bemessene Zahl von Sekunden unter Strom zu setzen. Um zerstörerische Überhitzungen zu vermeiden, nutzte er schließlich die Harnblase als Kühlkörper, indem er sie unmittelbar vor dem Eingriff mit kaltem Wasser füllte. Da auch ihm trotz seiner zahlreichen Experimente Rolle und Bedeutung der Adenome unbekannt blieben, »schmolz« er sowohl adenomatöse als auch prostatische Gewebe. Aber er öffnete einen tunnelartigen

Kanal zur Blase, dessen Innenseite durch einen Schorf gegen schwere Blutungen geschützt war. Es dauerte bis 1876, bevor er die ersten Eingriffe an Hypertrophiekranken aus der Provinz Como unternahm. Es handelte sich um leidgewohnte Kleinpächter und Landarbeiter, die, mit einem Katheter in der infizierten Blase und Tag und Nacht von Schmerzen gepeinigt, gearbeitet hatten, bis sie sich von ihren armseligen Betten oder Strohschütten nicht mehr erheben konnten und zu allem bereit waren, das sie wieder arbeitsfähig machte oder ihnen zu einem schnellen Tod verhalf.

Ihre Erlebnisse nach dem Transport in Bottinis Klinik gehörten zu den Geschehnissen, die Männer der Zukunft frösteln machten, ihnen aber zur gleichen Zeit zeigten, daß in Novara die frühesten Schritte auf dem Wege zu TURP, der transurethralen Resektion der Prostata, und der Erlösung von den Leiden ungezählter männlicher Generationen unternommen wurden. Für die Todkranken aus Como war es »ein Weg nach Golgatha«, auf dem Bottini vor seinen Operationen versuchte, die schlimmsten Entzündungserscheinungen in Blase und Harnröhre durch täglich neue, in Karbol gewaschene Katheter und Spülungen mit karbolisiertem Wasser zu mildern.

Als er sich schließlich zur ersten Operation entschloß, fiel auch ein anderer Entschluß, mit dem er lange gezögert hatte. Er verzichtete auf eine Narkose, weil er hoffte, daß Schmerzensschreie der Kranken ihn rechtzeitig warnen würden, falls er – trotz so vieler vorangegangener Experimente und Übungen – mit seinem Instrument »einen falschen Weg« einschlug oder »zu lange oder zu starke Hitze walten« ließ.

Doch zu seiner Überraschung klagten die Leidgewohnten während der Erhitzung nur über »geringen Schmerz«. Heftigere, aber kurze Schmerzen empfanden sie erst in dem kurzen Augenblick, in dem er die Stromzufuhr unterbrach und die Glut erlosch. Daraufhin verzichtete Bottini für die Zukunft auf Äther oder Chloroform. Erst nach dem Ende der Operation gab er schmerzstillendes Opium und führte eine Sonde, die mit beruhigendem und krampflösendem Belladonnapulver bestreut war, in die Harnröhre ein.

Zu Bottinis »atemlosem Glück« urinierte der erste Operierte nach wenigen Stunden zum erstenmal in beinahe freiem Strom, nur mit »einigem Brennen in der Harnröhre, aber wenig Blut«. Am zweiten Tage kam es zu häufigeren Entleerungen und »Abstoßungen von Schorf«.

Bottini erblickte darin Anzeichen beginnender Heilung und ließ vier weitere Eingriffe folgen. Während der vierte der Kranken, ein Arbeiter aus Novara, »in der dritten Woche deutlicher Rekonvaleszenz« völlig unerwartet starb, weil er masturbierte und die Spasmen des Orgasmus eine tödliche Blutung hervorriefen, genasen die übrigen im Verlauf von vier bis sechs Wochen. Blasenkatarrhe blieben zwar zurück, klangen aber nach einiger Zeit ab.

1877, nach der Übersiedlung nach Pavia, präsentierte Bottini zum erstenmal vor der medizinischen Fakultät zwei Prostatakranke, die er zehn Monate vorher in Novara »galvanisch operiert« hatte. Für die Geschichte des Mannes verdienten ihre Namen sicherlich festgehalten zu werden. Es handelte sich um Ludwig Lonetti, achtundsechzig Jahre alt, aus dem Dorf Cattignaga bei Novara, und Johann Rossi, neunundvierzig Jahre alt, aus S. Nazzara bei Como. Beide hatten vierundzwanzig Tage nach der Operation Bottinis Klinik verlassen, um – der eine zu Fuß, der andere auf einem polternden Bauernkarren – nach Hause zurückzukehren. Rossi leistete seither wieder schwere Feldarbeit, und auch Lonetti hatte keinen Rückfall erlitten. Unter donnerndem Beifall von den Bänken und Treppen des Hörsaals verkündete Bottini die Geburt einer neuen medizinischen Errungenschaft – der »Bottini-Operation«. Er konnte nicht ahnen, daß diese erst ein früher Vorläufer zukünftiger Methoden war.

Er fand Anhänger, Nachahmer und Verbesserer, vor allem in dem Berliner Arzt für Geschlechtskrankheiten Albert Freudenberg, in den Londoner Ärzten Mansell Moullin und Hurry Fenwick oder dem Pariser Chirurgen Ernest Desnos. Aber nur wenige besaßen die nötige Ausdauer und chirurgische Sensibilität. Die Mehrzahl der anderen stürzte sich voller Ehrgeiz auf die neue Operationsmethode. Sie ließen Bottinis Instrument von Technikern nachbauen und glaubten, damit schon das Entscheidende für aufsehenerregende Erfolge und ihre Karriere getan zu haben. Ohne ausreichende Übung und Geduld operierten sie, hinterließen zahlreiche Tote und hoffnungslos Verbrannte und gaben voller Entsetzen wieder auf.

Bottini hätte sich mit dem Bewußtsein begnügen können, Felix Guyons und Henry Thompsons nihilistische Dogmen über die Prostatahypertrophie widerlegt zu haben. Ihn verlangte indessen nach Anerkennung durch die ganze medizinische Welt.

Aber im Jahre 1902, auf einer Reise nach Freiburg, erlitt er eine Gehirnblutung, und als er im Jahre darauf in seiner Villa »Mio Riposo« in San Remo an einem zweiten Schlaganfall starb, hatte in der medizinischen Geschichte der Prostata eine Wende begonnen, die mit mehr Weitsicht und Mut schon viel früher, nach Sir William Fergussons Beobachtungen aus den Jahren 1848 und 1870, hätte beginnen können.

Wenn eine Stadt sich selbst den Namen Tombstone oder »Grabstein« gibt, läßt dies auf einen makabren Witzbold als Städtegründer oder eine ungewöhnliche Zahl von Sterbefällen schließen. Tombstone, das 1876 im nordamerikanischen Staat Arizona entstand, war nicht die Gründung eines Witzboldes. Tombstones Friedhof aber beherbergte Tote im Überfluß.

Die Gründerzeit begann, als ein Silberprospektor namens Schieflin auf der Suche nach Silber in die Gegend kam. Bewohner der nächsten größeren Stadt, Tucson, prophezeiten ihm, anstelle von Silber werde er nur ein paar in Wüstensand und Gestein verwitternde Grabkreuze finden. Er fand die Kreuze. Er fand aber auch Silber und gründete Tombstone mit Minen, Banken, Hotels, Spielhöllen, Saloons und Hurenhäusern. Tombstone lockte angeblich zwanzigtausend Silberschürfer und in ihrem Gefolge Diebe, Spieler, Revolverhelden, Räuber- und Mörderbanden sowie jede erdenkliche Zahl von Huren an. Die Banden überfielen Silbertransporte und Banken, veranstalteten rivalisierende »shootouts« in den Straßen, mordeten und lynchten in großem Stil.

Der zu dieser Zeit amtierende amerikanische Präsident Chester Alan Arthur drohte, die US-Kavallerie zu einer Säuberungsaktion zu entsenden. Seine Drohung blieb ohne Wirkung. Die Vertreter des Gesetzes in Tombstone, Town-Marshall Virgil Earp und seine Verwandten und Genossen Wyatt Earp, Morgan Earp und Doc Holiday, raubten und mordeten gemeinsam mit Räubern und Todesschützen, wann immer ihr eigener Anteil an der Beute stimmte.

Tombstones Friedhof erhielt den Namen Boot Hill. Boot Hill bedeutete: »Friedhof derer, die mit den Stiefeln an den Füßen bestattet werden.« Auf Boot Hill waren die Überreste derjenigen verscharrt, die nicht im Bett verstarben, sondern im Sattel, zu Fuß, an Spieltischen und Bars ermordet wurden – im Bett nur, während sie, mit Stiefeln an den Beinen, bei einer Hure lagen.

Tombstones blutige Zeit ging erst zu Ende, als die Silberpreise stürzten. Ein Jahrhundert später knallten in Tombstone alljährlich im Oktober Tausende von Gewehr- und Revolverschüssen. Pulverdampf zog durch die von Touristen gesäumten Straßen. Bürger in Westernkostümen imitierten die blutigen Ereignisse von einst – das »Massaker von Brisbee«, die »Ermordung von Marshall White« oder die »Schlacht am O. K. Corral«. Während des übrigen Jahres waren die Schurken von einst in Schaubildern hinter Plexiglas zu besichtigen.

Ein »Oriental Steakhouse« weckte Erinnerungen an einen benachbarten, aber untergegangenen Saloon, in dem (nach wahrheitsgetreuer Überlieferung oder werbesüchtiger Legende) eine Miss Anna Pearl den Ruf errang, für einhundert Dollar den Penis von vier Männern gleichzeitig zwischen ihre üppigen Lippen zu nehmen, bis zum Orgasmus zu »saugen« und zu »blasen« und ihr Sperma zu »schlürfen wie einen Eierpunsch«. Oder aber Erinnerungen an Pauline, angeblich vom Montmartre in Paris, die sich ein Vermögen durch die Kunst erwarb, ihre Kunden mit Lippen, Zunge, Zähnen, Fingern viele Male bis auf die schon lustvolle letzte Schwelle kurz vor einem Orgasmus zu treiben, aber dann eine Pause einzulegen und ihnen erst nach zwanzig oder dreißig (mit einer goldenen Uhr gemessenen) Sekunden ein »überirdisches

Kommen« in ihre routinierte Kehle zu gestatten. Eine dritte, Juanita, dunkelhäutig, schwarzhaarig und schwarzäugig, aus dem mexikanischen Sonora, hinterließ die Legende, allein – nur mit einem bewaffneten und schußbereiten Leibwächter am Kopfende ihres Bettes – drei Dutzend Cowboys »abzufertigen«, wenn sie nach langem, frauenlosem Treck in die Stadt einfielen. Bevorzugte Besucher aus den Reihen des Silberadels erhielten nach einem heißen Bad Juanitas Knotenschnurbehandlung. Sie bestand darin, eine Lederschnur mit einer Reihe von großen Knoten in ihren Anus einzuführen. Eine Assistentin zog die Schnur, Knoten für Knoten, hervor, sobald der Gast zwischen Juanitas Schenkeln die letzte Schwelle vor dem Orgasmus erreichte. Die Knotenmassage der Prostata trug ihn über diese Schwelle in ein von wilden Lustschreien widerhallendes »50-Dollar-Paradies«.

Nur für einen Mann gab es kein Mahnmal, keine lebensgroße Nachbildung hinter Plexiglas. Nichts erinnerte an Dr. George Emery Goodfellow (1855–1910), Chirurg und Coroner-Leichenbeschauer von Tombstone in den blutigen Jahren zwischen 1880 und 1891.

Dabei stünde ihm als Dankeszeichen aller Männer der Welt ein marmornes Denkmal zu. Denn er war es, der in der letzten Septemberwoche 1891 die erste Operation der Prostatahypertrophie durch Entfernung der Adenomgeschwülste unternahm und den Eingriff bis zum Jahre 1904 noch einhundertundneunzehnmal im ganzen Westen und Norden Amerikas von Tombstone über Tucson, Los Angeles, San Francisco bis in die Staaten Washington, Montana, Minnesota, Illinois so bekannt machte, daß er unter Kranken und Ärzten nur noch die Bezeichnung »die Operation« trug. Diese Bezeichnung kam auch amerikanischen Puritanern, für die eine offene Erwähnung der Prostata Sünde war, ohne moralische Seelenkrämpfe über die Lippen.

Der Schöpfer der »Operation« war keine renommierte, zeitgenössische Chirurgenfigur mit Lehrstuhl, Titeln oder gar Adelsrang aus London, Edinburgh, Paris, Berlin oder Wien. Goodfellow war knapp sechsunddreißig Jahre alt. Er praktizierte und operierte ohne Operationssaal in einem bescheidenen Haus, das

51

ihm, seiner Frau Katherine und einer Tochter, die schon als Dreizehnjährige seine Operationsgehilfin wurde, als Wohnung diente.

Später fehlte es nicht an medizinischen Querelen, die Goodfellow das Anrecht bestritten, als erster William Fergussons so ängstlich vertane Einsicht in die Ausschälbarkeit von Prostataadenomen neu entdeckt und zur Grundlage der ersten erfolgreichen Operation der Prostatahypertrophie gemacht zu haben. Er hatte Vorläufer. Aber keiner unter ihnen unternahm mehr als sporadische Experimente.

Goodfellows Vater Milton, ein Mineningenieur, der nebenbei Zähne zog, war mit einem Treck von Neuengland nach San Francisco gelangt. Von Mine zu Mine ziehend, hatte er schließlich mit seiner Frau Ann Amanda Baskin, einer Arzttochter aus Pennsylvania, in Downieville in der kalifornischen Sierra Halt gemacht. Dort, in rauhen Bergwerksquartieren, hatten die beiden 1855 George Emery gezeugt.

Als Zwölfjähriger – inzwischen in Austin in Nevada – bereitete George Emery ihnen Ärger. Ihm gefiel das Minengewerbe seines Vaters nicht. Ebensowenig gefiel ihm die Medizin, die Ann Amanda ihm anempfahl. Ihm gefiel lediglich die US-Kavallerie. 1870 – nunmehr unter Silbersuchern in Nevada – willigte er in einen Kompromiß zwischen Ingenieur und Soldat ein. Als Anwärter der Pioniertruppen hielt er Einzug in die kalifornische Militärakademie von Oakland. Dort machte er vor allem Eindruck als Boxchampion, und 1872 schien er reif für die Zuchtanstalt der amerikanischen Militärhierarchie: West Point. Doch als er entdeckte, daß in West Point Neger dienten, lehnte er ab, weil er »nigger« verabscheute. In der Marineakademie von Annapolis wiederholte sich das Spiel. Im Dezember 1872 wurde er wegen schikanöser Behandlung des ersten schwarzen Kadetten von Annapolis, Leutnant Convers, entlassen, und seine militärische Karriere war summa summarum zu Ende.

Erst jetzt beugte er sich den medizinischen Plänen Ann Amandas in der Hoffnung, daß sich ihm vielleicht eine Möglichkeit als Militärarzt auftat. Er zog nach Cleveland an eine Medizinschule, die sich großzügig University of Wooster College of Medicine nannte. Sie war so gut oder so schlecht wie die meisten Gründungen, die sich zu dieser Zeit in Amerika Medizinschulen nannten, und was er schließlich als Chirurg verstand, verdankte er Praktikern und Beerdigungsunternehmern der Stadt.

Seine erste Praxis in Oakland endete in einem Fiasko. Er gab auf und zog zwischen 1877 und 1880 (mittlerweile mit der ausdauernden Katherine an seiner Seite) als Minen- und Militärarzt auf Zeit nach Prescott und Fort Lowell bei Tucson, der gelben Stadt im gelben Arizonasand. Soldaten waren robustes »Material«, an dem sich seine Technik verbessern ließ. Doch 1880 stieß er auf eine Ausgabe von Tombstones lokalem Nachrichtenblatt »Tombstone Epitaph«. Dessen Redakteur, John Clum, verhieß darin dem Silberminennest eine so große Zukunft »wie dem antiken Rom«, und George Emery Goodfellow hatte reiche Patienten im Sinn, als er Fort Lowell den Rücken kehrte und in Tombstone die zweite Praxis seines Lebens eröffnete.

Diesmal winkte ihm Erfolg. 1881 schon war er Arzt, Geburtshelfer und Chirurg von Silberbaronen, Händlern, Bankiers, Spielhöllenbesitzern, Abenteurern und »Madames«. 1882 wurde er Tombstones Coroner, und es gab kein blutiges Ereignis, in das er nicht hineingezogen wurde. 1885 galt er als der größte Spezialist für Schußwunden aller Art.

Seine Fahrten zu Kranken auf abgelegenen Besitzungen wurden zu Legenden. Wenn man ihn nach Tucson und Umgebung rief, eilte er in einem Sechsspänner nach Fairbanks. Dort wartete die Lokomotive einer Schmalspurbahn. Selbst am Druckregler des Dampfkessels stehend fuhr er durch enge Kurven und über schwankende Brücken nach Benson. Hier übernahm er eine größere Lokomotive der Southern-Pacific-Eisenbahn und jagte, wiederum selbst am Regler, nach Tucson oder zu irgendeinem Wüstenstopp, an dem Reitpferde oder eine Kutsche für das letzte Stück des Weges bereitstanden.

Das also war George Emery Goodfellow, der 1891 in Tombstone zum Schöpfer der ersten erfolgreichen Operationsmethode zur

Entfernung von Prostataadenomen und damit zur chirurgischen Heilung der Prostatahypertrophie wurde.

Seine Kenntnisse der Prostata übertrafen zu diesem Zeitpunkt schwerlich zeitgenössische Vorstellungen. Fast regelmäßig erwarteten ihn Tripperkranke, die wegen Harnröhrenstrikturen, wie bei Ricord in Paris, eine Erweiterung ihrer Harnröhren mit Sonden und Kathetern benötigten. Darunter befanden sich wiederum viele, deren Gonorrhoe in die Prostata eingewandert war und sie entzündet hatte. Das Gefühl, einen »schmerzhaft-feurigen Ball« in Damm und Enddarm mit sich herumzutragen, machte Gehen, Reiten und den Umgang mit Frauen zu einer »kleinen Hölle«. Aber sie waren unvorstellbar hart im Ertragen von Schmerzen. Mit Blutegeln, die Goodfellow in ihren Damm einbeißen ließ, Massagen vom Darm aus, bei denen sein Finger Entzündungssekrete aus den Prostatakanälen in die Harnröhre preßte, und Injektionen von Jod verhalf er den meisten nach barbarischen Wochen wieder in den Sattel, in die Minen, die Saloons und »zwischen die Beine der Damen«.

Seine bisherigen Erfahrungen mit der Hypertrophie waren ebenso zeitgemäß. Seine einzige Behandlungsmethode war der Katheter. Wahre oder erfundene Geschichten wollten wissen, daß vor seinem »Laboratorium« stets in Karbol gewaschene Katheter in der Wüstensonne hingen. Sie waren für Prostata»hypertrophiker« bestimmt. Ruhelos umherziehenden älteren Wanderern des Westens, die ihrem Traum von Glück und Reichtum bis zu ihrer letzten Stunde folgten, zeigte er den Umgang mit dem Katheter, und er mahnte sie, die Röhren vor Gebrauch in Brandy oder Whisky zu »waschen«, die – anders als Karbol – überall zu haben waren. Angeblich steckten sie die Instrumente in ihre Satteltaschen oder Stiefelschäfte und vergaßen die reinigende Wäsche, weil sie eine bessere Verwendung für Brandy oder Whisky hatten. Sofern nicht Unfälle, Wegelagerer- oder Indianerkugeln sie vorher töteten, starben sie früher oder später an Sepsis, zerstörten Nieren oder schossen sich selber eine Kugel in den Kopf.

Einer nicht belegten, aber glaubhaften Überlieferung zufolge begann Goodfellows Weg zum Operateur des Prostataadenoms im Frühsommer 1890, als er in seiner Funktion als Coroner den Leichnam eines älteren Minenarbeiters, der betrunken aus einem Saloon in die Schußlinien zweier Revolverhelden getaumelt war, unter die Hände bekam. Ein Treffer in die Brust hatte ihn getötet. Aber während er sterbend in den Straßenstaub sank, war eine zweite Kugel in seinen Unterleib eingedrungen. Sie hatte die Blase durchbohrt, die Prostata verletzt und war am Damm wieder ausgetreten.

Bei der Autopsie fand Goodfellow eine Prostatahypertrophie, und als er den rechten Prostatalappen berührte, glitt der größte Teil einer darin verborgenen Adenomgeschwulst in seine Hand. Die Geschichte wirkt wie eine Wiederholung der im Aktenstaub vergrabenen Erfahrungen Sir William Fergussons – allerdings mit einem fundamentalen Unterschied: Goodfellow war keine durch seine Vergangenheit übervorsichtig gewordene britische Professorenfigur. Er erkannte nicht nur die wahre Ursache und Struktur der Prostatahypertrophie. Er zog auch Schlüsse und verwandelte sie in chirurgische Realität.

Als im September ein umherziehender Händler in Patentmedizin zu ihm gebracht wurde, der am Ende des »Katheterweges« angelangt war, verfügte er über einen fertigen Plan zur Operation. Der Händler – Überlieferung oder Legende zufolge ein Ire, der halb bewußtlos in seinem mit Reklamen für ein Lebenselixier bemalten Wagen am Rand von Tombstone gefunden wurde – war zu jedem Wagnis bereit, und drei Tage später unternahm Goodfellow die Operation.

Seine Tochter tropfte den Narkoseäther. Er selbst schob ein Instrument nach Art der altüberlieferten Blasensteinsonden mit einer seitlichen Führungsrille darin in die Harnröhre des Kranken. Ein Schnitt durch den Damm legte von unten her einen Teil der Urethra frei. Dann stieß Goodfellow die Messerspitze durch die Harnröhrenwand, bis sie die Rille erreichte, und öffnete die Harnröhre – die Rille als Führungsschiene benutzend – so weit, daß sich sein rechter Zeigefinger darin einführen ließ.

Sodann schob er seine Fingerspitze bis in den hinteren, von der Prostata umringten Teil der Urethra. Dabei preßte er seine rechte Faust über der Blase auf den Unterleib und drängte dadurch die Prostata dem Zeigefinger entgegen. Dieses Manöver erleichterte es dem Finger, durch die Harnröhrenwand in den vergrößerten, vorgewölbten rechten Drüsenlappen einzudringen und das darin wachsende Adenom zu »umtasten«, aus dem normalen Lappengewebe wie einen Fremdkörper »auszuschälen« und durch den Harnröhren- und Dammschnitt zu entfernen. Mit einem ähnlichen Manöver befreite er auch den linken und schließlich den mittleren Lappen von darin eingebetteten Adenomen. Es überraschte ihn, daß es nur zu einer geringfügigen Blutung kam. Er preßte die Wundränder in der Harnröhre ohne eine Naht zusammen, entfernte den Katheter, und erst beim Verschluß des Schnittes im Damm benutzte er eine Naht. Die Operation war nach zehn Minuten beendet.

Doch nach dem Erwachen aus der Narkose sah sich der Kranke aus der Hölle, in der er vorher gelebt hatte, in eine andere Art der Hölle versetzt. Nach der Entfernung der adenomatösen prostatischen Hindernisse begann seine Blase sich ungehindert zu entleeren. Der Harn floß wie ein brennender befreiter Strom, sodann als Rinnsal über die verletzten Gewebe und Schleimhäute der Harnröhre. Es gab anscheinend kein Hemmnis für die Entleerung der Blase mehr. Die beiden Schließmuskel am Blasenausgang und in der Harnröhre, unterhalb ihres prostatischen Teils, waren entweder durch die Operation verletzt oder gelähmt.

Goodfellow hinterließ keine Aufzeichnungen darüber, was er in diesem Augenblick empfand: Schock? Ein Gefühl der Niederlage angesichts der Verwandlung der Harnsperre in eine Inkontinenz, die nur die Möglichkeit ließ, dem Operierten eine leere Flasche umzubinden, die den ständig fließenden oder tropfenden Harn auffing?

Angeblich verriet Goodfellow nur durch die Bezeichnung »nachoperatives Fegefeuer«, wie sehr er sich der beängstigenden ersten Folgen seiner Operation bewußt wurde. Brennen, Spasmen und Schmerzen, die sich bei dem Operierten (noch so weit entfernt von der zukünftigen Ära der Spasmolytika, Sulfonamide und Antibiotika) nur durch Borwasserlösungen, Opium, Morphium oder Belladonna lindern ließen, verliehen dem »Fegefeuer« kaum erträgliche Züge. Doch am Ende der zweiten Woche kam es zu einer überraschenden Wende. Die Schmerzen und Spasmen verringerten sich. Die Inkontinenz erfuhr zum erstenmal Unterbrechungen. In der dritten und vierten Woche nahm das vom Druck der Adenome befreite Prostatagewebe wieder seine ursprüngliche Form und Lage an und umschloß Harnröhre und Blasenausgang, ohne sie zu verengen. Die Schließmuskeln nahmen ihre Funktion wieder auf.

Gegen Ende der fünften Woche verlangte der Ire zum erstenmal danach aufzustehen. Er ruhte in der winterlichen Sonne vor dem Haus. Dann, eines Morgens, kletterte er in seinen Wagen und fuhr nach Süden davon – namenlos, von Legenden umgeben und doch eine denkwürdige Figur männlicher und medizinischer Geschichte.

Fern allen literarisch-medizinischen Ehrgeizes dachte Goodfellow nicht daran, über seine Operation in der »Occidental Medical Times« oder einem anderen medizinischen Blatt des amerikanischen Westens und Südens zu berichten. Auch fehlte ihm jede Neigung, sich vor der nächsten Versammlung der Kalifornischen Medizinischen Gesellschaft zu Wort zu melden. Noch sechs Jahre später, 1896, fühlte sich die Vereinigung bitter gekränkt, weil er seine praktische Arbeit für wichtiger hielt als einen Vortrag in ihrem Kreis. Zwar beauftragte er einen Freund, an seiner Stelle einen Bericht zu schreiben und zu verlesen. Aber darin erblickte die Gesellschaft eine Mißachtung ihrer wirklichen oder vermeintlichen Bedeutung. Sie nahm den Bericht nicht in ihre Publikationen auf, und so wurde sein Erstrecht anfällig für spätere Attacken und Verdächtigungen verspäteter Rivalen.

Unterdessen entschied er sich mit trotziger Beharrlichkeit, seine Operation des Prostataadenoms zum Mittelpunkt seiner weiteren Arbeit zu machen. Gleichzeitig beschloß er, die Einöde Tombstones zu verlassen und sich ein bedeutenderes Aktionsfeld zu suchen.

Um die Jahreswende 1891/92, als die Southern-Pacific-Eisenbahn ihm den Posten ihres Generalchirurgen anbot, kehrte er mit Katherine und ihrer Tochter nach Tucson zurück. Diesmal bezogen sie eine feudalere Unterkunft. Er gründete ein kleines Hospital in einem Hotel, das einer Familie Orndorff gehörte, und engagierte für die Pflege von Operierten während des »nachoperativen Fegefeuers« eine in London erzogene Krankenschwester, die in Tucson gestrandet war.

Während der folgenden Jahre führten ihn Operationsreisen nach Phoenix, Yuma, Albuquerque, Santa Fé in New Mexico und Amarillo in Texas. Seine Tochter begleitete ihn und assistierte, bis er in Nelson Bledsoe einen artverwandten Assistenten fand, der das Mädchen ablöste und von dem schändlichen Ruf befreite, zu viele nackte Männer und Mannesglieder zu sehen und zu berühren.

Goodfellow lernte, daß bei zu schneller Ausschälung von Adenomen Teile der Geschwülste zurückbleiben konnten und – mehr oder weniger lange Zeit nach der Operation – zu Neubildungen führten. Es war wichtig, Schnelligkeit mit Präzision zu verbinden.

In Tucson starben, soweit bekannt, fünf (weniger als 9 Prozent) seiner Operierten an Schocks, Infektionen, Herzversagen. Das konnte ihn weder von der Fortsetzung seiner Arbeit noch Adenomkranke, die von Mund zu Mund von der »Operation« erfuhren, abschrecken, die rettende Chance, die er ihnen bot, zu ergreifen.

1896 zog Goodfellow weiter nach Los Angeles. Er bezog das bis dahin größte, von Palmen überragte Haus seines Lebens und operierte in einem der frühen Hospitäler der Stadt der Engel, das den Namen »Angelus« trug. 1904 schließlich, nachdem er – nunmehr als Generalchirurg der Santa-Fé-Eisenbahn – Los Angeles mit San Francisco vertauscht hatte, folgte er endlich Katherines Drängen und schrieb drei Publikationen über die Prostatektomien, die er seit Tombstone an 119 Männern im Alter von fünfundvierzig bis vierundachtzig Jahren unternommen hatte. 15 Prozent der Kranken waren während oder nach der Operation gestorben, weil es noch an Möglichkeiten fehlte, Herz- und Nierenschäden genauer zu erkennen.

Von 1904 an verbreitete sich die Nachricht über die erstmalige Heilungsmöglichkeit der Prostatahypertrophie im ganzen amerikanischen Westen, und sein Eingriff erhielt die erwähnte Bezeichnung »die Operation«.

Auch aus Chicago und Milwaukee reisten Bankiers, Anwälte, Eisenbahnpräsidenten, Industrielle, Bierbrauer, Politiker und Ärzte nach San Francisco. Manche waren bereits so krank, daß sie weder sitzen noch gehen noch stehen konnten und die Reise nur in Hängematten liegend überstanden.

Goodfellow lebte nun mit Katherine im »San Francis«, dem ersten Hotel der Stadt. Er unterhielt eine Praxis in der Sutter Street und operierte im County-Hospital. Patienten belagerten ihn und waren bereit, durch jedes postoperative Fegefeuer zu gehen.

Nur eine Ungewißheit ließ selbst Schwerkranke zögern. Es war die Frage, ob die Operation ihnen die Lust zurückgeben werde, die durch ihr Leiden behindert, später gelähmt und schließlich erloschen war. Goodfellow berief sich bei seiner Antwort auf einen Bierbrauer aus Chicago, der acht Wochen nach der Operation zwei »Mademoiselles« aus dem Etablissement einer Madame Chantilly beorderte, um eine Antwort auf die Schicksalsfrage zu erhalten. Das Ergebnis lautete: »Es« dauere jetzt länger, aber um keinen Preis der Welt wollte der Brauer auf eine einzige zusätzliche Minute verzichten.

Ende 1905 ahnte Goodfellow noch nicht, daß ihm nur noch wenige Lebensjahre vergönnt waren. Das große Erdbeben und der Brand von San Francisco im Jahre 1906 überraschten ihn, während er im »San Francis« schlief. Katherine, die ihn weckte, erklärte er kaltblütig, es werde nicht so schlimm werden und drehte sich zum weiteren Schlaf zur Seite.

Einige Stunden später stolperte er über die Trümmer der Sutter Street und fand den größten Teil seiner Praxis verwüstet vor. Seine Bibliothek und alle Aufzeichnungen waren vernichtet. Im County-Hospital von San Francisco setzte Goodfellow noch einmal seine Arbeit fort. Aber im Jahr nach dem Erdbeben folgte er leichtfertig den Investmentratschlägen von Freunden, die er für Finanzgenies gehalten hatte. Dabei verlor er sein Vermögen. So verließ er San Francisco und trat wieder in den Dienst der Southern-Pacific-Eisenbahn, diesmal im mexikanischen Guaymas. Doch er war nun ein schwerkranker Mann. Eine Neuritis verkrüppelte die Hände, mit denen er »die Operation« vollbracht hatte. 1910 starb er im Angelus-Hospital von Los Angeles – nur fünfundfünfzig Jahre alt.

Wahrscheinlich hätte Goodfellow nicht an zornigem Spott gespart, wenn ihm während seiner zweiten Lebensphase in Tucson und der dortigen Fortentwicklung seiner »Operation« medizinische Abwege und Umwege bekanntgeworden wären, auf denen im fernen Osten Amerikas, in Philadelphia, und im noch ferneren Europa, in London, Hamburg und Berlin, renommierte Chirurgen versuchten, die Prostatahypertrophie zu behandeln.

Ihr Repräsentant in Philadelphia war J. William White, eine der damaligen, noch in europäischen Traditionen aufgewachsenen Koryphäen Amerikas im Range von Samuel W. Gross oder William Williams Keen. Dementsprechend waren sie, was die kranke Prostata anbelangte, »Katheterleute« konservativer Prägung. White zeigte nur insofern Züge eines Außenseiters, als er sich gerne als Boxchampion feiern ließ und von allen Sportwettkämpfen, vor allem Fußballschlachten, so unwiderstehlich angezogen wurde, daß er die Spielfelder mit verwegen-schiefem Derbyhut auf dem Kopf und gesträubtem Walroßschnurrbart wie ein Wolf umkreiste, um keinen dramatischen Augenblick zu versäumen.

Einer Überlieferung zufolge stieß White im Frühjahr 1893 bei Aufräumungsarbeiten in seiner Bibliothek auf medizinische Publikationen aus den siebziger und achtziger Jahren, die ihm zu einer überraschenden Erleuchtung verhalfen.

Sie waren nicht mit Prostataproblemen befaßt, sondern mit der Behandlung einer weitverbreiteten Erkrankung des weiblichen Uterus, sogenannten Myomgeschwülsten – Neubildungen, die aus unbekannten Gründen im Muskelgewebe der Gebärmutterwand entstanden und die Form mehr oder weniger großer und schmerzhafter Knoten annahmen. Sie führten zu unberechenbaren, häufig tödlichen Blutungen des Uterus.

Die zeitgenössische Behandlung myomkranker Frauen war »heroisch« gewesen und war es noch. Sie bestand aus Injektionen von blutstillenden Extrakten aus Mutterkorn in die Gebärmutter. Hunderte, ja Tausende von Injektionen im Laufe verhältnismäßig kurzer Zeit waren keine Seltenheit. Ein Franzose, Pierre Ségalas, war in den fünfziger Jahren darauf verfallen, lange Korkenzieher zu konstruieren und durch die Vagina in den Uterus einzuführen, um blutende Myomknoten anzubohren und auf dem gleichen vaginalen Wege hervorzuziehen. Seit der Verbreitung der Narkose hatte Washington Atlee, ein unternehmungsfreudiger amerikanischer Chirurg in der pennsylvanischen Stadt Lancaster, versucht, den ganzen myomkranken Uterus durch die Scheide zu entfernen. Eugene Koeberlé, ein Elsässer, der seine Kranken in den Himmelbetten des Straßburger Klosterspitals St. Barbe operierte, war – häufig sogar mit Erfolg – dem gleichen Ziel gefolgt.

Doch den meisten Chirurgen schienen solche Eingriffe noch zu abenteuerlich. So hatten sie einen scheinbaren Ausweg begrüßt, auf den 1872 in Deutschland der Freiburger Professor der Geburtshilfe, Alfred Hegar, verfallen war, der sich nicht scheute, Frauen mit Gebärmuttervorfällen für seine Klinik »einzusammeln«, indem er mit seinem Wagen bei Waschfrauen und Landarbeiterinnen in der Umgebung Freiburgs anhielt und sich erkundigte: »Wem von euch hängt unten alles 'raus?«

Hegar, ein robuster Charakter, war während einer solchen Fahrt einer älteren Frau begegnet, die vor Jahren eine seiner Myompatientinnen gewesen, aber nach zahlreichen und nutzlosen Mutterkorninjektionen seiner Klinik ferngeblieben war. Er hielt sie seit langem für tot. Zu seiner Überraschung jedoch schien sie bei guter Gesundheit, und als er seine Pferde zügelte und sie mit kurzangebundener Grobheit ansprach, erfuhr er, daß zwei Jahre zuvor ihre Wechseljahre begonnen hatten. Seither litt sie zwar an

Hitzewallungen, aber die Druckschmerzen des Myoms hatten sich verloren und die Blutungen aufgehört. Er befahl ihr, in seinen Wagen zu steigen, nahm sie mit in seine Klinik und stellte fest, daß die Myomgeschwulst zwar noch vorhanden war, sich tatsächlich aber verkleinert hatte, während die Blutungen gleichzeitig versiegt waren.

Noch ein halbes Jahrhundert trennte Hegar von der Zeit der Entdeckung weiblicher Geschlechtshormone, ein halbes Jahrhundert auch von Einsichten in das mysteriöse Wechselspiel zwischen Eierstockhormonen, Uterus, Menstruation, Schwangerschaft und Klimakterium. Aber die Begegnung mit seiner totgeglaubten Patientin regte ihn zu Fragen an.

Wenn das Klimakterium zur Verkleinerung von Myomgeschwülsten führte, lag es dann nicht nahe, bei myomkranken Frauen das Klimakterium schon vor seinem natürlichen Beginn künstlich herbeizuführen, indem man die weiblichen Eierstöcke ohne große Bauchoperation auf dem Weg durch die Vagina entfernte, ein Vorgehen, das ihm gefahrloser schien als die Exstirpation der Gebärmutter?

1871 hatte Hegar in einem Dorf bei Freiburg zum erstenmal die gesunden Eierstöcke einer noch jungen, aber schon vom Verblutungstod bedrohten Frau entfernt. Sie starb. Aber bei einer zweiten Operation war er glücklicher und fand die Annahme bestätigt, daß sich Myome oftmals verkleinerten und die Blutungen ein Ende nahmen.

Amerikanische Studenten, die auf ihren damals noch üblichen Studienreisen durch Europa auch Hegars Vorlesungen über Myome und Eierstöcke hörten, hatten nach ihrer Heimkehr darüber berichtet und das Interesse eines jungen amerikanischen Geburtshelfers, Robert Battey in Rome im Staat Georgia, geweckt. Im Herbst 1873 hatte Battey, mit seiner Frau Martha als Assistentin, die erste Entfernung gesunder Eierstöcke bei einer Myomkranken unternommen. Bis 1880 waren über zweihundert weitere Operationen – entweder durch ihn selbst oder durch Nachahmer in Atlanta, Augusta, Charleston, Columbia, Montgomery, Birmingham gefolgt, und die Berichte über »Battey's Operation« waren in Atlantas »Medical and Surgical Journal« sowie anderen Fachblättern erschienen.

Sie aber waren es, die J. William White offenbar in seiner Bibliothek fand und die ihn auf eine Hypothese der Heilung der Prostatahypertrophie verfallen ließen.

Kühn und verwegen wie auf dem Fußballfeld erklärte er die Prostata zum männlichen Pendant des weiblichen Uterus und das Adenom der Prostata zur männlichen Form des Myoms. Er argumentierte: Wenn – laut Battey und Hegar – die Entfernung der weiblichen Geschlechtsdrüsen, der Eierstöcke, Myome schrumpfen ließ, dann müßte sich auf die gleiche Weise eine Prostatahypertrophie zurückbilden und die Blase wieder zu ihrer normalen Funktion zurückkehren. Notwendig war nur die Entfernung der männlichen Geschlechtsdrüsen, der Hoden, eine Orchiektomie oder, mit härteren Worten: eine »Kastration« prostatakranker Männer als Parallele zur »Kastration« myomkranker Frauen.

Historiker hielten White später zugute, daß sich gewebliche Untersuchungen der Adenome erst nach Goodfellow verbreiteten und der Philadelphier noch nicht wissen konnte, daß seine Gleichstellung von Myom und Adenom ein fundamentaler Irrtum war. Grund: Myome bestanden aus Muskel-, Adenome aus Drüsengewebe. Doch das minderte nur wenig die Bedenkenlosigkeit der Begeisterung, mit der er seine Lehre verkündete.

Schon einige Monate später berief White sich auf 98 amerikanische Ärzte, die seine These an Kranken erprobt hatten, welche sich in so verzweifelter Verfassung befanden, daß sie selbst ihrer Entmannung zustimmten. Angeblich hatten sie bei 70 Prozent ihrer Patienten Heilung oder Besserung erzielt. White selbst publizierte im Jahre darauf eine Statistik über 111 orchiektomierte Kranke und behauptete, neunzig hätten innerhalb kurzer Zeit die Verkleinerung ihrer Hypertrophie erlebt und den Katheter nur noch selten benutzt.

Eine besondere Rolle bei der Entstehung dieses Panoramas der Erfolge spielte ein prominenter Chirurg des Massachusetts General Hospital in Boston. Arthur Tracy Cabot ergänzte Whites

Statistik um eine eigene, noch umfangreichere. Er berichtete, er habe innerhalb eines Jahres 203 Kranke orchiektomiert und nicht weniger als 80 Prozent geheilt.

Angesichts solcher Erfolgsberichte beklagte White es als beschämende »Rückständigkeit der alten Welt«, daß seine »erlösende Lehre« in Europa so gut wie keine Beachtung fand. Europäische Chirurgen, die Whites Theorie eines Versuchs für wert befanden, bildeten eine bedeutungslose Minderheit. In England gehörte dazu der Chirurg Reginald Harrison, in Frankreich Pierre Emile Launois, in Deutschland der Hamburger Hermann Kümmel.

Harrison aber beließ es bei einer einzigen Kastration, konstatierte ihre Erfolglosigkeit und lehnte weitere nutzlose Verstümmelungen ab. Kümmel unternahm acht Operationen. Die Ergebnisse jedoch erwiesen sich als Irrlichter, die an kurzfristige Besserungen des Harnflusses glauben ließen, aber schnell wieder erloschen.

Kümmel äußerte danach die Vermutung, daß eine vorübergehende Erleichterung der Blasenentleerung auf die psychische Macht der Hoffnung bei den Kranken zurückging, nicht aber auf eine echte Verkleinerung der Prostata. Selbst die Fingeruntersuchungen vom Enddarm aus, die eine Verkleinerung der Drüse zu ertasten glaubten, schienen ärztlichem Wunschdenken unterworfen.

Ein jüngerer deutscher Chirurg spielte eine Sonderrolle in dem Drama, August Bier, Oberarzt der Chirurgischen Klinik der Universität Kiel und später – von 1907 bis 1932 – Direktor der Ersten Chirurgischen Universitätsklinik von Berlin.

Bier war ein großgewachsener »Germane«, Reiter, Segler, Schwimmer, Jäger in »unverdorbener Natur« und Repräsentant eines Mannestums, das die Zeugung für eine nationale Pflicht hielt. Für ihn war die Entfernung gesunder Hoden ein ethisches Verbrechen. Im Grunde ging er nur durch seine Selbstversuche mit lokaler Kokainanästhesie des Rückenmarks in die Medizingeschichte ein. Er neigte allzusehr dazu, Chirurgie nur in einfachsten Formen zu praktizieren, nach Möglichkeit sogar durch unblutige Behandlungen (die Homöopathie eingeschlossen) zu ersetzen und sich in Philosophien über die Sache zu ergehen. Ohne seine Ablehnung der Kastration wäre er ein gegebener Epigone von Whites Vorstellung von einer indirekten Heilung der Prostatahypertrophie gewesen. Doch er entwickelte seine eigenen Illusionen.

Bei der Behandlung gutartiger Tumoren der weiblichen Brust hatte er mehrfach den Versuch unternommen, durch die Unterbrechung ihrer arteriellen Blutzufuhr eine Schrumpfung zu erreichen und eine operative Entfernung zu vermeiden. Die Ergebnisse waren mehr als umstritten. Aber jetzt schlug er (nicht weniger begeistert als White) eine hypothetisch-phantastische Brücke von weiblichen Brusttumoren zum Adenom der Prostata. Auch dessen Schrumpfung erhoffte er sich von einer Unterbindung der Blutversorgung des Prostatabereichs durch eine Arterie, die Arteria iliaca interna. Die Unterbindung hielt er für ungefährlich, sofern das Bauchfell dabei unverletzt blieb.

Tatsächlich operierte er elf Kranke, meist Berliner Arbeiter, in der trostlosen Schlußphase ihres Leidens. Doch die Operation war keineswegs so ungefährlich, wie er angenommen hatte. Drei der Kranken starben. Bei den Überlebenden glaubte er zwar Rückbildungen der Hypertrophie festzustellen und notierte selbstbewußt:»Abnahme des Umfangs so auffällig, daß Täuschung völlig ausgeschlossen ...« Dennoch täuschte er sich. Auch seine vermeintlichen Erfolge blieben nur kurzlebige Irrlichter, die im Abfall der Medizingeschichte endeten.

Wenn sein verletzter Stolz nach diesen Niederlagen Trost brauchte, so konnte er ihn mittlerweile jedoch in Nordamerika, aber auch in Mittelamerika finden. Die Erfolgsberichte und optimistischen Statistiken Whites und seiner Anhänger verschwanden aus den Gazetten. In Boston, New York, Baltimore, Cleveland, Buffalo, Portland meldeten sich Ärzte und Chirurgen, die eingestanden, sich getäuscht zu haben.

Bald wurden zahlreiche Schicksale von Kranken bekannt, die nach kurzlebigen Illusionen»verstümmelt« gestorben waren. Berichte aus Orten wie dem mexikanischen Pachuca von Ärzten, die wohlhabende Kranke nach Whites Lehre orchiektomiert hatten, wollten wissen, daß sie nach deren Tod, in einer Art männlicher Rache von Angehörigen, selbst entmannt worden waren.

Man könnte darüber streiten, wann und auf welche Weise Goodfellows »Operation« ihren Weg nach dem Osten Amerikas und zu dessen Zentren New York und Boston fand. Viel spricht dafür, daß es 1896 geschah und daß der Übermittler ein junger Arzt vom Bellevue-Hospital in New York war. Auf der Suche nach einer schnelleren Karriere in Kalifornien hatte es ihn auch in das Angelus-Krankenhaus von Los Angeles verschlagen. Dort war er, obwohl kein Chirurg, auch Goodfellow während seiner Operationen mit einer Mischung von Frösteln und Bewunderung begegnet.

Enttäuscht von der für ihn noch provinziellen Welt am Pazifik war er nach dem Osten und ins Bellevue zurückgekehrt und hatte einem Freund, Samuel Alexander, über seine Erlebnisse an Goodfellows Seite berichtet.

Alexander war inzwischen Kompagnon eines Bellevue-Chirurgen für Krankheiten der Harn- und Geschlechtsorgane, Edward L. Keyes sen., geworden und zeigte sich aufs höchste an den Erzählungen interessiert. Er erkundigte sich nach jedem Detail.

Das Bellevue war bis dahin nie als eine Stätte hervorgetreten, an der man sich erfolgreich um die Prostatakranken New Yorks bemüht hatte. Der erste Chirurg, der sich seit 1866 als Spezialist für Harnleiden am Bellevue etablierte, William van Buren, war ein Steinschneider, Steinzertrümmerer und Katheterspezialist voll grandioser Verachtung für die aufkommende Antisepsis. Soweit überliefert, galt seine größte Leidenschaft weniger der Medizin als seiner Farm, dem Anbau von Mais und der Schweinezucht.

Van Burens bekannteste Schüler waren Edward L. Keyes sen. und William Gouley. Beide hatte er zu Studien nach Paris und London geschickt. Doch der eine wie der andere hatte nicht viel mehr nach Haus gebracht als Felix Guyons und Henry Thompsons Theorien über die sklerotische Unheilbarkeit der Prostatahypertrophie. Von Gouley stammte zwar ein Lehrbuch über »Krankheiten der

Harnorgane, einschließlich Strikturen der Harnröhre, Blasensteine und Affektionen der Prostata«. Doch seine Hauptinteressen
galten der Marine der Vereinigten Staaten. Keine seiner medizinischen Prüfungen verging ohne die Frage:»Wo befindet sich
der Anlegeplatz des Schulschiffes Mary?« Die richtige Antwort
hatte zu lauten:»Im Hafen von New York, am Fuß der East 26th
Street.« Wer diese Antwort nicht wußte, war für die Urologie
ungeeignet.

Dies war der Hintergrund, vor dem Samuel Alexander sich an die
Arbeit machte, um auf Goodfellows »Operation« eine New Yorker Karriere aufzubauen. Das Bellevue bot ihm dafür in jedem
Falle eines: menschliches »Versuchsmaterial«. Der Monsterbau
war überfüllt mit hoffnungslosen Fällen, Armen und Ausgestoßenen. Alexander versammelte Prostatakranke in einem Saal und
machte sich daran,»die Operation« nachzuahmen. Dem Vernehmen nach war er der erste im Osten Amerikas, der ihr die
Bezeichnung perineale Prostatektomie (oder: Operation vom
Damm aus) gab. Doch damit und mit der Bekanntmachung der
Operation überhaupt erschöpften sich seine Verdienste. Edward
L. Keyes beschrieb sein Wirken mit den Worten:»Er machte
seinen Saal zu einem Purgatorium der perinealen Prostatektomie,
mit dem ›Paradies‹ (für die Opfer) gleich nebenan …«
Den Kampf gegen die postoperative Inkontinenz, die Goodfel-
lows Arbeit so sehr belastet hatte, führte Alexander wie auf einem
Kasernenhof. Kranke, die lebend von seinem Operationstisch
kamen und die erste Phase der Rekonvaleszenz überlebten, trai-
nierten, eine Urinflasche in der Hand, ihre Blasen bis zur Erschöpfung nach den Kommandos »piss!« und »stop!«. Doch von
Heilungen zu sprechen grenzte gemeinhin an Hochstapelei.
Keyes nannte Alexander einen verwegenen, aber unglückseligen
Operateur.

Vom Bellevue aus gelangte die Operation in die geschickteren
und weniger militanten Hände des Chirurgen Francis L. Watson
am Bostoner City-Hospital. Als er von Samuel Alexanders militanten Aktivitäten im Bellevue erfuhr, unternahm er einen Besuch
am East River und kehrte mit einem Gefühl des Schauderns

zurück. Trotzdem gelangte er zu dem Schluß, daß die grundlegende Technik der Operation, die da aus dem wilden Westen nach New York gekommen war, auf richtigen Überlegungen beruhte und nur nach mehr Feinheit beim Eindringen in die Harnröhre verlangte. Watson besaß schmale Hände mit langen, sensiblen Fingern. Sein besonders dünner rechter Zeigefinger verhalf ihm, wie er glaubte, zur Vermeidung von Überdehnungen oder Reizungen von Harnröhre und Schließmuskulatur. Erste Erfolge verführten ihn in der Tat dazu, sich auf lange, dünne Zeigefinger zu kaprizieren. Der Zeigefinger eines erfolgreichen Prostataspezialisten mußte fortan nicht nur dünn, sondern neun oder zehn Zentimeter lang sein, um die am weitesten entfernten Adenome leichter zu erreichen.

So blieb Watsons »Goodfellow-Variante« ein beschränktes Privileg für Chirurgen mit superlangen Fingern, und sein bedeutendster späterer Assistent, John H. Cunningham, von dem unbekannt war, ob er je Kipling gelesen hatte, bemerkte, vielleicht in einer Art von Geistesverwandtschaft, der Allmächtige habe für die Prostata einen Platz gewählt, der es selbst »Langfingern« schwermache, ihr zu nahe zu treten.

Es war eine andere Frage, auf welchem Wege und durch wen die perineale Operation ihren Weg von New York und Boston nach Europa fand. Für viele, die eine Antwort auf diese Frage suchten, war ein Franzose, Robert Proust, der 1873 geborene jüngere Bruder des Dichters und unvergänglichen Schilderers verborgenster Sphären des morbiden Pariser Großbürgertums, Marcel Proust, der Favorit. Marcel und Robert waren Söhne eines robusten Generalinspekteurs des französischen Sanitätswesens und Hygienikers des Hôpital de la Charité, Dr. Adrien Proust, und Jeanne Prousts, der zart-sensiblen, literarisch gebildeten Tochter einer angesehenen jüdischen Familie Weil in Paris.

Es war nicht häufig, daß sich die Wesenszüge zweier Elternteile so scharf getrennt auf ihre Söhne übertrugen. Jeannes Empfindsamkeit bestimmte, bis ins Pathologische gesteigert, Marcels geistige Entwicklung, aber auch den Preis, den er für seine dichterische Begabung zahlte: asthmatische Qualen, die ihn nachts im Stehen arbeiten ließen; Allergien gegen Geräusche und Kälte, vor denen er in ein mit Kork isoliertes Zimmer und in viele übereinander getragene Mäntel floh; Neuralgien, die ihn in die Sucht nach Morphium, Opium, Veronal trieben. Für Jeanne Proust war Marcel Inhalt und Schmerz ihres Lebens. Für Adrien Proust dagegen war Marcel ein Wesen außerhalb der eigenen robusten Welt. Sein wahrer Sohn war Robert, der väterliche Charakterzüge trug, in die väterliche medizinische Welt hineinwuchs und diese Welt nicht wie Marcel mit dem Hohn des Leidenden als eine Absurdität betrachtete, die Krankheiten nur verlängern konnte. Adrien genoß Roberts Aufstieg zum Dozenten, zum Professor der Chirurgie an der Pariser Medizinischen Fakultät. Er erlebte auch, wie Robert nach dem Prostatatod eines seiner Lehrer aus Kinder- und Jünglingstagen am Boulevard Malesherbe seine Interessen der Prostata zuwandte und viel freie Zeit in den Armensälen der Charité an den Betten von Arbeitern und Clochards verbrachte, die an dem gleichen Leiden starben. Schließlich erlebte er, wie Robert von einer Studienreise nach New York und Boston mit Aufzeichnungen zurückkehrte, in denen Details von Goodfellows mehr oder weniger modifizierter »Operation« festgehalten waren, wie er sie in New Yorks Bellevue- und Bostons City-Hospital beobachtet hatte.

Schon bevor er nach Frankreich zurückkehrte, angeblich während eines morgendlichen Ganges entlang der roten Backsteinhäuser des Louisburg Square, war ihm bewußt geworden, daß die perineale Prostatektomie so lange unvollkommen bleiben würde, als sie vom Damm aus durch die Harnröhre unternommen wurde. Weit aussichtsreicher erschien es ihm, den hintersten Teil des Dammes unmittelbar am Anus zu öffnen und sich, ohne Verletzung der Harnröhre, durch das perineale Gewebe und die Muskulatur bis an die Rückseite der Prostata vorzuarbeiten. Er hoffte, dabei den hinteren Teil der Prostatakapsel freilegen und durch einen Schnitt öffnen zu können, um sodann durch diesen Schnitt Adenome auf direkterem oder weniger traumatischem Wege zu entfernen.

Als er nach Paris zurückkehrte, wußte er noch nicht, daß 1890 ein

Chirurg des Wiener Allgemeinen Krankenhauses, Leopold von Dittel, sowie einer seiner Schüler, der neunundzwanzigjährige Otto Zuckerkandl, ähnlichen Ideen gefolgt waren, ohne je von Goodfellow, Alexander oder Watson gehört zu haben.

Von Dittel, der 1815 in Mähren geboren und 1840 Arzt geworden war, war ein unauffälliger Mann mit Backenbart und Stirnglatze, von bürokratischer Pünktlichkeit, aber auch aufgeschlossen für Literatur und Musik. »Harn-Chirurg« war er nicht aus freiem Willen geworden. Er hatte sich mit Orthopädie beschäftigt, als der Vorstand der Chirurgie des Allgemeinen Krankenhauses, Johann von Dumreicher (der sich voller Selbsterkenntnis als chirurgischen »Flickschuster des Herrgotts« bezeichnete), ihn dazu beorderte, sich des von Jahr zu Jahr wachsenden Ansturms von Blasen- und Nierenkranken anzunehmen, die aus der ganzen Donaumonarchie, aus Rußland und dem Balkan nach Wien, wie einem Mekka der Hoffnung, kamen.

Von Dittel nahm sich ihrer mehr schlecht als recht an. Er ordinierte und operierte in einer dürftigen Kammer. Dünne Holztüren trennten sie von einem lärmerfüllten Raum für ambulante Patienten und einem Saal für Bettlägerige. Beim Anlegen größerer Verbände mußten die Fenster geöffnet werden, um Platz zu schaffen. Doch bei Hitze, Durchzug und schneidender Winterkälte entwickelte von Dittel sich zuerst zum Blasensteinoperateur alten Stils, dann zu einem ingeniösen Techniker der Lithotripsie. Aber nach 1875, als er unter Antisepsis und Asepsis zu operieren begann, versuchte er bei Prostataerkrankungen neue Wege. Drei Jahrzehnte lang hatte auch er sich bei Prostataleiden auf die Katheterbehandlung beschränkt und, abgesehen von chirurgischen Initiativen, die er durch Antisepsis und Asepsis empfing, blieb es sein Geheimnis, was ihn so unabhängig zu einem perinealen Operationsversuch bewegte. Wenn es überhaupt eine Erklärung gab, dann mochte man sie in dem Umstand vermuten, daß die Prostata eines seiner Patienten, eines russischen Kaufmanns aus Odessa, den Umfang einer großen Orange angenommen und sich so sehr gegen den Damm ausgedehnt hatte, daß letzterer eine beträchtliche äußere Ausbuchtung aufwies.

Auf jeden Fall unternahm er den Versuch, den hinteren Teil des Damms durch einen Schnitt zu öffnen, um die Prostata freizulegen und – noch ohne Kenntnis der Adenomstrukturen – zu verkleinern. Es gelang ihm auch, die Wunde so zu erweitern und zu vertiefen, daß ein Teil der Prostatakapsel sichtbar wurde. Dann aber zeigte sich, daß er nicht genug chirurgischen Freiraum für das geplante Vorgehen gewonnen hatte. So beschränkte er sich darauf, keilförmige Stücke aus den erreichbaren Teilen von Prostatakapsel und -gewebe herauszuschneiden, in der Hoffnung, dadurch den Druck auf Blasenhals und Harnröhre zu verringern. Diese Hoffnung erfüllte sich jedoch nicht, und der Mann aus Odessa starb einen urämischen Tod.

Weshalb von Dittel nach dem ersten Fehlschlag resignierte, blieb so ungeklärt wie seine Hinwendung zur perinealen Operation. Vielleicht hoffte er, daß sein Schüler Zuckerkandl, der Sohn einer jüdischen Familie aus dem österreichisch-ungarischen Städtchen Raab, der noch den Elan der Jugend besaß, erfolgreicher sein würde. Doch beim erneuten Versuch einer perinealen Prostatektomie hatte er nicht mehr Erfolg als sein Lehrer. Dieser Erfolg blieb Robert Proust vorbehalten.

Durch einen konkaven Dammschnitt und eine Durchtrennung der rektourethralen Muskulatur eröffnete er sich ein geräumigeres Operationsfeld, das später den Namen »Proust-Raum« erhielt. Die Rückseite der Prostata wurde wesentlich zugänglicher als unter von Dittels und Zuckerkandls Händen. Trotzdem bot Prousts »Operationsraum« noch nicht Platz genug, um die Seitenlappen der Prostata so breit freizulegen, daß sich daraus Adenome und in der Folge auch Adenome des Mittellappens entfernen ließen.

Erst weitere Experimente führten ihn zu einer Lösung, die ihm zunächst widerstrebte, weil sie gegen seine ursprüngliche Absicht verstieß, die Harnröhre nicht zu öffnen und starken Reizen auszusetzen. Doch ihm blieb nur die Möglichkeit, die Reize so gering wie möglich zu halten. Zu diesem Zweck entwarf er eine besonders feingliedrige hohle Sonde, deren Ende aus zwei Armen bestand, die sich durch einen inneren Mechanismus öffnen, spreizen und wieder zusammenlegen ließen – einen »désenclaveur«.

71

Seine Absicht war, nach der Herstellung des »Operationsraumes« die geschlossene Sonde durch einen winzigen Schnitt in der Harnröhrenwand in die Harnröhre und weiter bis in die Blase zu schieben. Dort, unmittelbar hinter Blasenhals und Prostata, wollte er die Sondenarme spreizen und mit ihrer Hilfe die Prostata so tief wie möglich in den »Operationsraum« hineinziehen.

Schon der erste Eingriff an einem fünfundsechzigjährigen Seine-Schiffer, Pierre Bonnard, endete mit einem Erfolg. Bonnard, ein löwenhäuptiger Riese, der nicht länger hinnehmen wollte, daß sein »Kloß an der Blase« ihn daran hinderte, vier oder fünf Liter Roten pro Tag zu trinken und seine »Abwässer im Bogen in die Seine zu pissen« oder seine Nächte ohne Hemmnisse mit Wäscherinnen von den Bateux Lavoir zu verbringen, wurde in Prousts Abteilung gebracht.

Tatsächlich gelang es Proust, die kartoffelgroße Prostata mit Hilfe des »désenclaveur« so weit in die Operationswunde herabzuziehen, daß er die Seitenlappen freilegen, die darin gewachsenen Adenome lockern, von Anhaftungen an die Harnröhre lösen und mit zart arbeitendem Finger entfernen konnte. Danach schloß er die Spreizarme, entfernte die Sonde und ersetzte sie vorübergehend durch einen Katheter.

Pierre Bonnard blieb zwar nicht völlig vom »Fegefeuer« der Rekonvaleszenz verschont. Doch es war milder als alles, was Proust in New York beobachtet hatte, und die sonst so erniedrigende Inkontinenz endete nach wenigen Tagen. Bonnard kehrte nach vier Wochen, ohne Katheter, auf seinen Kahn zurück. Als erstes las er eine Blondine von einem Schiff der Wäscherinnen auf und schickte sie zwei Tage später mit einem fehlerhaften, aber alles sagenden Brief zu Proust: »Docteur, Sie sind ein Zauberer. Sie kann es bezeugen. Pierre Bonnard, Schiffer der Saint-Jean-Baptiste.«

Proust hatte der perinealen Prostatektomie ihr kommendes Gesicht gegeben, auch wenn er bald erkennen mußte, daß sein »désenclaveur« nicht für aus Tradition grob zupackende Chirurgenhände geschaffen war. Er zerbrach unter ihrem rohen Griff, und dies war wahrscheinlich der Grund dafür, daß seine Arbeit zwar in Frankreich, aber weit weniger im übrigen Europa Nach-ahmer fand. Darüber hinaus stieß seine Methode auf »katheter-verhaftete« Mauern geistiger und professioneller Erstarrung, durch die sich das Ende der Blütezeit der französischen, österrei-chischen und deutschen Medizin des neunzehnten Jahrhunderts und deren Ablösung durch eine medizinische Blüte Amerikas ankündigte.

So war es ein Symbol, daß es einem Amerikaner vorbehalten blieb, Prousts Operation zu internationaler Verbreitung zu verhelfen. Er nannte sich Hugh Hampton Young und stammte aus dem texanischen San Antonio.

Wenn es bis dahin schon unter den Ärzten, die sich mit der Prostata beschäftigten, viele abenteuerliche Figuren gab, so wur-de Young eine der abenteuerlichsten.

Seine Rivalen hatten an dem 1870 Geborenen vieles auszusetzen: brennenden Ehrgeiz, eine »showmanship«, die seine ärztlichen und wissenschaftlichen Leistungen stets in das strahlendste Licht rückte; Lust an Besitz, an Genuß, an Eskapaden im Militär und im Weißen Haus. Aber so oder so wurde er auf der Höhe seines Lebens »der Prostatamann« Amerikas. Edward L. Keyes sen. äußerte mit doppelsinniger Ironie: Die Prostata mache viele Män-ner alt. Hugh Hampton Young aber habe sie *gemacht*.

Bis 1890 hatte der Texaner niemals daran gedacht, sich mit Medizin zu befassen, obwohl sein mütterlicher Großvater, Dr. Wilfried Kemper, Arzt in Madison Hill in Virginia war.

Youngs Großvater väterlicherseits, Hugh Francis Young, war bis zum Ende des amerikanischen Bürgerkriegs im Jahre 1865 südstaatlicher Oberst und Besitzer einer Pflanzung mit nahezu einhundert Sklaven gewesen. In einem bewegten Leben hatte er Büffel, Indianer, Mexikaner und jede Menge Frauen »gejagt«.

Sein Sohn William Hugh, Youngs Vater, hatte es während des Bürgerkriegs zum Südstaatengeneral gebracht und die blutigsten Schlachten miterlebt. Eine seiner Verwundungen hatte er nur überlebt, weil ein Feldarzt dampfende Schwefelsäure über seine vom Brand bedrohten Wunden goß. Nach seiner Rückkehr aus

nordstaatlicher Kriegsgefangenschaft und einem kurzen Inter-
mezzo als Advokat war er nach San Antonio gezogen und hatte
sich in verwegene Unternehmungen, Transportfirmen und eine
Nueces River Irrigation Company gestürzt, die seinem Charakter
angemessen waren und schließlich im Bankrott endeten. Das
Beste, was er mit nach San Antonio brachte, war in jedem Fall
seine Frau, Dr. Wilfried Kempers Tochter Frances.

Das war die Welt, in der Hugh Hampton Young im Getümmel
von Rindertrecks, Cowboyquartieren, Spielhöllen, Bordellen
und in Schulen aufwuchs, in denen er mehr beim Boxen und
dem Zähmen von Mustangs brillierte als in den Wissenschaften.
Es war unvermeidlich, daß väterliche Berichte und Legenden
über südliches Heldentum ihn von einer Offizierskarriere träumen ließen, bis seine Mutter Frances entschied, den Wildwuchs
zu ihrem Vater zu schicken, um ihn für die Medizin zu interessieren. Dr. Kempers Berufsberatung wäre auf unfruchtbaren
Boden gefallen, hätte er nicht eine Leidenschaft für mechanische
Arbeiten gehabt und auf den Werkbänken einer eigenen Werkstatt Prothesen für Krüppel des Bürgerkriegs gefertigt. Diese
Werkstatt wurde zur Brücke, über die Hugh Hampton in die
Chirurgie marschierte, einfach weil er entdeckte, daß mecha-
nisch-technische Arbeiten ihn interessierten und Kemper ihm
klarmachte, daß Chirurgie der Gipfel des Mechanikerhandwerks
sei. Das erste Medizin-College in Charlottesville, das er besuchte, war eine Enttäuschung. Dort unterrichtete man nur Anatomie, Pathologie und verwandte Fächer. Es gab kein Hospital,
in dem praktische Chirurgie hätte gelehrt werden können. Das
besorgten chirurgische Praktiker aus der Stadt, die Studenten
mit zu ihren Operationen in Patientenhäuser nahmen. Als Hugh
Hampton Young 1892 mit einem Ärztediplom nach San Antonio
heimkehrte, war es nicht viel mehr wert als ein Stück Papier,
und er steuerte in eine Beinahekatastrophe hinein, als eine Bekannte der Youngs den Heimkehrer für den richtigen Mann
hielt, um sie von einer Unterleibsgeschwulst zu befreien. Doch
er war bereits »showman« genug, um die Kranke zwar im
blütenweißen Kittel zu narkotisieren, die Operation aber

Dr. Georges Cupples, einem älteren Chirurgen von San Antonio, zu überlassen. Nach dieser Erfahrung machte er sich mit Kempers Hilfe auf den Weg nach Baltimore in Maryland. Dort bestand seit kurzem ein John Hopkins University Hospital, das sich den Ruf erworben hatte, bessere Ärzte und Chirurgen zu erziehen als Philadelphia, New York und Boston zusammen.

Johns-Hopkins-Professor für Chirurgie war William Halsted – sein Leben lang der Sucht nach Kokain und Morphium verfallen, außenseiterisch und arrogant, aber ein ingeniöser Repräsentant aufsteigender amerikanischer Chirurgie. Young benötigte zwei Jahre, bis er durch ein abenteuerliches Unternehmen Halsteds Aufmerksamkeit erweckte. In einem Saal für »Harnkranke« bemerkte er einen für unheilbar erklärten Cowboy, dessen Blase nach mehreren Infektionen mit einer heimtückischen mexikanischen Art von Erregern so geschrumpft war, daß er bei Tag und Nacht alle zehn Minuten zur Entleerung gezwungen war und – bis zum Gerippe abgemagert – seinem Tod durch Erschöpfung entgegensah. Young hielt sich nicht lange mit intellektuellen Exerzitien über die tödlichen Gefahren von Blasenrissen auf, sondern errichtete am Fußende des Krankenbettes einen Pfahl, an dessen oberem Ende ein Wasserkessel mit Schlauch und Katheter befestigt war. In der Folgezeit füllte er die Blase des Kranken nach jeder Entleerung mit so viel Flüssigkeit, bis der Unglückliche schrie. Sechs Wochen lang setzte er die Anwendung chirurgischer Mechanik fort, bis die Blase so weit gedehnt war, daß sie wieder ihr ursprüngliches Fassungsvermögen besaß. Halsted beobachtete ihn einige Male während der Prozedur, und 1895 hielt er ihn schließlich in einem Hospitalkorridor an. »Young«, erklärte er mit herrscherlicher Distanz, »wir machen Sie zum Leiter der Abteilung für Harn- und Geschlechtskrankheiten … Es ist uns bekannt, daß Sie davon nicht viel verstehen. Aber Sie können lernen …«

Hugh Hampton Young wäre nicht Hugh Hampton Young gewesen, hätte er nicht erkannt, daß er die Chance seines Lebens erhielt. Er griff zu, und Halsted war großzügig oder weitsichtig genug, ihm zu verzeihen, daß ihn genau in diesem Augenblick eine Rippenfellentzündung befiel, die nach Tuberkulose »schmeckte« und ihn für Monate in die Höhenluft des texanischen Westens verbannte. Wahrscheinlich erfuhr Halsted nie, daß die Krankheit (und sein Lebenswandel?) Young in so hohe Schulden stürzte, daß er nicht an eine Rückkehr nach Baltimore denken konnte, ohne vorher zu Geld zu kommen. Pokern erwies sich nicht als Lösung. Rettung winkte erst, als ein einfallsreicher Schulfreund namens Pascal, der es ebenfalls zum Chirurgen (und zu Schulden) gebracht hatte, auf die Idee verfiel, gemeinsam in die wohlhabende mexikanische Minenstadt Chihuahua zu reisen, wo es noch keinen Chirurgen gab. Er schlug vor, im dortigen Hotel »Palacio« abzusteigen, die Ankunft zweier amerikanischer Chirurgen anzukündigen und in den Häusern von Silberbaronen, Spielhöllen- und Bordellbesitzern alles zu operieren, was sich operieren ließ, zu kassieren und mit zehntausend oder mehr Dollar »cash« zurückzukehren.

Die Idee erwies sich als fruchtbar. In der zweiten Woche verzeichneten Young und Pascal bereits Einnahmen von mehr als fünftausend Dollar, und daraus wären zweifellos zehntausend und mehr geworden, wenn Young nicht mit einer chihuahuanischen Schönheit, Carmen Gonzales, geschäkert hätte. Als deren Familie ihn einlud, um – wie er nicht ohne Grund annahm – eine Heirat zu besprechen, flüchteten er und Pascal über die Grenze.

Doch Youngs Anteil am Gewinn genügte, um als Geheilter nach Baltimore zurückzukehren und seine Lehrzeit als Chirurg für Harn- und Genitalkrankheiten zu beginnen. Sie dauerte bis zum Oktober des Jahres 1902. Dann trat er zum erstenmal als kommender »Prostatamann« hervor.

Einer seiner späteren Rivalen erklärte mehr oder weniger zu Recht oder Unrecht, es sei nicht empfehlenswert, sich allzu gründlich in diese Lehrzeit zu vertiefen. Er meinte damit, Young habe ohne viele Skrupel alles erprobt und über alles seine Meinung publiziert, was bis dahin bei der medizinischen Auseinandersetzung mit der Prostata versucht worden war.

Anscheinend erprobte er J. William Whites im Orkus der medizinischen Irrwege versinkende Kastration. Er beorderte aus Europa Bottinis galvanische Apparatur, fand sie aber zu delikat und anspruchsvoll für seinen chirurgischen Habitus. Er experimentierte mit den bisherigen Methoden perinealer Prostatektomie, und hier »entdeckte er Land«, das seinem robusten Wesen entsprach.

Anlaß dazu wurde ein reicher Ananaspflanzer von Hawaii, der an einer Prostatahypertrophie von der Größe einer Faust litt und sich zu einer Konsultation bei Young ankündigte. Er hieß Samuel Alexander und traf nach langer Seereise, begleitet von einem Arzt, einer Krankenschwester, seiner Tochter sowie seinem privaten Geistlichen in Baltimore ein.

Seit Beginn seines Katheterlebens hatte Alexander sorgsam studiert, was in den letzten Jahren über die Krankheiten der Prostata publiziert worden war, darunter Veröffentlichungen Robert Prousts wie Youngs. Nach der glaubhaftesten Version der Geschichte hielt der Ananasmillionär Prousts Methode für die erfolgversprechendste. Aber er fürchtete die Zerbrechlichkeit des »désenclaveur« und hielt Young für den gegebenen Mann, diese Unsicherheit in Prousts Instrumentarium zu beseitigen.

Die Methode perinealer Prostatektomie, die Young daraufhin entwickelte, behielt frappierende Ähnlichkeiten mit Prousts Operation. Nur konstruierte er statt des »désenclaveur« einen »tractor«, der sich von ersterem dadurch unterschied, daß er ohne mechanische Feinheiten starr und robust war und Dehnungen von Harnröhrengeweben in Kauf nahm. Eine andere Abweichung bestand darin, daß Young zum Ausschälen der Adenome nicht seine Finger, sondern ein stabiles löffelartiges Instrument benutzte, das er als Spieler nach der begehrtesten Spielkarte »Joker« nannte.

Young unterbreitete Alexander seine Methode, fand Zustimmung und unternahm am 8. Oktober »texanisch zupackend« die erste perineale Prostatektomie à la Young.

In seinen späteren Lebenserinnerungen schwieg er sich darüber aus, durch welche Art von »Fegefeuer« der Kranke nach der Operation ging. Er nannte sein Befinden schlichtweg »exzellent«

– eine Bezeichnung, die im Laufe seines Lebens zu einer (großzügigen) Standardbeurteilung des Befindens seiner überlebenden Operierten wurde. Bei Alexander hatte er offenbar recht, denn der Besucher aus Hawaii kehrte mehrere Wochen später nach Honolulu zurück. Einige Zeit später fühlte er sich gesund genug für eine Safari ins innerste Afrika – diesmal ohne ärztliche Begleitung, nur mit seiner Tochter und dem Geistlichen. Am Victoria-See stürzte er vom Pferd, brach sich ein Bein und starb – nicht an einem prostatischen Rückfall, sondern an einer fieberhaften Wundinfektion.

Mit der perinealen Prostatektomie an Alexander begann Youngs Aufstieg zum »Mann der Prostata«. Schon 1904 berichtete er: »In den vierzehn Monaten« (die auf die Operation an Alexander folgten) »operierte ich fünfzig Patienten ohne einen Todesfall.« Diesen fünfzig ließ er eine zweite Serie von einhundertachtundzwanzig Operationen folgen, bevor er zum erstenmal einen Todesfall vermerkte. Danach unternahm er »eine weitere erfolgreiche Serie von einhundertachtundneunzig perinealen Prostatektomien ohne neuerlichen Todesfall. Erst der einhundertneunundneunzigste Patient erlag Blutgerinnseln in Herz und Lunge.« Es blieb eine offene Frage, wie oft Young hinter so »texanisch imposanten« Statistiken an Katastrophen vorbeisegelte und ob Operationen unvollständig blieben und Überleben nicht Heilung, sondern nur Besserung bedeutete. Seine Arbeit zeigte nicht mehr so harte Züge wie diejenige Goodfellows oder Alexanders in New York. Aber er blieb ein Chirurg für rauhe Männer.

Der amerikanische Admiral Keen, der von einem Prostataadenom befallen wurde, war ein Musterbeispiel für viele andere, die durch Youngs Abteilung wanderten. Der schwergewichtige Sechziger brachte einen mächtigen Eichenknüttel mit ins Hospital. Der Knüttel hatte ihm in zweifelhaften Stadtvierteln Santiagos, Rio de Janeiros, Panamas oder Manilas oft das durch messerstechende Zuhälter oder eifersüchtige Rivalen bedrohte Leben gerettet. Während seiner Rekonvaleszenz im Rollstuhl beobachtete er, daß der Vorsitzende einer Marinekommission des amerikanischen Senats, der beschuldigt wurde, aus eigenen Stahlwerken schlechten Stahl an Marinewerften geliefert zu haben, zur Prostatektomie gefahren wurde. Daraufhin hielt er Young in einem Gang auf und erklärte ihm, er könne der Marine der Vereinigten Staaten einen großen Dienst erweisen, wenn er den Schurken auf seinem Operationstisch sterben lasse.

Young brauchte harte Männer als Propagandisten seiner perinealen Prostatektomie – zunächst in Nordamerika, dann in fast allen Ländern Südamerikas, in Teilen Englands und Europas. Ausnahmen blieben Deutschland, Österreich-Ungarn oder Frankreich, wo konservatives Beharren der »texanischen Radikalität« wenig Raum gewährte oder Robert Proust und seine Epigonen französisch-nationale Nischen behaupteten.

Aber auch auf amerikanischem Boden sahen sich Young und seine Protagonisten schon in der Frühzeit ihrer »perinealen Ära« den Vorboten einer neuen Entwicklung gegenüber, welche die perineale Prostatektomie überholte und ihr nur einen Platz zweiten oder schließlich dritten Ranges überließ.

Sofern man sich an den von Eitelkeit gezeichneten Prioritätenkalender der Medizingeschichte hielt, stand am Anfang dieser Entwicklung ein junger Arzt des Cooks County Hospital in Chicago, William Thomas Belfield.

Belfield war dreißig Jahre alt und stammte aus St. Louis in Missouri. Er hatte sich als Orgelspieler in Kirchen durchgeschlagen, bis ihn die Universität von Michigan zum Doktor promovierte. Anschließend war er mit einigem Erspartem auf eine Studienreise nach Paris, London, Berlin und Wien gegangen und zur rechten Zeit in England und Deutschland eingetroffen, um die Entwicklung von Antisepsis und Asepsis kennenzulernen.

Zwei Jahre nach seiner Heimkehr hatte Belfield in Chicago eine Position als Assistent bei einem Chirurgen gefunden, der unter anderem auch die Steinzertrümmerung in der Blase betrieb. Die Überlieferung will wissen, daß er als Chirurg nicht die »genialsten Hände« besaß. Die Artistik der Steinzertrümmerung in der Blase bereitete ihm so viele Schwierigkeiten, daß er nach Auswegen suchte und sie schließlich mit Hilfe der Antisepsis fand.

In Europa wie Amerika mehrte sich unter antiseptischem Schutz gegen Infektionen die Zahl von Blinddarm-, Bruch- und anderen Bauchoperationen. So fragte er sich, wie lange Chirurgen noch aus traditioneller Furcht vor tödlichen Bauchfellentzündungen den naheliegendsten chirurgischen Zugang zur Blase, nämlich durch Bauchdecke und Blasenwand, und damit zugleich die einfachste Entfernung von Blasensteinen meiden würden.

Im September 1886 unternahm er selbst den ersten Versuch, die Blase unter antiseptischen Vorkehrungen von oben, durch die Bauchdecke, zu öffnen und Blasensteine zu entfernen. Sein Patient, ein polnischer Fleischhauer, klagte über ständigen Harnzwang, aber nur geringe Harnentleerung.

Bei einer ersten Untersuchung durch die Harnröhre hatte Belfields Sonde Steine berührt, und er betrachtete die Steine als ausreichende Erklärung für die Misere. Doch als er danach die Blase durch die Bauchdecke geöffnet und die Konkremente entfernt hatte, bemerkte er im Blasenboden, rings um den Blasenausgang, wulstige Veränderungen. Sie ließen ihn plötzlich daran denken, daß es sich um Teile einer Prostatahypertrophie handeln könnte, die sich, den Blasenboden anhebend, in den Blasenraum hinein ausgedehnt hatten und vielleicht von der Blase aus entfernt werden könnten.

Belfield hielt bereits eine Schere in der Hand, als des Polen narkoseempfindliches Herz zu »stolpern« begann. Belfield verlor den Mut, vernähte Blasen- und Bauchwunde und brachte den Kranken lebend »vom Tisch«.

Als sich im Frühjahr 1887 ein irischer Arbeiter mit Symptomen bei ihm meldete, die sehr denen des Polen ähnelten, befreite er ihn zunächst »von oben« durch einen Bauch- und einen Blasenschnitt von einem Stein, und als er auch diesmal Schwellungen, jetzt an einer Seite des Blasenhalses, bemerkte, entfernte er sie, soweit sie für Scheren, Zangen und blutungsstillende Ekraseure erreichbar waren. Der Ire fieberte für einige Zeit, war aber nach vier Wochen imstande, seine Blase zu entleeren. Der Harnstrahl entsprach nicht gerade Mark Twains »Bogen über den Gartenzaun«, aber der Ire fühlte sich erleichtert, ja »geheilt«.

80

Belfield schrieb daraufhin an zahlreiche amerikanische und europäische Chirurgen. Er berichtete über seine Erfahrung und erkundigte sich, wer unter den Adressaten ähnliche suprapubische (er meinte: von oben, durch die Blase) Eingriffe unternommen habe und welche Ergebnisse erzielt worden seien. Die Antworten (sofern er welche erhielt) waren jedoch enttäuschend. Offenbar genügten sie, um Belfield zu entmutigen.

Um einige Grade erfolgreicher wurde dagegen ein Mann, der zwischen 1887 und 1890 die Experimentalbühne der Prostatachirurgie betrat, ein Engländer: Arthur Fergusson McGill. Mit ihm verlagerte sich der Ort der Handlung von Chicago in die Textil- und Universitätsstadt Leeds in der britischen Grafschaft York. Dort, in der General Infirmary, dem größten Krankenhaus der Stadt, arbeitete McGill als Chirurg. Er war der 1846 geborene Sohn eines praktischen Arztes aus einem Dorf an der Morecambe Bay und – als Extravaganz der Geschichte – ein Enkel und Patensohn jenes Sir William Fergusson vom King's College Hospital in London, der 1848 und 1870 bei Steinschnitten die Ausschälbarkeit der Prostataadenome beobachtet, aber aus Furcht niemals Konsequenzen aus seiner Beobachtung gezogen hatte. Man konnte es nur als Ironie betrachten, daß McGill nach beendeter Londoner Studienzeit auch als Assistent in der chirurgischen Abteilung Sir Williams im King's College Hospital gearbeitet, aber von seinem Großvater offenbar kein Wort über die Prostata und Prostataadenome gehört hatte.

Nach dem Ende seiner Assistentenzeit war der durchschnittlich wirkende Mann mit Embonpoint und goldener Uhrkette in die Infirmary von Leeds gelangt.

Was ihn mit dem unbekannten fernen Belfield verband, war bestenfalls der Umstand, daß auch er einen Ausweg aus den außerordentlichen Anforderungen der Blasensteinzertrümmerung an chirurgische Geschicklichkeit gesucht hatte. Und wie Belfield hatte er ihn in einer suprapubischen Öffnung der Blase von oben durch die Bauchdecke gefunden.

Dabei begann seine Affäre mit der Prostata am 15. März 1887. An diesem Tage wurde ein fünfundfünfzigjähriger Grobschmied namens Edward Ward in seine Abteilung eingeliefert. Ward litt seit Jahren an zunehmender Enge und Schmerzen im Blasenhals. Angeblich hatte seine Frau ihn verlassen, weil er nicht mehr imstande war, »ihr die Natur kommen zu lassen«.

Wie Belfield sondierte Arthur Fergusson McGill Wards Blase und diagnostizierte »Blasensteine«. Am 24. März öffnete er zusammen mit einem jugendlichen Assistenten, Berkeley Moynihan, Wards Bauchdecke und Blase. Er fand sechs große Steine, entfernte sie und glaubte seine Arbeit beendet, als er, so wie vor ihm William Thomas Belfield, eine geschwulstartige Erhebung am Blasenausgang bemerkte. Er hielt sie für ein Blasengeschwür und machte sich mit Schere, Skalpell und Zangen an die Exstirpation. Dabei entstanden so heftige Blutungen, daß er zum »écraseur« greifen mußte, um das Geschwür »abzuquetschen« und gleichzeitig die Blutungen zu beenden. Schließlich legte er einen Katheter in die Harnröhre, einen Drain in die Blase, zog die Blasen- und Bauchwunden mit Nahtstichen zusammen und glaubte, »die Sache endgültig hinter sich zu haben«. Alles weitere überließ er Moynihan.

Moynihan jedoch, neunzehn Jahre alt, gehörte einer neuen Generation an, zu deren Ausbildung die mikroskopische Bestimmung chirurgisch entfernter Gewebe zählte. Er kannte bereits den Unterschied zwischen Prostata- und Adenomgewebe. Zu seiner Überraschung entdeckte er, daß die Gewebsschnitte unter seinem Mikroskop nicht von einer Blasengeschwulst, sondern von einem Adenom herrührten.

Voller Genugtuung darüber, seinen Meister belehren zu können, trug er McGill am folgenden Morgen seine Entdeckung vor. Doch McGill äußerte nur: »Ach, im Ernst?«, und dann mit einer Einfalt, die seine mangelnde Kenntnis in Prostatafragen verriet: »Warum schneiden wir dann die Prostata nicht immer heraus, wenn sie uns in der Blase in den Weg kommt?«

Er wußte nicht, daß er keine Prostata, sondern nur ein Stück Adenom aus dem Prostatamittellappen und einen Teil dieses Lappens selbst entfernt hatte, der in den Blasenboden hineingepreßt worden war, während er den größten Teil der Prostata und der Adenome unterhalb der Blase zurückgelassen hatte.

Erst als er eine Woche später bei Ward einen etwas zerfaserten Harnstrahl beobachtete, der ohne Anstrengung in Gang kam, widmete er der Angelegenheit größere Aufmerksamkeit. So operierte er den fünfundsechzigjährigen Weber Thomas Town, fand wiederum eine Geschwulst am Blasenboden und »holte sie heraus«. Das gleiche Manöver wiederholte er im Juli bei einem Farmer, John Dennison.

Als Ward, Town und Dennison das Hospital nach jeweils fünf Wochen mit nicht völlig freien, aber freieren Harnwegen verlassen hatten, glaubte McGill, daß Prostatahindernisse ausschließlich durch Auswüchse in der Blase hervorgerufen würden, so wie er sie »von oben her« entfernt hatte.

Er beeilte sich, den übrigen Chirurgen der Infirmary seine überraschenden Erfahrungen bekanntzumachen und sie aufzufordern, seinem Beispiel zu folgen. Den Anfang machte der älteste, Edward Atkinson, ein rauher Chirurgencharakter aus der Frühzeit der Narkose. Im Oktober 1887 unternahm er eine erste »Prostataoperation von oben«.

Atkinson war kein Mann eigener Ideen. Er hielt sich an das Vorbild McGills. Mit Schere, Messer und Zange gelang es ihm zwar, einen oberflächlichen Tumor am Blasenboden zu entfernen. Aber dann fand er, daß ein Teil des Tumorgewebes weiter nach unten reichte. Als er nach vergeblichen Versuchen mit verschiedenen Instrumenten das Gewebe mit dem Zeigefinger »angriff«, holte seine angewinkelte Fingerspitze ohne ernsthafte Blutungen sieben Gewebsstücke, darunter große von drei Zentimetern Durchmesser und kleine vom Umfang einer Bohne, heraus.

Als Dritter nach Sir William Fergusson und George Goodfellow hatte er die Ausschälbarkeit der Adenome, diesmal von der Blase her, entdeckt und dabei nicht nur das Adenomgewebe am Blasenboden, sondern auch aus den Seitenlappen der Prostata entfernt. Doch Atkinson erkannte die Bedeutung des Weges, den ihm der Zufall gewiesen hatte, nicht. McGill, der ihm bei der Operation

83

zusah, begriff sie ebensowenig, sondern glaubte an einen besonders großen Blasentumor. Beiden entging, daß in Atkinsons umfangreicher Ausschälung von Adenomen der Grund dafür zu suchen war, daß der Operierte fünf Wochen später, so als habe er nie unter einer Prostatavergrößerung gelitten, das Hospital verließ.

Am 15. Dezember operierte Atkinson zum zweitenmal auf die gleiche Weise. Aber als der Kranke an einer Lungenentzündung starb, zog er sich in seine chirurgische Alltagsroutine zurück.

McGill setzte zwar die Arbeit fort, und bei den nächsten Operationen an dem Kutscher John Dickinson und einigen Kranken, deren Namen unbekannt blieben, nahm er gelegentlich einen Finger zu Hilfe. Er war jedoch viel zu sehr auf die Vorstellung vom Hauptsitz der prostatischen Hindernisse in der Blase fixiert, um so weit vorzudringen, wie es Atkinson getan hatte. Die Prostatahypertrophie als Blasentumor war auch das Thema einer Demonstration, mit der er Ende 1889 – von hoffnungslosem Diabetes gezeichnet, aber vom Ehrgeiz erfüllt, in die Medizingeschichte einzugehen – auf dem Jahreskongreß der British Medical Association in Leeds auftrat, unter dessen Gästen auch die distanziert-arrogante Figur Sir Henry Thompsons zu finden war.

Niemals vergaßen die Versammelten den Auftritt von neun Männern, die vor dem Rednerpult auf Stühlen saßen. Alle hielten zwischen ihren Schenkeln Glasgefäße, in denen sich größere und kleinere Operationspräparate befanden. Wenn man Aufschriften glaubte, stellte jeder seine eigene Prostata vor.

Als McGill vor dieser Kulisse das Vortragspult betrat, richtete er sich auf, so als empfände er den Auftritt als das größte Ereignis seines Lebens. Dann verkündete er, daß in Leeds zum erstenmal der wahre Charakter der Prostatahypertrophie als Geschwulst der Blase entdeckt und der Weg zu ihrer chirurgischen Heilung gefunden worden sei. Am Ende, nach einer Beschreibung der Operationen, richtete er seinen Blick auf Sir Henry Thompson und fuhr fort, die Operation von Leeds zeige »bei allem Respekt vor Sir Henry«, daß dessen Lehre über sklerotische Ursachen der

Prostatahypertrophie nicht zutreffend sei. Es komme lediglich auf die Beseitigung der prostatischen Hindernisse in der Blase an. Danach nehme die Blase ihre Tätigkeit wieder auf. Thompson schwieg. Er brauchte bis zum 11. November, bis er sich zu einem Brief aufraffte, der nur die kühle Feststellung enthielt, er sei durch die Ergebnisse überrascht. Ohne die Operation zu empfehlen, werde er ihre Entwicklung weiter beobachten. Dabei beließ er es bis zum Ende seiner Tage. Im Jahre danach, nur vierundvierzig Jahre alt, verlöschte McGills Leben »wie ein Kerzenlicht«. Ohne ihn kehrten die Chirurgen von Leeds zur Routine der allgemeinen Chirurgie zurück.

Doch die Idee einer suprapubischen Prostataoperation »von oben«, so fehlerhaft sie in McGills Vorstellungen gewesen war, zeigte eine überraschende Lebenskraft. 1894 erweckte ein Zögling der aufstrebenden Harvard Medical School in Boston zu neuem Leben, was Atkinson in Leeds so ahnungslos entdeckt und ebenso ahnungslos wieder aufgegeben hatte.

Der Harvard-Zögling nannte sich Eugene Fuller. Seit seinen Studientagen begleitete auch ihn, so als sei boxerische Brillanz eine Vorbedingung für amerikanisches Urologentum, der Ruf eines Boxchampions. Im übrigen galt er als aggressiver Chirurg. Allerdings fand sich keine Antwort auf die Frage, warum gerade er die Arbeit fortsetzte, die in Leeds abgebrochen worden war. Hatte er von William Thomas Belfields vorzeitig beendeten Experimenten gelesen und konsequenter darüber nachgedacht? Oder waren, was ebenso denkbar war, Berichte über die Schaustellung McGills vor der British Medical Association in seine Hände gelangt?
Auf jeden Fall überraschte Fuller im Mai 1895 die Mitglieder einer seit kurzem bestehenden Amerikanischen Gesellschaft für Harn- und Genitalchirurgie, die sich in diesem Monat in Niagara Falls versammelten, durch die Mitteilung, er habe einen neuen Weg zur Heilung der Prostatahypertrophie gefunden. Dann ließ er einen Bericht über die Behandlung von fünf Kranken durch eine eigene suprapubische Operation folgen, der ungeheure

Überraschung, aber auch ein erhebliches Maß von Zweifeln und Ungläubigkeit hervorrief.

Die fünf New Yorker Patienten waren achtundvierzig, achtundfünfzig, sechzig, dreiundsechzig und dreiundsiebzig Jahre alt. Vier entstammten einem mehr oder weniger wohlhabenden Bürgertum: ein Kleiderfabrikant aus Brooklyn, ein griechisch geborener Kaufhausmanager, ein italienischer Restaurateur aus Long Island, ein wegen seiner Krankheit zum Rücktritt gezwungener Präsident einer Bank in Manhattan. Der fünfte und älteste, ein polnischer Schneider, war Wohlfahrtspatient in einem Armenasyl der Lower East Side.

Alle hatten die ersten Symptome vor zwei bis drei Jahren verspürt und bei vielen Ärzten vergebens mehr als Katheterhilfe gesucht. Der Pole schließlich war viele Male unwillkommener Gast in Armenambulatorien gewesen und jeweils mit einem Katheter ausgestattet wieder entlassen worden, bis er auf einer elenden Asylmatratze an der Lower East Side landete und sich nicht mehr erheben konnte.

Fullers Operationen waren zahlreiche Sektionen und Versuche an Toten vorausgegangen, und sofern er seine ersten Anregungen aus Leeds empfangen hatte, war ihm dabei bewußt geworden, daß Arthur Fergusson McGills Vorstellung von Blasengeschwüren als prostatischen Abflußhindernissen ein verhängnisvoller Irrtum war und diese »Blasengeschwüre« ohne Ausnahme Teile von Adenomen waren, die sich und Prostatagewebe rings um den Blasenausgang in die Blase hineingedrängt hatten. Die Hauptursachen für die Abflußhindernisse lagen außerhalb und unterhalb der Blase in Umklammerung und Pression von Blasenhals und hinterer Harnröhre durch adenomatös vergrößerte Seitenlappen und den Mittellappen der Prostata.

Den Kleiderfabrikanten hatte Fuller zusammen mit einem jungen Assistenten in der gleichen Nacht operiert, in der er zum erstenmal in die Wohnung des schon halb Bewußtlosen gerufen worden war. Es hatte Mühe gekostet, eine zehnköpfige Familie, die – in einer unverständlichen Sprache halb singend, halb betend – um das Bett versammelt war, dazu zu bewegen, das

Schlafzimmer zu verlassen und für die Operation einen Tisch hereinzutragen.

Fuller operierte mit größtmöglicher Geschwindigkeit und öffnete zunächst ebenso wie McGill oder Atkinson Bauchdecke und Blase. Zur Rechten wie zur Linken des Blasenausgangs war der Blasenboden geschwulstartig angehoben. Doch anders als McGill schnitt er mit einer langstieligen, gezackten, blutstillenden Schere zur Rechten des Blasenhalses eine Öffnung in den Boden. Sodann schob er die Spitze seines rechten Zeigefingers durch die Öffnung und drang in einen stark vergrößerten rechten Seitenlappen der Prostata ein. Er agierte ähnlich wie Atkinson in Leeds, nur handelte er dort, wo der alte Leedser sich vom Zufall hatte lenken lassen, bewußt. Ohne die Harnröhre zu verletzen gelang ihm die Ausschälung eines feigengroßen Adenoms. Danach fand sein Finger ohne besondere Mühe den Weg in den mittleren Prostatalappen und entfernte ein zweites walnußgroßes Adenom. Beide Geschwülste zog er mit einer Zange aus Blase und Bauchwunde hervor.

Die Operation hatte bis dahin vier Minuten gedauert. In der fünften Minute versuchte er, auch auf der linken Seite eine Öffnung in den Blasenboden zu schneiden und den linken Seitenlappen von einem offenbar sehr kleinen Adenom zu befreien. In diesem Augenblick kam es zu einem Anfall von Herzschwäche. Fuller sah sich gezwungen, das dritte Adenom zurückzulassen. Aber es gelang ihm, die Schnitte im Blasenboden völlig sowie die Blasen- und Bauchdeckenwunde bis auf Öffnungen für Drainagen zu verschließen.

Was die Rekonvaleszenz anging, sprach Fuller nicht mehr von »Fegefeuern«, aber von schmerzhaften zwei Wochen, die der Operierte erduldete, während Blutungen durch Tamponaden in der Blase gestillt wurden. Die Drainrohre näßten, die Wundflächen schmerzten, Blasen- und Harnröhrenspülungen mit Silbernitrat, Jodlösungen und Borwasser brannten, bis die Drains entfernt, die Wunden völlig geschlossen waren und sich ohne Störung durch das zurückgebliebene kleine Adenom ein freier Harnstrahl formte. Langjährige Infektionen klangen ab, und seit fünf Monaten arbeitete der Fabrikant wieder in seiner Werkstatt in Brooklyn.

Bei drei weiteren Kranken, die im City Hospital operiert wurden, änderte Fuller nichts an seiner Methode. In keinem Fall blieb ein Adenom zurück. Nach vier bis fünf Wochen verließen alle das Hospital, und sechs Monate später waren auch sie vollständig wiederhergestellt.

Der unglückliche Pole riß sich nach der Operation in einem urämischen Anfall den Drain aus der Bauch- und Blasenwunde. Es dauerte zwei Monate, bis er die folgenden Komplikationen überwand. Aber dann verließ auch er mit wieder funktionierender Blase das Hospital.

Als Fuller seinen Vortrag beendete, war er auf Unglauben und Zweifel gefaßt. Aber das hielt ihn nicht davon ab, die feste Überzeugung zu vertreten: »Wenn bei einer Prostatahypertrophie alle Adenomhindernisse in den Seiten- wie im Mittellappen so vollständig beseitigt werden, wie es bei meiner Methode geschieht, kann der Patient darauf vertrauen, daß er niemals wieder an einer Hypertrophie erkranken wird … Innerhalb eines halben Jahres fühlt er sich um Jahre verjüngt … Jeder Zweifel an der Durchführbarkeit meiner Operation und der Dauerhaftigkeit ihrer Ergebnisse wird sich als falsch erweisen.«

Er konnte in diesem Augenblick nicht voraussehen, daß er recht behalten, aber nicht die internationale Anerkennung finden würde, die seiner Arbeit zustand, sondern daß ein skrupellos besitzergreifender Brite, von dessen Existenz er noch nichts wußte, ihn darum betrügen würde. Dabei war es tragische Ironie, daß einer seiner ersten Anhänger, der Chirurg Ramon Guitéras vom New Yorker Columbus Hospital, ungewollt und ahnungslos zu einer Schlüsselfigur dieses schändlichen Dramas wurde.

Guitéras, ein Abkömmling kubanischer Einwanderer, war wie Fuller Zögling der Harvard Medical School. Auch er hatte sich als Boxer hervorgetan und den zeitgenössischen Boxchampion John L. Sullivan besiegt. Sein Bild hing daher weithin sichtbar an einer Wand des Athletic Club von New York. Er war Mitbegründer einer New Yorker Urologischen Gesellschaft, die in einer

Weinkneipe an der West Side tagte, welche durch ihr Angebot an penetrant duftendem Limburger Käse einen eigenwilligen Ruf genoß. Er operierte nach Fullers Vorbild und ergänzte dessen Methode durch eine kleine Verbesserung. Sie bestand darin, daß er während der Ausschälung der Adenome zwei Finger der linken Hand in den Enddarm der Kranken einführte und damit die Prostata dem operierenden Finger »entgegendrängte«.

Im Juli 1900 fuhr Guitéras nach Frankreich, um am 4. August vor dem Internationalen Medizinischen Jahreskongreß in Paris über Fullers neue Prostatektomie und seinen eigenen Beitrag zu berichten. Er reiste dabei über London, hielt sich kurze Zeit in der britischen Hauptstadt auf und besichtigte einige Krankenhäuser, darunter eines der ersten urologischen Spezialhospitäler Englands im Covent Garden, das St. Peter's Hospital für Steine. Als er in dem Gebäude eintraf und sich nach einem repräsentativen Arzt erkundigte, verwies man ihn an einen Dr. Peter Johnston Freyer. Noch nie hatte er von dem robusten, dunkelhaarigschnurrbärtigen Mann gehört, der ihn mit selbstbewußtem Offiziershabitus empfing.

Den bis dahin entscheidendsten Teil seines sechsundvierzigjährigen Lebens hatte Freyer in Britisch-Indien als Sanitätsoffizier und Spezialist für Steinzertrümmerung des britischen Indian Medical Service verbracht.

Erst 1896 war er mit einem beträchtlichen Besitz an Rupien, Juwelen und Diamanten nach Großbritannien zurückgekehrt und hatte in der prominentesten Londoner Ärztestraße, Harley Street No. 27, eine Praxis eröffnet, in der sich bald Steinkranke den Türknopf in die Hand gaben. Seit 1898 war er Konsulararzt des St. Peter's Hospital.

Er fühlte sich schwerlich als Engländer, sondern war der Ire geblieben, als der er 1851 auf einer kleinen Farm in der Provinz Galway an der westirischen Atlantikküste zur Welt gekommen war. Dank Stipendien einer Kirchengemeinde und seinem robusten Willen, der Armut seines Elternhauses zu entrinnen, hatte er die Colleges von Galway schnell hinter sich gebracht. Die Lektüre einer Studie über die Blasensteinkrankheit, die in Indien immer noch ungeheuer verbreitet war, hatte ihm den Gedanken eingegeben, Chirurg und Spezialist der Steinzertrümmerung im britisch-indischen Militärdienst zu werden. 1874 war er tatsächlich als Leutnant und Chirurg mit dem Recht auch auf private Praxis in Nordwest-Indien angelangt und hatte es in den Provinzen Moradabad, Bareli und Masuri zum »König der Litholapaxie« gebracht.

Zehn Jahre später war der erste Höhepunkt seiner Karriere erreicht, als ein von Blasensteinen gepeinigter indischer Fürst, Bahadur Ali Khan, der älteste Bruder des regierenden Radscha von Rampur, ihn an seinen Hof berief. Als Freyer die Steine beseitigte, honorierte Ali Khan ihn mit 100 000 Rupien, goldenen Uhren und reichem Juwelenschmuck, bevor er nach Masuri zurückkehrte.

Im Kommando des Indian Medical Service erregte solche Großzügigkeit Opposition. Mit der Begründung, einem Angehörigen des Service sei es nicht gestattet, sich über den Servicestandard hinaus zu bereichern, erhielt Freyer die Anweisung, dem Radscha alle empfangenen Geschenke zurückzugeben.

Er lehnte jedoch ab und lebte fortan in untergründigem Kriegszustand mit dem Medical Service, was ihn jedoch nicht hinderte, eine der lukrativsten Praxen in der Provinz Benares zu betreiben.

Erst als ein Geisteskranker, der sich gegen eine Narkose wehrte, ihm eine Augenverletzung zufügte, verließ er Indien, um seine Karriere in London fortzusetzen.

So traf ihn Ramón Guitéras im Juli 1900 im St. Peter's Hospital und verbarg nicht seine Bewunderung, als Freyer einige Steinzertrümmerungen demonstrierte, bei denen sein Anästhesist, Garth Carter Braine, die Dauer jeder Operation mit einer Stoppuhr maß. Sie dauerten niemals länger als drei Minuten.

Guitéras hatte allen Grund anzunehmen, daß Freyers chirurgische Tätigkeit ausschließlich Steinzertrümmerungen galt. Seine Behandlung eines einzigen Prostatakranken bestand aus einer schnellen Sondierung, die er im Sitzen vornahm, während der Kranke nicht, wie üblich, auf einem Tisch lag, sondern militärisch stramm vor ihm stand. Dann wählte er einen Katheter, und der Rest war die Entlassung in das Katheterleben. Der Name Fuller schien ihm unbekannt. Um so eifriger bemühte Guitéras sich, Freyer mit Eugene Fullers suprapubischer Prostatektomie als neuestem, sicherstem Weg zur Heilung des Prostataadenoms bekanntzumachen. Freyer hörte ihm schweigend zu und versicherte bei der Verabschiedung lediglich, er werde Guitéras' Ausführungen überdenken. Guitéras aber war überzeugt, einen zukünftigen Anhänger der suprapubischen Operation gewonnen zu haben. So begab er sich in gehobener Stimmung auf die Weiterreise über den Kanal nach Calais und Paris.

Diese Stimmung verließ ihn fast genau ein Jahr später, im August 1901, als Fuller ihm eine Publikation des »British Medical Journal« aus London vom 20. Juli vorlegte. Darin wurde ausführlich über einen Vortrag berichtet, den Freyer in der Londoner Tottenham Court Road vor einer Versammlung prominenter Ärzte über die Entdeckung einer neuen Methode zur Heilung der Prostatahypertrophie gehalten hatte.

Der Vortrag wurde durch die Vorstellung vier geheilter Kranker begleitet und gipfelte in Freyers Worten: »Ich habe in diesen vier Fällen eine neue und schon auf den ersten Blick formidable Operation zur Heilung der Prostatahypertrophie entwickelt, nämlich die Entfernung der Prostata mit völliger Heilung ... Sie eröffnet eine neue Ära ...«

Die Operation, die er nach seinen Worten zum erstenmal am 1. Dezember 1900, rund vier Monate nach Ramón Guitéras' Besuch im St. Peter's Hospital, an einem einundsiebzigjährigen Vogelwärter des Londoner St. James' Park namens John Thomas unternommen hatte, war bis in die Details Eugene Fullers Operation. Es gab nur einen unbedeutenden Unterschied. Von seiner zweiten Operation an hatte Freyer auf die Schere verzichtet, mit der Fuller den Blasenboden vor der Einführung des ausschälenden Fingers einschnitt. Freyer »schärfte« statt dessen den Nagel seines rechten Zeigefingers und benutzte ihn, um den Blasenboden zu »durchkratzen« und Adenome zu entfernen.

Freyers geschärfter Fingernagel konnte nichts an der Tatsache ändern, daß Fuller der Schöpfer der suprapubischen Prostatektomie war und Ramón Guitéras der ahnungslose Überbringer von Fullers Methode in Peter Johnston Freyers skrupellos-ehrgeizige Welt.

Freyer hatte bereits während seiner ersten Jahre in London, jenseits der Steinzertrümmerung, nach neuen urologischen Jagdgründen gesucht. Schon längere Zeit vor Guitéras' Ankunft hatte er sich insgeheim an McGills Operation versucht. Nach seinem Tode fanden sich in den Akten des St. Peter's Hospital Aufzeichnungen über eine gescheiterte »McGill-Operation«, die er im März 1900 an einem Kranken namens Peter Boswell unternommen hatte. 1889 hatte er, auch ohne Erfolg, Whites Kastration versucht, und zwar an John Thomas, jenem Vogelhüter des St. James' Park, der ihm am 1. Dezember 1900 als Objekt für sein erstes suprapubisches Experiment nach Fullers Methode gedient hatte. In – mit der Stoppuhr gemessenen – sechs Minuten hatte er die Grundlage für eine zweite Karriere seines Lebens gelegt.

Freyers Vorlesung im Tottenham Court schilderte, soweit sie John Thomas betraf, die Schnitte durch Bauchdecke und obere Blasenwand, prostatische Wucherungen am Blasenboden, fingerbreite Einschnitte in den Boden, Emporheben der Prostata durch Fingerdruck im Darm (gemäß Guitéras) und Ausschälen von Adenomen im rechten, sodann in den übrigen Lappen. In der fünften Minute Entfernung der Adenome aus der Blase mit einer Zange. Schließlich Einlegen eines Blasendrains und Naht der Operationswunden. Die Rekonvaleszenz fand wenig Beachtung.

Freyer schloß mit hörbarem Triumph: »Drei Wochen und drei Tage nach der Operation trockene Wunden. J. T. scheidet Harn auf natürlichem Wege und auf völlig natürliche Weise in Abständen von einigen Stunden aus.«[3]

---

[3] Zwölf Jahre nach John Thomas' Heimkehr in seine grüne Vogelwärterhütte ergänzte Freyer seinen ersten Erfolgsbericht durch die Notiz: »22. April 1912. Patient nun zweiundachtzig Jahre alt. Er schreibt: ›Es ist alles bestens, was meine Harnorgane angeht. Ich werde Ihnen niemals genug danken können‹.« Sodann: »April 1913. Patient starb an einer Herzkrankheit im

Mit der Publikation des »British Medical Journal« begann das Drama um den wahren Schöpfer der Operation, Eugene Fuller, sein Urheberrecht und Freyers Rolle als Plagiator.

Der erste, der sich, noch bevor die Zeitschrift nach New York gelangte, gegen Freyers Entdeckeranspruch in einer Zuschrift an das »Journal« empörte, war ein Chirurg der General Infirmary von Leeds und Kollege des verstorbenen McGill. Er war nicht über Fullers Arbeit informiert. Aber er betrachtete den irischen Eindringling aus Indien als Dieb, der eine (nach Mayo-Robsons irriger Meinung) in Leeds entwickelte Operationsmethode als seine eigene ausgab. Schützenhilfe erhielt er von Berkeley Moynihan, der in Freyers Auftritt eine Entweihung seines Lehrers McGill erblickte. Mit der Streitbarkeit, die Moynihans ganzes späteres Leben auszeichnete, verkündete auch er McGills Erstrecht auf die suprapubische Prostatektomie.

Die Leedser jedoch waren für Freyer keine ernstzunehmenden Gegner, weil McGill nun einmal die falsche Lehre hinterlassen hatte, die Ursachen der Prostatahypertrophie seien in Geschwülsten der Blase zu suchen.

Freyer reagierte mit beißendem Hohn und bezeichnete McGill und alle Leedser als »Prostataschnipsler«. Moynihan nannte ihn im Gegenzug »Pipibefreier aus Galway« oder sprach ihm wegen seiner Arbeit mit geschärften Fingernägeln nur ein Erstrecht zu, nämlich das eines »Nagelkratzers«.

Doch das reizte nicht einmal die »Oberfläche von Freyers Gemüt«. Er wußte, daß es nur einen Gegner gab, der ihm gefährlich werden konnte: Eugene Fuller in New York. Er brauchte auch nicht lange zu warten, bis Fuller sich im »British Medical Journal« zu Wort meldete.

Für Fuller war es nicht schwer, für jede Etappe von Freyers Operation seine, Fullers, Urheberschaft nachzuweisen. Seit seinen ersten fünf Operationen hatte er mehr als einhundert weitere

St-Pancreas-Heim. Blase und Harnröhre unverändert normal. Sein letzter Arzt Dr. Thackrey bemerkt: ›Der Verstorbene erzählte mit großem Stolz davon, daß er der erste Patient gewesen ist, an dem Sie Ihre Prostatektomie ausführten.‹«

suprapubische Prostatektomien mit nur 8 Prozent Todesfällen unternommen. Jede geglückte Operation war ein Beweis, der für ihn sprach.

Fuller vergaß nur eines, nämlich daß er sich zwar im Recht befand, in Peter Johnston Freyer aber einem Gegner gegenüberstand, der weder die Absicht noch die Fähigkeit zum Eingeständnis eines Unrechts besaß. Zuerst überging er Fullers Richtigstellungen mit Schweigen. Dann leugnete er, je durch Ramón Guitéras von Fullers Operation gehört zu haben, und schließlich kam ihm eine der Launen des Schicksals zu Hilfe, die so oft den Härteren oder Skrupelloseren zu Diensten sind.

Bei seiner achten Operation unterlief Freyer ein Mißgeschick, das sich jedoch als Glücksfall erwies. Bis dahin war er Fullers Regel gefolgt, bei der Ausschälung der Adenome die Harnröhre nicht zu verletzen. Diesmal entging ihm eine feste Verwachsung zwischen der Harnröhre und einem Adenom. Zusammen mit der Geschwulst zerrte er den prostatischen Teil der Harnröhre, vom Blasenhals und dessen Schließmuskulatur bis zum zweiten Schließmuskel am unteren Teil der Prostata, gewaltsam hervor.

Zunächst konnte selbst er nicht die Furcht verbergen, einen tödlichen Mißgriff begangen zu haben. Doch zu seiner Erleichterung überlebte der Operierte nicht nur. Auch die von Adenomen befreite Prostata verengte sich und bildete einen Ersatz für den ursprünglichen Harnröhrenteil. Der untere Harnröhrenschließmuskel übernahm die Funktion der nicht mehr vorhandenen Schließmuskulatur des Blasenhalses.

Als sich auch bei weiteren Operationen zeigte, daß die Entfernung der prostatischen Harnröhre den Erfolg der suprapubischen Operation nicht beeinträchtigte, sah Freyer sich in die überraschende Position eines echten Teilhabers an der Entwicklung der suprapubischen Prostatektomie versetzt. Seine Mißachtung Fullers nahm daraufhin Formen an, die den Amerikaner Hugh Cabot in Boston schreiben ließen: »Kein unvoreingenommener Beobachter empfindet den geringsten Zweifel daran, daß Eugene Fuller es ist, der die totale suprapubische Prostatektomie entwickelte...

Freyer ist ein Mann von grenzenlosem Egoismus und seine Haltung würdelos.«

Doch der Ire fühlte sich, als der Kampf mit Fullers Erschöpfung und Resignation endete, als würdevoller Sieger, und er feierte den Sieg mit den dubiosen Worten:»Nicht derjenige ist der Entdecker einer neuen Sache, der sie zum erstenmal beschreibt, sondern jener, der so lange und so laut darüber redet, daß der Menschheit nichts anderes übrigbleibt, als auf ihn zu hören.« Wahrscheinlich bemerkte er nicht einmal, daß er damit sein Unrecht eingestand. Er hatte in der Tat lange und laut geredet und durch seinen Spektakel Fullers suprapubische Prostatektomie zur»Freyer-Operation« gemacht.

Zwanzig Jahre lang, bis zu Freyers tödlicher Gehirnblutung im September 1921, reisten fortan alljährlich einige hundert Ärzte aus allen Teilen der Welt nach London, um Freyer während einer öffentlichen»Mittwochsoperation« im St. Peter's zu beobachten. In mehreren Reihen, auf mitgebrachten Schemeln oder Stühlen, umstanden Besucher den Operationstisch. Manche verloren das Gleichgewicht und stürzten zu Boden. Doch auch während solcher Tumulte setzte Freyer kaltblütig seine Operationen fort. Dabei erläuterte er Details in Englisch, Französisch oder Hindustani und legte die entfernten Adenome auf Gazestreifen. Ein Assistent reichte sie herum, bevor sie präpariert, von einem Sekretär registriert und in einer Glaskommode aufbewahrt wurden.

Unter den Zuschauern befand sich im Laufe der Zeit eine zunehmende Anzahl von Ärzten, die Hugh Hampton Youngs oder Robert Prousts perineale Operation ausübten. Sie hatten inzwischen die Erfahrung gemacht, daß der Eingriff häufiger als ursprünglich angenommen sexuelle Impotenz und Hodenentzündungen hinterließ, die vermutlich durch die Nähe des Enddarms verursacht wurden.

Freyer vergaß denn auch bei keiner seiner Mittwochsvorführungen, diese Nachteile anzuprangern, das Ende der»Perinealen« anzukündigen und Gegner zu verspotten, die ihm wie Moynihan niemals verziehen und ihn – zu Unrecht – beschuldigten, seine

Statistiken über Todesfälle zu fälschen und nur 5 bis 10 Prozent an Toten zuzugeben, während es sich in Wahrheit um 20 Prozent handele. Er »dampfte durch eine stürmische See wie ein Dreadnought«, was soviel bedeutete wie »unsinkbares Panzerschiff«. Für jede Operation forderte er 1000 Pfund. Wer diesen Betrag nicht aufbringen konnte, wurde an Assistenten in Armensälen des St. Peter's verwiesen.

Als Freyer starb und als Toter zum letztenmal das Meer zwischen England und Galway überquerte, hinterließ er außer einem Vermögen von einhunderttausend Pfund das Fundament der suprapubischen Prostatektomie. Sie war und blieb für lange Zeit die einfachste und wirksamste Operation. Wer sich ihr unterwarf und sie überlebte, konnte, so wie Eugene Fuller es vorausgesagt hatte, ein neues Leben beginnen, in dem es niemals mehr Prostataprobleme gab.

Freyers Epigonen in England, Europa, Amerika blieb es überlassen, an einer weiteren Vervollkommnung der Prostatektomie zu arbeiten. Viele Verbesserungen der folgenden Jahrzehnte waren nur von zweitrangiger Bedeutung. Georges Pasteau in Paris beispielsweise, ein Schüler Felix Guyons, der sich von den Irrtümern seines Lehrers befreit hatte, konstruierte »onglets«, Fingerhüte mit Messerchen, die er über die ausschälenden Fingerspitzen stülpte. Otto Zuckerkandl, der auf dem Feld der perinealen Operation nicht glücklich gewesen war, entwickelte korkenzieherförmige Instrumente, um »gelockerte« Adenome auf elegantere Weise aus den Prostatalappen hervorzuziehen.

Noch fehlten ihnen wirksame Herz- und Kreislaufmittel, blutdrucksenkende und diuretisch-entwässernde Pharmaka, infektionsfeindliche Sulfonamide und Antibiotika. So verfielen sie auf eine Operation, die sich in zwei Stufen vollzog. Während der ersten Stufe beschränkten sie sich darauf, die Blase für acht Tage zu öffnen, um den Abfluß gestauter Nieren zu normalisieren, den Kreislauf zu entlasten und Infektionen der Harnwege zu bekämpfen. Erst wenn dies erreicht war, unternahmen sie in einer zweiten Stufe die suprapubische Prostatektomie.

Aber es dauerte bis 1944/45, bevor ein irischer Epigone Freyers den bis dahin radikalsten Versuch einer Neugestaltung der Operation unternahm. Der Epigone hieß Terence John Millin und wurde 1903 in der irischen Grafschaft Down als Sohn eines Advokaten geboren. Er hatte sich während der dreißiger Jahre auf dem Trinity College in Dublin mit Mathematik und noch mehr mit Tennis, Rugby und Fußball befaßt, bevor er zur Chirurgie hinüberwechselte (aber auch in Zukunft Tennis-, Rugby- und Fußballschlachten mit Spielern und Mannschaften von Cambridge und Oxford ausfocht). Als er 1932 nach London übersiedelte und in einem Konkurrenzunternehmen vom St. Peter's, dem All Saints Hospital, eine urologische Karriere begann, begeisterte er seine Schüler durch die Art und Weise, wie er an halbierten Tennisbällen Unterricht in Blasenchirurgie erteilte.

Mit vierzig, immer noch am All Saints, verfiel er auf die Idee einer grundlegenden Änderung von Freyers Hinterlassenschaft. Sie lief darauf hinaus, die Bauchdecke der Kranken wie bisher zu öffnen, nicht aber deren Blase. Millin war aufgefallen, daß die vordere Seite der Prostata leicht zu erreichen war, wenn man nach dem Bauchschnitt die Blase unverletzt ließ und nur mit Klammern nach rückwärts zog. Danach war es möglich, sich durch Fett- und Muskelgewebe einen Weg bis zur Prostatakapsel zu öffnen. Durch Schnitte in der Kapsel ließen sich ohne den – wie Millin sich ausdrückte –»dunklen Weg durch die Blase« Adenome ausschälen und die Schnitte sofort wieder schließen.

Millin hatte insofern Glück, als um die gleiche Zeit die Ära der Antibiotika einen ersten Höhepunkt erreichte und viele Gefahren der Infektion und Sepsis beseitigte. Ohne Drainage durch die Blase, ohne Wundnässen, ohne Spülungen dauerte die Rekonvaleszenz selten länger als vierzehn oder zwanzig Tage. 1945 stellte er die ersten Patienten, nur zwei Wochen nach ihrer Operation, bei einem Treffen der Londoner Royal Society of Medicine vor und nannte seine Technik »retropubische Prostatektomie«. Vor dem erstaunten Publikum ließ er die Geheilten in große Gläser harnen und bemerkte zu dem jeweiligen Ergebnis mit Ironie oder Witz: »...durchsichtig und klar wie Chateau d'Yquem.«

»Lancet«, die Konkurrenz des »British Medical Journal«, verglich Millins Operation voller Enthusiasmus mit den Entdeckungen der britischen Afrikaforscher Stanley und Livingstone, und Millin begründete eine Privatklinik in der Londoner Queens Gate, die nur der retropubischen Prostatektomie – frei von der schmerzhaften Rekonvaleszenz der Freyer-Operation – dienen sollte.

Doch der Rausch des Neuen dauerte nur so lange, bis sich herausstellte, daß im Gefolge der neuen Operation oftmals Knochenentzündungen im Becken auftraten, die schwer zu behandeln waren. Die »Retropubische« blieb – was das Adenom betraf – ein weithin britisches Reservat, und 1961 trat Millin mit nur achtundfünfzig Jahren von seiner Klinik zurück, zog mit seiner Frau Molly und den Töchtern Deirdre und Zoe nach Irland und gab sich, ohne noch einmal zu operieren, auf seiner Farm »Donevail« in der Grafschaft Cork der Bodenchemie hin, bevor er nach Dublin, dem Zentrum seiner Heimat, zog und dort starb.

So nahm »Freyers Operation« wieder den ersten Platz ein, den sie viele Jahrzehnte lang behauptet hatte. In Wahrheit jedoch waren auch die Tage ihrer Hauptrolle gezählt.

Zwar gab die Entwicklung der Antibiotika auch der Operation neuen Auftrieb. Infektionen und Sepsis verloren an Bedeutung. Bluttransfusionen, Blutkonserven und chemische Blutungsstiller, wirksame Herz- und Kreislaufmittel, die zweifelhafte Mittel wie Brandy, Cognac, Strychnin oder Digitalis ersetzten, verringerten Operationsgefahren.

Trotzdem blieb die »Suprapubische« eine große Operation. Immer noch dauerte die Rekonvaleszenz drei bis vier Wochen. Immer noch gab es Männer mit »zu großem Risiko«.

Doch als Terence Millin sich zurückzog, war bereits seit Jahrzehnten eine Entwicklung im Gange, welche der Chirurgie der Prostatahypertrophie völlig neue Wege wies. Sie machte sie zu einem Instrument, das kaum noch einem Manne vorenthalten werden mußte, mochte er noch so alt und durch andere Krankheiten geschwächt sein.

Das Überraschende dabei war, daß diese Entwicklung bei Hugh Hampton Young, dem urologischen »hard player« von Baltimore, ihren Anfang nahm.

Am 2. April 1912 empfing Young in Baltimore einen Patienten namens James Buchanan Brady. Er war in New York und weiten Teilen Amerikas auch als »Diamond Jim« Brady oder »Diamanten-Jim« bekannt.

Der sechsundfünfzigjährige, zweieinhalb Zentner schwere Sohn des trinkfreudigen irischen Wirtes von »Daniel Brady's« Kneipe an der New Yorker Cedar Street war der erfolgreichste Verkäufer stählerner Eisenbahnwaggons in Amerika. Sein steuerfreies Einkommen betrug eine Million Dollar im Jahr, und die Höhe seines Vermögens wagte niemand auch nur zu schätzen.

Zu diesem Vermögen aber gehörten zwanzigtausend Diamanten, die eine New Yorker Edelsteinfirma an der Maiden Lane in einem Spezialsafe aufbewahrte. Für Brady waren sie Symbole der Erfüllung des Traumes vom Reichtum, den er als Junge in seines Vaters Kneipe zwischen Bier- und Whiskeyfässern geträumt hatte.

Der Beginn seiner Karriere war unlösbar mit am Anfang noch falschen Diamantringen, diamantenen Krawattennadeln oder Diamantknöpfen an maßgeschneiderten Fracks verknüpft, in denen er als jugendlicher Vertreter für Eisenbahnzubehör auch in den rauhesten Eisenbahnzentren des amerikanischen Ostens, Nordens, Westens und Südens auftrat. Die auffallende Ausstattung hatte ihm die Türen zu Eisenbahn- und Industriedirektoren geöffnet. Alles andere verdankte er eminenter Beredsamkeit, Ausdauer sowie der Ausbeutung menschlicher Schwächen und Bestechlichkeiten bis in die höchsten Ränge des Managertums.

Mittlerweile waren an die Stelle falscher Steine fünfunddreißig echte Diamantkollektionen getreten. Daraus wählte er allmorgendlich seine »Tagesausstattung«. Die einfachste umfaßte eine mit Edelsteinen umringte pflaumengroße Krawattenperle, sechs Westen- und zwei edelsteinbesetzte Manschettenknöpfe, eine Taschenuhr mit Saphirornamenten, Brille und Brillenschatulle in

Rubinfassungen, einen Spazierstock mit onyxumkränztem goldenem Knauf und schließlich – als laszive Extravaganz – einen mit Perlen besetzten Knopf besonderer Größe, der Bradys Unterhose über seinem mächtigen Bauch zusammenhielt und den nur seine Mätressen zu Gesicht bekamen.

An manchen Tagen trug er Preziosen im Wert von 200 000 Dollar »auf seinem Körper« – ohne Leibwächter, außer vielleicht einem seiner Chauffeure, die am Steuer eines Rolls Royce oder Mercedes Benz saßen. Seiner Mutter, die unter den Roheiten des Kneipenlebens litt, hatte er geschworen, niemals Alkohol zu trinken oder zu rauchen. Den Schwur hatte er gehalten, dafür aber einen unersättlichen Appetit entwickelt, der in Psychiatern den Eindruck erweckte, er wolle tausendfach den Hunger stillen, der in seinen Kindertagen mit Brot und Kartoffeln nicht gestillt worden war.

Zu der Zeit, als er in Youngs Studio erschien, war er ständiger Gast aller New Yorker Prunkrestaurants von »Rector's« bis zu »Delmonico's« und Connaisseur jedweder exquisiten Küche von Atlantic City über Chicago und San Francisco bis hinunter nach Texas, New Orleans und Florida. Sein Tag begann, wo immer er aufwachte, mit einem halben Dutzend Koteletts, zwanzig Eiern, zwölf siruptriefenden Pfannkuchen, dem Fruchtfleisch mehrerer Melonen und, als Getränk, einer halben Gallone Milch.

Gegen 11 Uhr 30 beorderte er sodann Krabben und eine Gallone Orangensaft. Sein Lunch, den er gegen 13 Uhr einnahm, bestand aus weiteren Austern, einigen Pfund Muscheln, großen gekochten Langusten, mehreren Steaks mit verschiedenen Gemüsen und Salaten, schließlich Obst und Cremetorten – hinuntergespült mit einer weiteren Gallone Orangensaft. Zum Abschluß folgte Schokolade, die er in so großen Mengen verzehrte oder an Kunden, Nachtklubtänzerinnen und Broadwaygirls verschenkte, daß er eigens Anteile an einer Schokoladenfabrik erwarb.

Dinners im Speisezimmer seines Hauses an der New Yorker Eighty Sixth Street gediehen zu »römischen Gelagen«. Das Zimmer enthielt nach altrömischem Vorbild ein Bad. Was während und nach den Dinners inmitten von Frauenstatuen von Rodin, in einem türkischen Salon mit intimen Liegestätten hinter Brokatvorhängen, seinem Schlafzimmer mit einem gigantischen, nach allen Richtungen schwenkbaren Barbierstuhl geschah, war eine nie versiegende Quelle wildwuchernder Legenden.

Nachdem die erste Frau, der er Liebe entgegengebracht hatte, eine berechnende irische Schönheit namens Edna McCauley, ihn wegen eines attraktiveren Sohnes der Börsenfamilie Lewison verlassen hatte, waren Frauen für ihn nur noch käufliche Objekte. Ein zeitgenössischer Broadwaystar, Lillian Russell, ließ sich lange Zeit als Begleiterin in Restaurants und Theaterlogen kaufen und gab ihm für sein Geld ein Gefühl von »Klasse«. Seinen Heiratsantrag aber lehnte sie trotz des Angebots von einer Million Dollar ab.

Sicherlich begriff er sein Predikament, wenn er sich nackt, als formloser Falstaff, ohne verhüllende Schneiderkunst, im Spiegel betrachtete oder einen Blick auf schamlose Zeichnungen warf, die er – so wird berichtet – von anonymen Neidern zugesandt erhielt. Sie zeigten ihn mit hochgewölbtem Bauch, zurückgelehnt und Austern schlürfend in seinem Barbierstuhl, während ein nacktes Showgirl zwischen seinen Beinen stand und um sexuell-anatomische Vereinigung mit der hinderlichen Masse seines Fleisches kämpfte.

Was immer daran Wahrheit oder Erfindung von Rivalen war – in jedem Fall konnte er Frauen nicht entbehren. Wenn er sie nicht für sich selber kaufte, dann für Eisenbahn- und Industriedirektoren, die er in Suiten New Yorker Hotels einlud und denen er bei ihrer Heimreise die neueste Damenwäsche, Champagner und Schokoladenschachteln für ihre Ehefrauen mit auf den Weg gab.

Dies also war »Diamond Jim« Brady, der am 2. April 1912 in feierlichem Schwarz, mit blitzender Brillantenausstattung, aber mit aufgedunsenem, von Leiden gezeichnetem Gesicht in Youngs Studio erschien. Ein Sonderwagen der Eisenbahn hatte ihn in Begleitung Oscar G. Murrays, eines Baltimorer Eisenbahnmagnaten, von New York nach Baltimore gebracht.

Young erinnerte sich später an Murrays vorbereitende Erklärung: »Ich bringe Ihnen Mr. James Buchanan Brady... Er hat seit einiger Zeit wegen einer Blasenerkrankung eine Anzahl von Chirurgen in New York und Boston aufgesucht. Alle haben es jedoch abgelehnt, ihn zu operieren. Sie halten seinen Fall für aussichtslos und eine Operation für tödlich. Sie, Doktor Young, sind Mr. Bradys letzte Hoffnung.«

Danach erfuhr Young, daß Brady seit längerer Zeit an einer Prostatahypertrophie litt. Brady hatte Ramon Guitéras, Samuel Alexander, Edward L. Keyes, Hugh Cabot und John H. Cunningham konsultiert. Sie hatten adenomatöse Vergrößerungen der prostatischen Seitenlappen, ein Adenom des Mittellappens sowie chronische Infektionen des Harntrakts festgestellt. Harnzwang und Schmerzen, die seine Lust auf dem Mahagonilager, im Barbierstuhl oder wo immer verdarben, untergruben Bradys Lebenslust. Außerdem litt er an der Zuckerkrankheit, für die es außer umstrittenen Diäten noch keine wirksame Behandlung gab. Eine Einschränkung seiner Eß- und Trinkgewohnheiten hatte Brady wie eine Aufforderung zum Selbstmord abgelehnt. Anfälle von Schmerzen unter dem Brustbein, im Rücken und linken Arm waren Symptome einer fortschreitenden Koronarerkrankung.

Jeder Urologe hatte erklärt, daß bereits eine Narkose ausreichen könne, um den Kranken auf dem Operationstisch zu töten. Selbst wenn Youngs Lust am Wagnis größer sein mochte als die ihre – auch er hätte Brady nach New York zurückgeschickt, wenn sein Ehrgeiz ihn nicht schon seit längerem dazu getrieben hätte, neue Wege der Prostatachirurgie für Fälle zu suchen, die durch Allgemeinerkrankungen so sehr kompliziert waren, daß hinter jeder Narkose, jeder Operation Gefahren lauerten. Er glaubte auch, einen solchen Weg gefunden zu haben.

Auf den ersten Blick erinnerte dieser Weg an Praktiken einer Vergangenheit, in der Männer wie der Engländer Horn am Krankenbett Peters des Großen versucht hatten, Prostatahindernisse mit Sonden zu durchbohren. Doch Youngs Methode zeichnete sich durch einige Neuerungen aus.

Sein Instrument bestand aus einem Katheterrohr, in dessen Wand kurz vor dem vorderen Ende ein Fensterchen von 15 Millimeter

Länge und 10 Millimeter Breite eingeschnitten war. Innerhalb des Rohres ließ sich ein zweites, dünneres Rohr mit messerscharfem Ende – wie bei einem Zigarrenabschneider – vorwärts und rückwärts bewegen.

Young nahm – wie sich zeigte zu Recht – an, daß Teile von Adenomen durch das Fensterchen in das Katheterrohr gepreßt werden würden, wenn er das Katheterrohr blind, aber mit Geschick und großer Schnelligkeit bis an den Blasenhals schob. Sobald dies geschehen war, stieß er das innere, schneidende Rohr nach vorn, trennte dadurch die eingepreßten Adenomteile vom Hauptteil der Geschwülste ab und entfernte sie durch den Katheter.

Sofern ein Schnitt nicht genügte, um stärkere Hindernisse zu beseitigen, wiederholte er den Vorgang, bis das Ziel erreicht und ein Tunnel zur Blase geschaffen war. Dabei verhinderte der Druck, unter dem das Adenomgewebe in die Fensteröffnung gepreßt wurde, größere Blutungen. Von besonderer Wichtigkeit schien der mögliche Verzicht auf eine allgemeine Narkose zu sein. Eine örtliche Betäubung durch Injektion von Kokain in die Harnröhre reichte nach Youngs Überzeugung aus.

Er wußte natürlich, daß seine »Blitzoperation« nicht, wie die perineale oder suprapubische, zur vollständigen Entfernung von Adenomen führte, sondern nur eine Durchtunnelung der Geschwülste bewirkte, durch die der Harnstrom wieder mehr oder weniger frei wurde. Er mußte damit rechnen, daß das zurückbleibende Adenomgewebe im Laufe der Zeit nachwachsen und die Harnpassage von neuem einengen oder verschließen würde. Doch bis dahin mochte einige Zeit vergehen. Die Operierten konnten an anderen Leiden sterben. Sofern dies nicht geschah und eine neue Harnsperre auftrat, dachte Young an eine Wiederholung seines Eingriffs. Er nannte seine Erfindung Stanz- oder »Punch«operation und das benutzte Instrument einen »Punch«. Die Ergebnisse erster Experimente mit dem Punch hatte er – seiner gewohnten Phraseologie entsprechend – als »exzellent« bezeichnet, und James Buchanan Brady wurde für ihn zu einem prominenten Sendboten des Himmels, an dem er die Bedeutung des Punch beweisen konnte.

Dem von der Furcht vor einem elenden Tod erfüllten Brady versicherte er, seine Todesstunde sei noch nicht gekommen. Er erläuterte ihm sein Punchinstrument, und Young wäre nicht Young gewesen, wenn es ihm nicht gelungen wäre, den Geängstigten in einen naiv Gläubigen zu verwandeln.

Brady legte sich vier Tage später in ein Johns-Hopkins-Bett, das wegen seines Gewichts durch Stahlträger verstärkt worden war. Vertrauensvoll erhob er keinen Einwand, als Young ihm eröffnete, er müsse ihn bereits am folgenden Tage operieren, weil er vor der Abfahrt zu einer langen Kongreßreise nach Europa stehe. Bradys Leben befinde sich bei seinen Assistenten in besten Händen.

Young schilderte die nachfolgende Punchoperation mit gewohnt forscher Kürze: »Am 7. April 1912, nach der Injektion von Kokain in die Harnröhre, wurde das Stanzinstrument eingeführt. Das entscheidende prostatische Hindernis ließ sich durch das Punchfenster einfangen, durchtrennen und anschließend entfernen. Wenige Minuten später konnte Brady den Operationstisch mit seinem Bett vertauschen, beglückt darüber, daß die Operation so schnell ... verlaufen war.«

Young fuhr zwar fort: »Infolge der vorhandenen Infektion kam es zu einer stürmischen Reaktion. Brady entwickelte Schüttelfrost und Fieber. Seine Temperatur stieg ständig. An dem Morgen, an dem ich mich vor der Abreise von ihm verabschiedete, war sein Fieber sehr hoch, und ich war mir nicht sicher, ob es nicht zu einer schweren Sepsis oder Blutvergiftung kommen würde.«

Doch er dachte nicht daran, seine Reise zu verschieben und auf einem Kongreß weniger gesehen zu werden. Dem im Fieber Glühenden versicherte er lediglich, wie sehr er es hasse, ihn allein lassen zu müssen – aber Kongreß war Kongreß, Fortschritt der Wissenschaft Fortschritt der Wissenschaft und Young ein unentbehrlicher Teil davon.

Danach überließ der »hard player« Young den Patienten seinem Vertreter John T. Geraghty sowie den Assistenten Frontz und Colston und fuhr mit seiner Frau Bessy, seinen Kindern Frances, Frederick und Helen, einem irischen Kindermädchen und einer französischen Zofe nach New York und ins Hotel »Vanderbilt«, um am folgenden Morgen an Bord eines Europaschiffes zu gehen.

Niemand war wahrscheinlich erstaunter denn Young, als er nach der Ankunft in New York erlebte, daß Brady selbst in Fieberschauern nicht vergessen hatte, seine Dankbarkeit zu beweisen und ihm durch sein New Yorker Sekretariat mehr Gaben zuteil werden zu lassen als Eisenbahnmagnaten der Spitzenklasse. Die Youngs erhielten im »Vanderbilt« die Royal-Suite mit eigener Dienerschaft. Ein Meer von Blumen erwartete sie, dazu Logenplätze für eine gerade aktuelle Broadway-Sensation »Robin Hood«.

Am folgenden Morgen, an Bord des Europaschiffes, fand Bessy Young ihre Kabine mit Blumen und Schokoladenschachteln »beinahe gefüllt«. Auf Young warteten in seiner Kabine Kisten mit Champagner, Scotch, irischem Whisky, roten wie weißen Weinen der Spitzenklasse und Likören. Havanna-Zigarren aller Größen fehlten ebensowenig wie Zigaretten der edelsten Marken und die neuesten Zeitungen mit Nachrichten über Diamond Jims Aufenthalt im Johns Hopkins Hospital, über eine neue Operation des »Professor Young« nebst einem Rätselraten über die Details dieser Operation.

Es war alles so, wie Hugh Young sich das Leben wünschte – ein Vorschuß auf die Zeit, in der alle Wünsche Wirklichkeit wurden, in der zu seinen Patienten nicht nur Prominente aus Baltimore, New York, Chicago oder Washington, sondern alle erdenklichen Größen der amerikanischen und internationalen Welt zählten: von Woodrow Wilson, dem unglücklichen Präsidenten der Vereinigten Staaten von 1913 bis 1921, über Scharen reicher Autokraten vom Kaliber des philippinischen Präsidenten Quezons, der auf Youngs Operationstisch lag, während seine Leibwächter mit Maschinenpistolen in tarnenden Geigenkästen ihn bewachten, bis zu Papst Pius XI., der ihm 1930 nur deshalb als Prostatapatient entging, weil Benito Mussolini aus italienisch-medizinischem Chauvinismus seinen Ruf in den Vatikan hintertrieb. Es war ein Vorschuß auf eine Ära, in der er eine eigene Yacht in der Chesapeake Bay und einen Landsitz auf Gibson Island unterhielt und Schiffe oder Flugzeuge ihn nach Hawaii, nach Marokko oder Indien beförderten, wo er in Colombo und Jaipur so viele Perlen und Smaragde erwarb, daß Tiffany in New York sich nicht zutraute, ihren Wert zu schätzen.

Erst an Bord des Europaschiffes wurde Young voll und ganz bewußt, welches Juwel für seine Karriere er im Johns Hopkins zurückgelassen hatte und wieviel Bradys Überleben für die Zukunft des Punch und sein eigenes Ergehen bedeutete.

Auf jeden Fall begann ein lebhafter Telegrammverkehr zwischen Young, John T. Geraghty, Frontz und Colston. Später erinnerte Young sich daran in einem knappen Satz: »Während meines Aufenthaltes in Europa war ich glücklich, Telegramme zu erhalten, die mich über eine ständige Besserung in Bradys Zustand unterrichteten.« Doch das war eine nonchalante Beschönigung der Wirklichkeit. Geraghty und die anderen führten mit Eispackungen und den wenigen antiinfektiösen Mitteln, die sie besaßen, einen »heroischen Kampf« gegen septisches Fieber. Auch ihr Ringen mit der Infektion von Bradys Harnwegen war heroisch, und die Mittel, die ihnen – abgesehen von ununterbrochenem Trinken – zur Verfügung standen, waren mangelhaft. Wahrscheinlich hätte Bradys krankes Herz trotz massiver Injektionen edelsten französischen Cognacs das forcierte Trinken nicht überstanden, wenn nicht ein Mittel namens Amylnitrit, eine Abart des späteren Nitroglycerins, nach Baltimore gelangt wäre.

Erst nach Wochen erholte Brady sich so weit, daß sein japanischer Butler und ein Laufbursche ihm die ersten Mahlzeiten aus dem Baltimorer Hotel »Rennert« servierten. Das Fieber schwand, und der gestanzte Kanal funktionierte – nicht ohne entzündliche Reize, aber er funktionierte.

Als Young im Juni 1912 nach Baltimore zurückkehrte, traf er Brady zwar noch im Hospital an. Aber sein Krankenzimmer hatte sich in eine kleine Residenz verwandelt, in der er sich täglich ankleidete, von Tag zu Tag umfangreichere Mahlzeiten zu sich nahm, für die Krankenschwestern Schmuck anfertigen ließ und Pfleger mit Dollarscheinen aus einem Koffer, der unter seinem

Bett stand, belohnte. Täglich empfing er Besucher, denen er das Lob Youngs sang. Er zeigte die Ergebenheit eines Mannes, der überzeugt war, durch Young dem Leben wiedergegeben worden zu sein, und Young nutzte die Gunst der Stunde, um den Beseligten für eine Idee zu gewinnen, die er anscheinend auf der Rückreise aus Europa entwickelt hatte. Es handelte sich um einen Anschlag auf Bradys Reichtum und Großzügigkeit.

Lärmende New Yorker Zeitungsberichte, welche die Heimkehr eines geheilten Diamond Jim nach New York ankündigten, dienten ihm als Anlaß, um Brady vorzuschlagen, dieser Art von billigem Tagesruhm eine edlere Krone aufzusetzen. Eine Krone, die nicht nur zu seinen Lebzeiten leuchtete, sondern seinen Namen über den Tod hinaus im Bewußtsein der Menschheit bewahren würde wie die Namen anderer großer Wohltäter. Er legte ihm die Finanzierung des Baus einer imposanten neuen urologischen Johns-Hopkins-Klinik ans Herz.

Als Brady das Hospital verließ, besaß Young seine verbriefte Zusage einer Stiftung für Bau und Einrichtung einer achtstöckigen urologischen Klinik mit pathologischen, bakteriologischen und chemischen Laboratorien auf dem Johns-Hopkins-Gelände. Die Klinik sollte den Namen James Buchanan Brady Urological Institute tragen.

Der Grundstein wurde im November 1913 gelegt, die Tore für Kranke am 21. Januar 1915 geöffnet, und bei den Einweihungsfeierlichkeiten erhob sich Brady im Glanz aller Brillanten, für die sein Frack Raum bot, zur längsten Ansprache seines Lebens:»Der Himmel war für mich niemals so blau und das Gras niemals so grün wie heute.«

Danach lebte er noch fünf Jahre, während Young zwischen einhundertundfünfzig und zweihundert Stanzoperationen an»Risikopatienten« mit Kreislauf-, Stoffwechsel- oder Nierenleiden unternahm. In manchen Fällen blieb die Durchtunnelung infolge von Blutungen, die auch bei geschickten blinden Manipulationen weit häufiger auftraten als erwartet, oder wegen Narbenbildungen unvollkommen. Die Notwendigkeit von Wiederholungen des Eingriffs bei Neubildungen von Adenomgeweben ergab sich

107

nicht selten nach verhältnismäßig kurzer Zeit. Aber für Young fiel die Punchoperation in die Kategorie »exzellent«. Er registrierte nur zwei Todesfälle. Doch so oder so blieb Brady für ihn eine bedeutende Werbefigur.

Einer seiner Schüler, Oswald Swiney Lowsley, wurde zur Betreuung Bradys nach New York delegiert. Lowsley resignierte zwar bei dem Versuch, Brady daran zu hindern, seine alten Lebensgewohnheiten wiederaufzunehmen. Aber während der für Brady verbleibenden Jahre beobachtete Lowsley keine ernsthafte Neubildung des Prostataadenoms, die eine neue Operation erfordert hätte.

Man sah Diamond Jim in Restaurants, in Theatern und – als Neuheit – in Tanzklubs von New York. Er verwendete große Summen für Tanzunterricht und Partnerinnen, mit denen er sich langsam über die Tanzfläche des »Palais de Dance« oder des »Balmoral« bewegte. Regelmäßig wurde er mit den gefeierten Dolly-Sisters gesehen, und man war davon überzeugt, daß er zusammen mit »girls« wieder seinen Barbierstuhl oder das Mahagonibett an der Eighty Sixth Street genoß.

Young selbst besuchte ihn zu Konsultationen, aber gleichzeitig zu neuerlichen Appellen an Bradys finanzielle Großzügigkeit. Er überredete Diamond Jim zu einer zweiten, diesmal testamentarischen Stiftung in Höhe von 300 000 Dollar für den laufenden Unterhalt des Brady-Instituts. Einige Zeit später versuchte er ihn davon zu überzeugen, daß diese Summe nicht ausreiche. Doch Brady sagte nur noch zu, Ergänzungen seines Testaments zu »überdenken«.

Im Oktober 1916 erlitt Brady so schwere Herzanfälle, daß sein bewegtes New Yorker Leben ein Ende fand. Er zog sich nach Atlantic City in eine Suite des Shelburn-Hotels und auf eine Glasveranda zurück, von der aus er das Meer betrachten konnte. Young besuchte ihn auch hier, um an eine Ergänzung des Testaments zu erinnern. Aber Bradys Sekretär ermahnte ihn, mit dem Kranken nicht mehr über Geld zu sprechen. Am 12. April 1917 starb Diamond Jim, nachdem er zum letztenmal in einem korbartigen Rollstuhl auf der Promenade von Atlantic City ge-

sehen worden war, an einem Herzversagen im Schlaf. Vier Tage
später trug man ihn inmitten einer großen Menschenmenge zu
Grabe.

Young aber, der voller Unruhe auf die Eröffnung des Testaments
wartete, erlebte eine bittere Enttäuschung. James Buchanan
Brady hielt zwar sein Versprechen, dem Urologischen Institut
300 000 Dollar zu hinterlassen. Aber Youngs weitere Wünsche
blieben unerfüllt. Dreiundzwanzig Jahre später, 1939, als Young
sechs Jahre vor dem eigenen Tod nach einem Herzinfarkt seine
Lebenserinnerungen aufzeichnete, bemerkte er: »Bis zum heutigen Tage habe ich niemals verstanden, was Mr. Brady bewog,
seine letzten Versprechen nicht einzuhalten.« Dem »hard player«
fehlte anscheinend das Empfinden dafür, daß ein Zuviel an Forderungen auch in den naivsten und dankbarsten Spendern das
Gefühl erweckt, über Gebühr »benutzt« zu werden.

Über seine Enttäuschung half dem texanischen Generalssohn der
Umstand hinweg, daß um die gleiche Zeit, in der Diamond Jim
sich zum Sterben legte, die Vereinigten Staaten auf der Seite
Englands, Frankreichs und Italiens in den seit 1914 tobenden
Krieg mit dem deutschen und österreichisch-ungarischen Kaiser-
reich eintraten.

Er ließ die Urologie von Johns Hopkins in den Händen John
T. Geraghtys zurück, übertrug seinem Schüler John Roberts
Caulk die Weiterentwicklung des Punch und strapazierte alle erdenklichen Beziehungen, um als Major des Sanitätskorps an Bord
des gleichen Schiffes »Baltic« nach Frankreich zu reisen, mit dem
auch der Oberbefehlshaber des amerikanischen Expeditionskorps
in Europa, General Pershing, den Atlantik überquerte.

Nach kurzer Zeit wurde Young Oberst und leitender Urologe des
Korps. Er entfaltete seine gewohnte Aktivität in der Organisation
von Lazarettabteilungen und Ambulatorien für Pershingsoldaten,
die sich in französischen Bordellen Gonorrhoen, Syphilis, harte
und weiche Schanker einhandelten oder an der Front Verletzungen von Penis, Hoden, Blase und Prostata erlitten. Als Patriot
(aber sicher nicht nur als Patriot) beeindruckte es Young tief, daß
französische Krankenschwestern es als vaterländische (aber offen-

bar auch angenehme) Pflicht empfanden, während der Rekonvaleszenz von Verwundeten durch manuelle oder orale Penisgymnastik die Heilung zu fördern und durch »Reitübungen« auf den genesenden Helden Qualität und Dauerhaftigkeit dieser Heilung zu erproben.

Seine gloriosen europäischen Kriegsjahre dauerten von 1917 bis über den Waffenstillstand im Jahre 1918 hinaus. Während eines abschließenden Aufenthalts in London um die Jahreswende 1918/19 brachte ein Zufall ihn zum erstenmal in die Nähe seines Präsidenten Woodrow Wilson, den der Auftakt seiner schicksalsbeladenen Friedensmission in Europa an den britischen Königshof führte.

Young ahnte noch nicht, daß die erste distanzierte Begegnung mit dem Präsidenten ihn ins Weiße Haus und zu neuen urologischen Abenteuern führen würde.

John Roberts Caulk war in den Vierzigern, als er nach St. Louis am Mississippi übersiedelte und zu einem »König des Punch« von Missouri, Illinois, Kansas, Nebraska und Oklahoma wurde.

Caulk stand, was Selbstbewußtsein und die Fähigkeit zur Selbstreklame anbetraf, schwerlich hinter Young zurück. Bald publizierte er Berichte über Serien geglückter Operationen an Betagten und Kranken, an denen – Mississippi auf und Mississippi ab – niemand eine perineale oder suprapubische Prostatektomie zu unternehmen wagte. Eine Rekordstatistik von über fünfhundert Stanzoperationen mit nur zwei Todesfällen war ein Prunkstück medizinischen Fortschritts.

Unfreundliche Rivalen, die den Punch erprobten und über unzulängliche Abflußverbesserungen, fieberhafte Infektionen und tödliche Blutungen berichteten, attackierte Caulk mit der (nicht unberechtigten) Anklage, daß sie sich in ihrem Ehrgeiz beim nächstbesten Instrumentenmacher einen Punch anfertigen ließen und ohne Übung an die Arbeit gingen. Vor allem aber kündigte er – nach 1920 – einen »neuen Punch« an, den er gemeinsam mit dem zu seiner Zeit renommiertesten Instrumentenmacher von St. Louis, Philipps, konstruierte.

Angeregt durch Berichte über Enrico Bottinis »adenomschmel-
zende« und zugleich »blutstillende« Operationen mit galvanischen Strömen entstand unter Caulks und Philipps' Händen aus
dem bis dahin »kalten« ein »heißer Punch«. Youngs rund stan-
zendes Messer wich einer Klinge aus Iridoplatin. Sie wurde durch
einen neuartigen Wechselstrom des Franzosen Paul Oudin
erhitzt.

Bis auf den Bereich des Fensters, in das wie beim kalten Punch
Adenomgewebe hineingepreßt und abgetrennt wurde, war das
Instrument durch Glimmerschiefer gegen die heiße Klinge isoliert. Wie beim kalten Punch stanzte diese ohne kontrollierende
Sicht des Operateurs. Doch sie verschorfte blutende Stanzflächen
und bewahrte die Kranken vor den beim kalten Punch auftreten-
den Blutungen.

Als das Instrument fertig war, eröffnete Caulk einen neuen Wer-
befeldzug. In einer Statistik berichtete er über weitere fünfhundert, diesmal heiße Punches ohne Blutungen und ohne Todesfälle. Er versäumte auch nicht, an die Vorteile der örtlichen Betäubung, die Schnelligkeit der Operation, eine kurze Bettlägerigkeit
und schnelle Entlassung aus dem Hospital zu erinnern – Tatsa-
chen, auf die sich weder die perinealen noch suprapubischen
Operateure berufen konnten.

Die Gegner Caulks und seiner Anhänger antworteten mit Spott-
versen auf »die Punchbrüder des Mississippi«.

Caulk mußte zugeben, daß ein Punchvorgang oftmals nicht ausreichte, um den Harnfluß genügend zu öffnen, sondern ein zweiter oder dritter nötig wurde. Das galt auch für die Notwendigkeit
der Wiederholung mancher Operationen nach mehreren Jahren.
Aber was bedeutete dies gegenüber dem Ende, zu welchem sonst
noch viele Kranke als inoperabel verurteilt wurden. Als einziges
Zugeständnis an seine bitteren Kritiker verordnete Caulk seinem
Gefolge: »Stanzt!! Aber stanzt gründlich, mit Vorsicht und Bedacht.«

Von 1924 an veranlaßte ihn sein Enthusiasmus, nicht mehr nur
Kranke, die großen offenen Prostatektomien nicht gewachsen
schienen, mit dem »heißen Punch« zu operieren. Er stanzte nun

auch jene, die für suprapubische oder perineale Operationen durchaus geeignet waren, sich aber vor den großen Operationen fürchteten. Zuerst waren dies nur 20, dann 40, dann 60 Prozent derer, die am Vandeventer Place in St. Louis Hilfe suchten. Als dieser Punkt erreicht war, verbreitete Caulk eine neue Botschaft. Er verkündete,»in Bälde« würden die großen Prostatektomien als »dinosaurische Antiquitäten« von den Operationstischen verschwinden, und»König Punch« allein werde das Feld beherrschen.

Für die Chirurgen und Urologen, welche die großen Operationen mit mehr oder weniger Mühe erlernt hatten, kam das einem verräterischen Angriff auf ihre Profession gleich. Aber auch »Punchbrüder«, die sich Erfahrung und Geschick mit dem heißen Punch erworben hatten, betrachteten Caulks Voraussagen als ausufernde Phantasie.

Doch ganz so unrichtig war seine Botschaft nicht. Zwar gehörte die Zukunft weder der heißen noch der kalten Stanze. Wohl aber erwies sich der Punch als Bahnbrecher einer umwälzend neuen Entwicklung.

Ihre Geschichte hatte bereits ein rundes Jahrhundert vor Caulks optimistischer Verheißung in Deutschland, Frankreich und Österreich begonnen und zu Anfang das Ziel verfolgt, bei lebenden Menschen einen ungehinderten Blick in Harnröhre und Blase sowie auf die Innenseite der Prostata, dort, wo sie Harnröhre und Blasenausgang umschloß, zu öffnen. Es ging darum, auf dem natürlichen Wege durch die Harnröhre helles Licht in den inneren Prostatabereich zu lenken und alles, was Young oder Caulk noch in mehr oder weniger »dunkler Tiefe« unternahmen, unter der Kontrolle des ärztlichen Auges zu tun.

Der erste Sucher nach Licht war Philipp Bozzini, ein Amts- und Hurenarzt in Frankfurt am Main. Die Ergebnisse seiner ersten Experimente hatte er 1807 in einer Broschüre »Der ›Lichtleiter‹ oder die Beschreibung einer einfachen Vorrichtung zur Beleuchtung innerer Hohlräume des lebenden menschlichen Körpers« dargelegt.

Zu dieser Zeit hatte er sich noch nicht an eine innere Beleuchtung der männlichen Harnröhre herangewagt, sondern sich mit der kürzeren, durch keine Prostata komplizierten Urethra von Frauen begnügt. Unter Mädchen aus Frankfurter Bordellen hatte er genügend »Subjekte« gefunden, die ihre Schamlippen ohne Umstände für seine Experimente öffneten.

Seine ersten Versuche innerer Beleuchtung waren mit Glasröhrchen unternommen worden, die nach der Füllung mit leuchtend-fluoreszierenden Mineralien in Harnröhren geschoben wurden. Ihre Leuchtkraft erwies sich als zu gering. So war er auf die Idee verfallen, eine stärkere Lichtquelle zwischen gespreizten Frauenschenkeln aufzustellen und ihre Strahlen in die Öffnung der Harnröhre zu reflektieren.

Sein »Lichtleiter« bestand aus einer vasenförmigen, vorn offenen Blechlaterne, die innen mit gebogenen Spiegeln ausgekleidet war und an der Rückseite ein Guckloch besaß. Als Leuchtquelle dienten Kerzen. Deren gespiegelte Lichtstrahlen fielen in ein feingliedriges Spekulum, das, in die weibliche Harnröhrenmündung geschoben, den vorderen Teil der Urethra erweiterte und von dort einen Schimmer von Licht in das Innere der Harnröhre weitergab. Bozzini versuchte sodann, durch das Guckloch die innere Harnröhre zu betrachten. Das Ergebnis war bescheiden, und Bozzini starb während einer Typhusepidemie.

Danach dauerte es bis 1853, bis der Franzose Antonin Jean Désormeaux in Paris eine neue Konstruktion, diesmal für die »Durchleuchtung der männlichen Harnröhre und Blase«, vorführte. Er nannte sie Endoskop. Um mehr Licht zu gewinnen, benutzte er eine Lampe, an deren Dochten eine Mischung von Terpentin und Alkohol verbrannte. Mit Hilfe des Lichts, das durch Katheter bis in die Blase gespiegelt wurde, gelang es zwar, kleine Teile der Harnröhren- und Blasenwand zu beobachten. Aber die Maschinerie wog mehrere Pfunde, maß zwölf mal achtundvierzig Zentimeter und entwickelte eine so starke Hitze, daß sie Kranken die Haut der Schenkel verbrannte. Das Endoskop erwies sich als Desaster.

Einen wichtigen Anstoß erhielt die Entwicklung, als ein Breslauer Zahnarzt, Julius Bruck, um 1865 versuchte, schmerzhafte Zahnnerven durch dünne, zum Glühen gebrachte Platindrähte zu zerstören. Dabei fiel ihm auf, daß die Glühdrähte eine große Leuchtkraft entfalteten.

Als ihn im Sommer 1869 während eines Zahnärztetreffens in Paris ein Zufall in das Laboratorium Désormeaux' führte und zum Zeugen von dessen Bemühungen um die innere Erleuchtung der Blase eines Seemannes aus La Rochelle werden ließ, war er überzeugt, daß Platinglut mehr Leuchtkraft entwickelte als Désormeaux' Maschinerie.

Nach der Heimkehr verfiel Bruck auf die Idee eines indirekten Weges zur Platindrahtdurchleuchtung von Blasenhöhle und hinterer Harnröhre. Sie lief darauf hinaus, eine glühende Platinspirale in eine doppelwandige, von Kühlwasser durchströmte Glashülle einzubetten und die Glashülle zunächst in den Enddarm von Toten einzuführen, bis sie sich – nur durch Beckengewebe getrennt – an der Rückseite der Blase und hinteren Harnröhre befand. Ein Blick durch einen Blasenkatheter zeigte ihm, daß sich die sonst so dunkle Blasenhöhle tatsächlich ein wenig erhellte. Aber dabei blieb es auch. Bruck gab seine Experimente auf und begnügte sich mit einer Publikation über »Galvano-Endoskopie«.

Überraschenderweise las ein auf Neuigkeiten bedachter Frauenarzt der Dresdener Carola-Haus-Klinik und der Dresdener Gebäranstalt, Schramm-Vogelsang, der sich in den »souterrains« von Damen der zaristischen Vertretung in Sachsen ebenso auskannte wie in den geschundenen Leibern von Dienstmägden, Arbeiterinnen und Arbeiterfrauen, Brucks Hinterlassenschaft. Er nahm sich der Bruckschen Idee an, weil er sich von einer erfolgreichen Weiterentwicklung diagnostische Hilfe bei blasenleidenden Patientinnen versprach. Doch nach den ersten gescheiterten Experimenten gab auch er auf. Vielleicht wäre dies das Ende des Platinlichts gewesen, wenn die »Galvano-Endoskopie« nicht 1876 den Ehrgeiz eines seiner Assistenten geweckt hätte.

Karl Friedrich Maximilian Nitze war achtundzwanzig Jahre alt und der Sohn eines Berliner Regierungsassessors von ur-preußischem Zuschnitt. Manche nannten ihn verschlossen. Doch das war eine milde Untertreibung. Er war ein einzelgängerischer, akademisch-arroganter und pathologisch-ehrgeiziger Charakter ohne jede Fähigkeit zu Freundschaft, Vertrauen und Liebe. Sein Ehrgeiz trieb ihn dazu, die Idee einer inneren Beleuchtung von Urethra und Blase durch Platinglut zu seinem Lebensinhalt zu machen und dieses Ziel mit häufig skrupelloser und schließlich selbstzerstörerischer Hartnäckigkeit zu verfolgen. Seine Beschäftigung als Gynäkologe diente fortan nur seinem Lebensunterhalt. Als wahres Lebensziel galt ihm allein die Konstruktion eines Geräts, das er »Blasenleuchter« nannte, bevor es später die zeitlose Bezeichnung Zystoskop erhielt.

Jede freie Stunde verbrachte er in einem Sektionshaus an einem Mikroskopier- und Arbeitstisch unterhalb eines Fensters, durch das man (und dies erhielt später Bedeutung) die Dresdener Mathäi-Kirche sah. Es war ein Zufall, daß er gleich zu Beginn in einem Instrumentenschrank einen an der Spitze leicht gewinkelten und an der unteren Seite dieses Winkels mit einem Fensterchen versehenen weitwandigen französischen Katheter entdeckte, der irgendwann von Louis Auguste Mercier in Paris zu dem Dresdener Chirurgen Leonhardi gelangt war.

Der Fund regte Nitze dazu an, einen Platinstreifen, der mit Ausnahme seines vordersten Teils isoliert war, so weit in Merciers Katheterrohr zu schieben, bis der nichtisolierte Teil sich im Bereich des Fensterchens befand. Sobald der Streifen an eine galvanische Batterie angeschlossen wurde und glühte, fiel das Licht der Platinglut nach der Einführung des Instruments in einen Toten durch das Fensterchen in den Harnröhren- oder Blasenbereich, der sich vor der Fensteröffnung befand.

Um später das Blasen- und Harnröhrengewebe lebender Kranker gegen unmittelbare Hitzeeinwirkung zu schützen, suchte und fand Nitze ein langes, dünnes, biegsames Metallröhrchen, das er durch eine Schlauchleitung mit einem Kaltwasserbehälter verband, der auf einem hohen Eisengestell stand. Das Röhrchen führte, von Kühlwasser durchströmt, durch das Katheterrohr zu Flanken und Rücken des glühenden Platinteils und durch den Katheter zurück zu einem Wasserabfluß im Boden des Laboratoriums. Der Teil der Glühzone, der durch die Kühlschlinge nicht abgedeckt war, verbreitete sein Licht durch das Fensterchen.

Als der Chirurg Leonhardi Nitzes ersten Entwurf zu Gesicht bekam, erkannte er sofort, daß nach dem Einbau von Platinstreifen und Kühlsystem in die Enge des Katheterrohrs nicht mehr genügend Raum für den Durchblick auf die erleuchteten Abschnitte in Harnröhre und Blase übrigbleiben würde. Er empfahl Nitze an Wilhelm Deicke, einen renommierten Instrumentenbauer. Aber die Zusammenarbeit der beiden stand vom ersten Tage an im Schatten von Nitzes bohrendem Argwohn, Deicke könne zu einem Rivalen werden. Gleichzeitig zeigte er beleidigende Herablassung gegenüber dem Nichtakademiker und forderte schnellere Arbeit und Erfolg. Bis zum Frühjahr 1877 gelang es Deicke zwar, durch Verfeinerungen des Platinstreifens und des Kühlsystems Platz zu gewinnen, aber bei weitem nicht genug.

Danach fand die Zusammenarbeit in Bitterkeit ihr Ende. Nitze kehrte grollend an seinen Mikroskopiertisch zurück, und vielleicht wäre dies das Ende des künftigen Zystoskops gewesen, hätte er nicht kurz darauf während einer lustlosen Routinearbeit am Mikroskop eine Linse gereinigt und zur Prüfung der Sauberkeit gegen das Fensterlicht gehalten. Völlig unerwartet erblickte er in dem Objektiv ein stark verkleinertes, auf den Kopf gekehrtes Bild der Mathäi-Kirche. Daraus schloß er, daß ein System winziger Linsen, das sich ohne viele Ansprüche an Raum in das Katheterrohr seines »Blasenleuchters« einbauen ließ, Bilder beleuchteter Harnröhren- und Blasenabschnitte auf sein Auge übertragen müßte.

Diesmal war Leonhardi nur zögernd bereit, den Ungeduldigen, der jeden Einwand als Kränkung betrachtete, einem befreundeten Berliner Optiker und Mechaniker, Benèche, für den Bau eines Linsensystems zu empfehlen.

Nitze reiste im Sommer 1877 mit einem Empfehlungsbrief und

116

der »Blasenleuchter«maschinerie (mit Kühlwasserschläuchen, Wasserbehälter und dem dazugehörigen Gestell), die unterwegs Aufsehen und – ihn empörendes – Gespött erregte, nach Berlin. Als er bei Benèche in der Belle-Alliance-Straße eintraf, erwärmte dieser sich nur zögernd für die delikate Arbeit. Er hatte bereits erfahren, daß er bei Nitze schwerlich Anerkennung, sondern nur Mißtrauen und Kontroversen ernten würde.

Aber schließlich schuf er in einigen von Nitzes unfreundlicher Ungeduld überschatteten Monaten aus vier kleinen Linsen ein optisches System, das es tatsächlich ermöglichte, bei Toten sechs Quadratzentimeter große, beleuchtete Teile der Blase zu betrachten. Mit der neuen Maschinerie reiste Nitze nach Dresden zurück. Dort verschaffte Leonhardi ihm am 2. Oktober vor dem Königlich Sächsischen Landes-Medizinal-Collegium einen Termin zur Vorführung seines »Leuchters« an Toten. Das Collegium verlieh ihm einen Anerkennungspreis von 750 Mark. Als er jedoch die ersten Versuche an lebenden Kranken unternahm, kam es bei der Einführung des Instruments zu schweren Krampfzuständen, die nur durch Narkosen zu vermeiden waren. Narkosen aber verhinderten warnende Abwehrreaktionen gegen Überhitzungen und Verbrennungen. Außerdem versagten Batterien, Platinstreifen brannten durch, Linsen der Optik lockerten sich. Untersuchungen waren unmöglich, ohne daß ständig ein Mechaniker für Reparaturen bereitstand.

Es blieb umstritten, warum Leonhardi sich nochmals für Nitze einsetzte. Freunde vermuteten, er habe eine Gelegenheit gesucht, den unzufrieden Brütenden und Fordernden für möglichst lange Zeit aus Dresden zu entfernen. Auf jeden Fall legte er Nitze nahe, den bekanntesten Instrumentenbauer Österreich-Ungarns, Josef Leiter in Wien, zu Rate zu ziehen, überwand den arroganten Widerstand des Preußen gegen Österreich und gewann den weniger starrsinnigen Leiter für eine informative Reise nach Dresden.

Leiter war siebenundvierzig Jahre alt und der Sohn eines Wiener Militär-Schuhmachermeisters. Aber er unterschied sich von den meisten medizinischen Instrumentenbauern Mitteleuropas dadurch, daß er nicht Handwerker geblieben war. Auf Reisen durch England, Belgien, Frankreich hatte er vor allem in Paris Instrumentenbauer kennengelernt, die auch ohne akademische Ausbildung von ihren ärztlichen Auftraggebern als »standeswürdig« betrachtet wurden.

So besaß auch Leiter in Wien enge persönliche Beziehungen zu Anatomen wie Joseph Hyrtl oder Chirurgen wie Leopold von Dittel. Seine Werkstatt in der Mariannengasse beschäftigte dreißig Mechaniker. Der Firmenkatalog bot mehr als eintausend Instrumente und Geräte an, die seiner Produktion entstammten.

Schon im August, als der an neuen Instrumenten brennend interessierte Leiter nach Dresden reiste, um einen Eindruck von der Beschaffenheit des zukünftigen Zystoskops zu gewinnen, und Nitze zum erstenmal begegnete, war für jeden aufmerksamen Beobachter klar, daß zwei Charaktere zusammentrafen, die sich über kurz oder lang in Feindschaft wieder trennen mußten.

Nitzes akademischer Hochmut und die pathologische Hervorkehrung seiner Entdeckerpriorität waren unvereinbar mit Leiters Fähigkeiten und seinem Stolz auf den eigenen Rang.

Vielleicht wäre es gar nicht zur Zusammenarbeit gekommen, hätte Leiter nicht nach der Rückkehr nach Wien Leopold von Dittel im Allgemeinen Krankenhaus aufgesucht und ihm ausführlich berichtet. Der Chirurg, der erst drei Jahre vorher die Antisepsis nach Wien gebracht hatte und sich mit neuen Ideen für Operationen der Prostata beschäftigte, begriff sofort, was es für Diagnosen bedeutete, in die erleuchtete Harnröhre und Blase hineinsehen zu können. Er offerierte Leiter jede Unterstützung, die er in seiner engbrüstigen Klinik zu bieten hatte.

Nitze traf einigermaßen pompös in Begleitung eines schwarz gekleideten Dieners namens Johann, der die zystoskopische Maschinerie (Batterien in einem Tornister, Zystoskoprohre in der rechten, Kühlwasserbehälter in der linken Hand, zerlegbaren Behälterständer in einer Schultertasche) trug, in Wien ein.

Leiter beseitigte in den folgenden Monaten die wichtigsten Schwächen des Instrumentariums durch Vermehrung der Kühlwasserdurchläufe, vor allem aber durch den Verschluß des bis dahin offenen Leuchtfensterchens mit einem Kristallglas, das die Verbrennungsgefahr verringerte. Der Platinstreifen wurde verstärkt, das optische Linsensystem gefestigt und durch ein Prisma ergänzt, das dem Blickfeld eine größere Weite gab.

Nitze erwies sich in der ganzen Zeit als stets unzufriedener, fordernder Geist, den nur von Dittel zeitweilig in seine Schranken weisen konnte. Er wurde erst erträglich, als er im Frühjahr 1879 im Beisein von Dittels und Leiters die erste Untersuchung an einem lebenden Kranken vornehmen konnte. Es handelte sich um den achtzehnjährigen Kroaten Mirko, der an unklaren Blutungen aus der Harnröhre litt. Er wurde ausgewählt, weil er eine angeborene ungewöhnlich weite Harnröhre besaß – »wie geschaffen für eine nicht zu schmerzhafte Einführung des Zystoskops«.

Mirko klagte nicht, als das eingefettete Instrument in seine Harnröhre sowie Blase glitt, und Nitze wie von Dittel beobachteten zum erstenmal zystoskopisch eine kleine Blasengeschwulst.

So wurde das Instrument dank von Dittels Vermittlung am 9. Mai 1879 einer Versammlung der Kaiserlich-Königlichen Gesellschaft der Ärzte in Wien, darunter zeitgenössische Koryphäen wie Theodor Billroth, der 1873 zum erstenmal einen krebskranken Kehlkopf entfernt hatte, vorgestellt. Durch glückliche Umstände kam es zu keinem Zwischenfall, während die Ärzte unter Nitzes betont preußisch-selbstbewußter Anleitung einen Blick in Mirkos Blase warfen und die Geschwulst beobachteten.

Doch dann zeigte sich, daß Kritik, Bedenken, Einwände weit stärker waren als die gewonnenen Eindrücke. Es handelte sich um Einwände gegen die Umständlichkeit der Maschinerie, gegen den zu erwartenden Preis, gegen Schmerzhaftigkeit und Verletzungsgefahren bei weniger ausgewählten, sondern gewöhnlichen Kranken oder (als zeitgenössisch moralisches Aperçu) gegen die »verwerfliche Helligkeit« in so intimen Organen. Von Dittel war neben Billroth einer der wenigen, die eine Weiterentwicklung des Zystoskops verfochten.

Vom gleichen Augenblick an entwickelte Nitze eine brennende Feindseligkeit gegen Wien. Seine Abneigung gegen Leiter verwandelte sich in irrationalen Haß. Mit Johann und dem »zystoskopischen Gepäck« verließ er die Stadt an der Donau, um dem Ziel seines Lebens in Berlin zu folgen.

Er mietete sich in der deutschen Hauptstadt ein, fahndete nach einem genehmeren Mechaniker und übernahm im Frühjahr 1880 voll Trotz eine »zystoskopische Reise« durch das akademisch-medizinische Deutschland. Aber schon Anfang April begegnete er auf einem Berliner Chirurgenkongreß und zwölf Tage später in der Berliner Charité nur Bedenken und Zweifeln.

Er fand einige Genugtuung in der Nachricht vom Scheitern einer Werbereise, die auch Leiter um die gleiche Zeit unter der Devise »Demonstration der Nitze-Leiterschen elektrozystosko-pischen Instrumente an Lebenden« durch Österreich-Ungarn, Deutschland und Frankreich unternahm, um seine eigene Ent-täuschung zu überwinden. Von Dittel hatte Leiter vor der Reise in der zystoskopischen Untersuchung an lebenden Kranken un-terrichtet und ihm Mirko mit auf den Weg gegeben. Doch mehrmals mußte Leiter Vorführungen wegen Schmerzen in Mirkos zu oft strapazierter Harnröhre abbrechen und sich mit Experimenten an Pappmaché-Modellen der Harnorgane begnü-gen. Man nannte seine Ankündigung der Demonstration an Lebenden eine betrügerische Täuschung und Mirko ein »abge-richtetes Medium«.

So endete auch Leiters Reise mit einem Mißerfolg, und der, der ihm als einziger Mut machte, war von Dittel, der 1883 ein tech-nisches Phänomen aufspürte, das der Entwicklung des Zystoskops einen entscheidenden neuen Anstoß gab.

In diesem Jahr erlebte Wien eine der ersten Ausstellungen, die der Entwicklung der Elektrizität, von ihren galvanischen Anfän-gen bis zum Generatorenstrom, gewidmet war. Zum erstenmal sah man Thomas Alva Edisons elektrische Glühlampe mit Koh-lefäden, eingebettet in luftleere gläserne Gehäuse. Auch von Dittel erlebte das neue Licht und erkannte schnell, daß die Hit-zentwicklung der Edison-Lampe weit hinter derjenigen des glü-henden Platins zurückblieb. Seine Aufmerksamkeit wuchs, als er am amerikanischen Stand erfuhr, daß Edison mit der Konstruk-tion von Kohlefadenlämpchen aller Größen, darunter auch eines winzigen »Mignon«lämpchens mit einem Umfang von wenigen Millimetern, beschäftigt war. Ja, ein Elektroingenieur namens Preston arbeitete an einer Metallfadenleuchtquelle für Mignonlämpchen, die ein »kaltes Licht« ausstrahlte.

Die Aussicht, dem Zystoskop eine völlig neue Lichtquelle, ohne Hitzeentwicklung und Verbrennungsgefahren, zu geben, war für von Dittel wie für Leiter mit Händen zu greifen. Aber es dauerte bis 1885, bis sie dank der Hilfe amerikanischer Studenten, die in von Dittels Klinik arbeiteten, in den Besitz der ersten Mignonlämpchen gelangten. Danach benötigte Leiter noch fast ein Jahr, bis er von Dittel eine Neukonstruktion des Zystoskops vorführen konnte, die umwälzende neue Züge aufwies.

Nitzes gewinkelte Zystoskopspitze war ebenso verschwunden wie Platinstreifen und Platinglut. An deren Stelle befand sich in einer durch Kristallglas gefensterten Kapsel ein im Durchmesser nur wenige Millimeter messendes, aber hell leuchtendes Mignonlämpchen.

Wie auf einen Schlag wurden Wasserkühlung mit Wasserröhrchen, Kühlschlingen, Wasserturm und Wasserbehälter überflüssig. Die Eliminierung des Kühlsystems aber erlaubte es, den Durchmesser des Katheterrohrs auf weniger als 7 Millimeter zu verringern und damit die Einführung in die Harnröhre lebender Kranker entscheidend zu erleichtern. Das Zystoskop der Zukunft kündigte sich an.

Unterdessen war Nitze in Berlin – mit wechselnden Mechanikern und wie besessen – damit beschäftigt, zu zeigen, was sein Instrument ohne »dilettantische Einmischungen eines Wiener Instrumentenmachers« zu leisten vermochte. Es blieb sein Geheimnis, wie viele Kranke, angelockt durch ein Praxisschild »Facharzt für Nieren- und Blasenleiden« oder bei Hausbesuchen, die er mit Pferd und Wagen, Johann und seiner Apparatur unternahm, zu leidgeprüften Objekten seines Ehrgeizes wurden. Sein Ziel war jetzt die Sammlung von Untersuchungsergebnissen sowie zystoskopischen Diagnosen und deren Verarbeitung zum ersten »Lehrbuch der Zystoskopie«, das die wissenschaftliche Welt kannte – einem Beweis für die einmalige Bedeutung seiner Arbeit und zugleich einem Entdeckerdenkmal für die deutsche Medizin.

Zu seinem Unglück vermischte er richtige mit falschen Beobachtungen. Richtig erkannte er durch sein Zystoskop Blasensteine und manche Geschwülste der Blase. Aber die Veränderungen, welche Prostataadenome im Blasenboden verursachten, entgingen ihm, weil sein Platinlicht den Blasenausgang nicht erreichte. Mit einiger Genauigkeit beobachtete er die Einmündungen der Harnleiter, die von den Nieren zur Blase führen. Gleichzeitig aber beschrieb er Blasen- und Harnröhrenerkrankungen, die er wegen der Unzulänglichkeit seiner Apparatur gar nicht hätte erkennen können. Mit eitler Selbsttäuschung übertrug er dabei Beobachtungen, die er ohne Zystoskop bei pathologischen Untersuchungen der Blasen Verstorbener gemacht hatte, auf seine zystoskopischen Beschreibungen. Bei der Schilderung von Gefäßen in der Blase erlag er Täuschungen durch rötliche Verfärbungen, die von der Platinglut herrührten.

Er machte sich selbst zum Opfer seiner Feindseligkeit gegen Leiter und Wien, als er die umwälzende Bedeutung des Mignonlämpchens leugnete.

Zu Anfang verschanzte er sich hartnäckig hinter dem Argument, Mignonlämpchen im Zystoskop müßten zerbrechen und die Blasenschleimhaut durch Glassplitter zerstören. Noch im Januar 1887 teilte er in der »Berliner Medizinischen Wochenschrift« »allen Herren, die sich dafür interessieren« mit, sie könnten sich Versuche mit den Lämpchen ersparen, da er sie bereits als gefährlich erkannt habe. Als er sich der Wirklichkeit beugen mußte, bezeichnete er das neue Licht zwar als bedeutenden Fortschritt, aber er beanspruchte, der Initiator dieses Fortschritts zu sein, und unternahm 1889, als sein »Lehrbuch der Zystoskopie« erschien, einen Versuch, sich an Leiter zu rächen. Ein umfangreiches Nachwort mißbrauchte er zu einer würdelosen Abrechnung mit dem inzwischen schwer Erkrankten, nannte Leiters Publikationen »Fälschungen« und ihn selbst einen »unakademisch subalternen Geist«.

Die letzten anderthalb Jahrzehnte seines Lebens waren trotz des

Todes seiner Wiener Rivalen – zuerst Leiters, dann, 1898, von Dittels – und trotz einer preußischen Ernennung zum Außerordentlichen Professor voller freudloser Bitterkeit.

Nur sein Tod im Februar 1906 bewahrte Nitze davor, noch zwei grenzenlose Enttäuschungen zu erleben. Die erste bestand darin, daß sein letzter Assistent, der 1878 im Elbland geborene Landarztsohn Otto Ringleb, der ihm schon zu Lebzeiten den Rücken gekehrt hatte, zum wahren Schöpfer des deutschen Untersuchungszystoskops wurde, das bei ihm nur in seinen ehrgeizigen Vorstellungen existiert hatte, aber in Wahrheit Stückwerk geblieben war.

Noch schwerer hätte Nitze die Erfahrung getroffen, daß sein Zystoskop, welches er als unvergänglichen Beitrag deutscher Medizin betrachtete, bereits zur Zeit seines Endes für amerikanische Ärzte und Ingenieure nur noch Anstoß für eine großzügigere und ideenreichere Entwicklung amerikanischer Zystoskope geworden war.

Enttäuscht über Unzulänglichkeit und Anfälligkeit importierter Nitzescher Geräte, frustriert durch die Vielzahl der Reparaturen, die Monate dauernden Hin- und Rücksendungen nach Deutschland, schufen sie neue Konstruktionen, die Nitzes Zystoskop in den Schatten stellten.

Doch damit war Amerikas Eintritt in die Geschichte des Zystoskops nicht erschöpft. Was in Deutschland nur eine Entwicklung von Zystoskopen zur inneren Untersuchung und Diagnostizierung von Harnröhren-, Blasen- und Prostataerkrankungen war, eroberte sich in Amerika eine neue Dimension. Durch keinen deutschen oder europäischen Konservativismus gehemmt, entstand in einer abenteuerlichen Entwicklung etwas zukunftsweisendes Neues.

Die Entwicklung von Untersuchungszystoskopen zu Instrumenten einer revolutionären transurethralen Prostatachirurgie wurde zu einem Drama amerikanischen Stils, auch wenn es dazu noch einiger weiterer europäischer Anstöße bedurfte, die den physiologischen Laboratorien des Collége de France in Paris und Ideen Arsène D'Arsonals, ihres Direktors seit 1894, entsprangen. D'Arsonal war ein Schüler des berühmtesten Physiologen Frankreichs, Claude Bernards, und hatte die alles beherrschenden Forschungsinteressen seines Lebens den elektrischen Strömen zugewandt.

Er tummelte sich in einer neuen Welt von Wechselströmen, deren Eigenart darin bestand, daß sie ihre Richtung periodisch änderten und durch die Zahl dieser Wechselbewegungen (oder Frequenzen) pro Sekunde ihre Potenz bestimmten. Aus Wechselströmen mit 50 Frequenzen pro Sekunde entwickelte er andere mit 10 000, 20 000 und mehr Frequenzen, denen D'Arsonal die Bezeichnung Hochfrequenzströme gab. Als er zwischen 1905 und 1910 im Pariser Hôpital Broca eine Beziehung zu dem aufgeschlossenen Gynäkologen Samuel Pozzi fand und starke Gefäß- und Gewebsblutungen bei Myomoperationen beobachtete, unternahm er zunächst Versuche an Organen frisch geschlachteter Tiere. Dabei entdeckte er, daß mit Hochfrequenzen durchströmte elektrische Instrumente schnellere, sauberere und weniger blutende Schnitte hinterließen, als dies bei Oudins Elektrizität oder Bottinis Galvanismus der Fall gewesen war. Sie schienen Blutungen, insbesondere an Gefäßen, wirkungsvoller zu hemmen, als es bis dahin möglich gewesen war. Als Pozzi D'Arsonals hochfrequentes Instrumentarium bei seinen Myomoperationen übernahm, fand er dessen Wirksamkeit bestätigt.

Doch mehr als das: D'Arsonal entwickelte elektrische Generatoren für»Funkenstrecken«, die blitzartig aufleuchtende Ströme in kugelförmige Elektroden leiteten und damit verletzte, blutende Arterien schlossen, aber auch Warzen, Papillome und andere Geschwulstneubildungen durch Fulguration zerstörten.

Um die gleiche Zeit, in der nach der Frühentwicklung von Nitzes oder Leiters Zystoskopen die Entwicklungsgeschichte der amerikanischen Zystoskope begann, gelangten auch die Ergebnisse von D'Arsonals elektrischen Forschungen nach New York und in die Studios, Operationssäle und Werkstätten amerikanischer Ärzte und Ingenieure, mit den New Yorkern Reinhold und Frederick Wappler, Vater und Sohn, an der Spitze. Danach blieb nur die Frage offen, wer unter ihnen als erster auf die Idee verfiel, die

124

inneren Beleuchtungs- und Orientierungsmöglichkeiten des diagnostischen Zystoskops mit elektro-chirurgischen Techniken zu verbinden und ein Operationszystoskop zu konstruieren – das Instrument für TURP, die kommende Prostatachirurgie.

Viel später, als sich der Streit um Entdeckerrechte entzündete, meldeten sich manche Anwärter. Man tat gut daran, die meisten zu vergessen. Doch es lohnte sich, andere wie den schon früher genannten Edward L. Keyes jr. vom Bellevue Hospital in New York im Gedächtnis zu behalten. Von 1910 an versuchte er, Papillome der Blase, die er zystoskopisch lokalisierte, durch Fulguration mit Funkenstreckenstrom zu entfernen. Keyes führte D'Arsonal-Funkenstrecken-Elektroden durch ein Zystoskop in die mit Wasser gefüllte und gedehnte geschwulstkranke Harnblase ein, bis er auf Neubildungen traf, und setzte diese für einige Minuten der elektrischen Fulguration aus.

Keyes hatte Erfolg, auch wenn es in seinem ersten Fall vom 4. März 1910 bis zum 7. Juli 1911 dauerte, bis alle Neubildungen Stück für Stück entfernt waren.

Keyes jr. erregte im Bellevue die Aufmerksamkeit eines jüngeren Nachfahren jenes Samuel Alexander, der seinen Krankensaal einmal zu einem »Purgatorium der perinealen Prostatektomie« gemacht hatte.

Er hieß Clyde Collings. Zeitgenossen wollten sich später erinnern, daß das bedrückende Erlebnis von Alexanders Purgatorium der Grund dafür gewesen sei, daß Collings sich durch Keyes' zystoskopisch-elektrische Entfernung von Neubildungen der Blase zu einer zystoskopisch-elektrischen Chirurgie von Prostata-Adenomen anregen ließ.

Als Weihnachtsgeschenk erbat er von seiner Mutter ein Nitze-Zystoskop. Das Geschenk erlitt während des Transports nach Amerika in Amsterdam unreparierbare Schäden, und so erhielt Collings sein erstes amerikanisches Instrument, das Reinhold und Frederick Wappler nach Entwürfen des Chirurgen und Urologen

Joseph McCarthy vom Hospital der Universität von New York gebaut und Panendoskop genannt hatten. Collings' Arbeit mit dem Panendoskop machte ihn zwar zu einem erfahrenen Zystoskopiker. Aber Wege für eine transurethrale Operation der Prostata hatte er noch nicht gefunden, als der Erste Weltkrieg seine Experimente um Jahre unterbrach. Immerhin, als er 1920 die Arbeit wieder aufnahm, hatte er genauere Vorstellungen von einem zystoskopischen Operationsinstrument, in dem ein elektrisches, schneidendes und blutstillendes Messer die entscheidende Rolle spielte.

Es handelte sich um ein nur wenige Millimeter breites Messerchen, dessen vorderstes Ende viereckig und, wie ein schabendes Instrument, nach unten und rückwärts flach eingebogen war. Infolgedessen war es imstande, bei Rückwärtsbewegungen schmale dünne Scheibchen von Adenomgewebe abzutragen und Geschwülste zu verkleinern.

In einem mit Hartgummi isolierten, beleuchteten und wassergefüllten Schaft von Collings' Zystoskop ließ sich das Messerchen bis in die prostatische Harnröhre und den Bereich von Adenomen vorschieben. Bei den nachfolgenden Rückwärts- und erneuten Vorwärtsbewegungen sollte das Messer so lange Adenomscheibchen abtragen, bis der verengte oder verschlossene Blasenausgang genügend geöffnet war. Für die Stromversorgung seines Operationszystoskops erwarb Collings den neuesten Hochfrequenzgenerator Frederick Wapplers, der Ströme mit einer Frequenz von 700 000 Schwingungen pro Sekunde erzeugte.

Collings glaubte unmittelbar vor einer großen Entdeckung zu stehen, als er – unter Rückenmarkanästhesie mit Novokain – seinen ersten transurethralen Operationsversuch an einem adenomkranken Krabbenfischer von Long Island unternahm. Doch die Enttäuschung, die er erlebte, war grenzenlos. In der mit Wasser gefüllten Harnröhre verlor das elektrische Instrument jene Fähigkeit zum Schneiden und zur Zerstörung von Geschwülsten, die jene Funkenstrecken-Elektroden auszeichnete, die Edward L. Keyes jr. benutzt hatte.

1925 erst gelang es Frederick Wappler, einen neuen Hochfrequenzstrom mit einer Leistung von nunmehr 1 400 000 Frequenzen zu entwickeln, der dem elektrischen Messer die Fähigkeit
verlieh, auch unter Wasser zu schneiden. Doch diese Entwicklung
kam nicht mehr Collings zugute, sondern einem anderen New
Yorker Urologen, der über Nacht aus einem bis dahin anonymen
Leben hervortrat.

Maximilian Stern arbeitete in dem wenig renommierten Broadstreet-Hospital in New York. Er war ein geschickter »zysto-
skopischer Techniker« mit Ehrgeiz und einer optimistischen
Phantasie, die den Realitäten gelegentlich vorauseilte. Die Arbeit
Clyde Collings' hatte ihn veranlaßt, alles, was er besaß, in Pläne
für ein eigenes Operationszystoskop zu investieren und Reinhold
Wapplers Werkstatt so lange zu belagern, bis dieser sich
bereitfand, seinen Entwürfen eine »funktionelle Form« zu
geben.

Als Stern am 20. Januar 1926 vor der New Yorker Akademie der
Medizin zum erstenmal über seine Arbeit berichtete, gab er
seinem Vortrag den Titel: »Eine einfache, leicht durchführbare,
ungefährliche Chirurgie der Prostata mit Hilfe eines zystoskopischen Instruments, das mit einem unter Wasser schneidenden
Strom betrieben wird.«

Dazu präsentierte er den Versammelten ein Operationszy-
stoskop, das er mit einigem Gespür für wirkungsvolle Namen
Resektoskop nannte. Es war zur transurethralen Resektion von
Adenomgewebe bestimmt.

Sein Resektoskop bestand aus einem Katheter mit einem Durchmesser von neun Millimetern. Es bot Raum für zwei austausch-
bare Optiken. Die erste – nach dem Vorbild von Joseph McCarthy
konstruiert – diente zur Beleuchtung und Diagnose prostatischer
Veränderungen. Die zweite – als Arbeitsoptik bezeichnet – wurde
nach dem Abschluß der Diagnose und der Entfernung der ersten
Optik eingesetzt. Sie diente – unter Rückenmarkanästhesie –
sowohl der Beleuchtung des Operationsgebiets als auch der eigentlichen Operation.

Die Arbeitsoptik enthielt ein dünneres »Arbeitsrohr«, das in

127

seinem vordersten Teil ein Fensterchen von fünf Millimetern Breite und wenigen Zentimetern Länge aufwies. Es erinnerte an das Fensterchen in Hugh Hampton Youngs Punch und diente auch dem gleichen Zweck, nämlich Adenomgewebe »einzufangen« und der Resektion zugänglich zu machen. Es war jedoch feiner ausgearbeitet, und entsprechend hatte Stern auch ein elastischeres Resektionssystem erdacht. Anstelle von Collings' schabendem Messer, das dünne Prostatascheibchen abtrug, benutzte er einen an der Innenseite schneidenden Drahtring mit einem Durchmesser von fünf Millimetern. Der Ring bestand aus einer Wolframlegierung, härter und schärfer als Diamant, und war von großer Hitzebeständigkeit. Dieser Ring befand sich an der Spitze eines schmalen, mit Hartgummi isolierten Gestänges, das ihm einerseits Wapplers hochfrequenten Strom zuführte, andererseits die Möglichkeit bot, ihn innerhalb des Arbeitsrohres vorwärts und rückwärts an dem Fensterchen entlangzubewegen. Bei jeder Rückwärtsbewegung schnitt der Ring einen »spaghettiförmigen Span« aus eingefangenem Adenomgewebe heraus – einen neben dem anderen, hinter dem anderen und – zur Vertiefung – in Schichten.

Fünfundzwanzig Kranke, deren Operationen urologische Chirurgen oder Spezialisten des Punch aus Furcht vor Komplikationen durch andere Erkrankungen abgelehnt hatten, waren von ihm im Broadstreet-Hospital auf seine Weise operiert worden. Die Operationen hatten zu keinen ernsthaften Belastungen geführt. Nur für achtundvierzig Stunden hatten die Operierten einen Katheter benötigt. Sie waren am zweiten Tag zum erstenmal aufgestanden, hatten – mit einer Ausnahme – einen ausreichenden Harnstrahl entleert und waren nach nur acht bis zehn Tagen heimgekehrt – ein, wie Stern bemerkte, »außerordentliches Ergebnis im Vergleich zu der wohlbekannten wochenlangen Rekonvaleszenz nach perinealen oder suprapubischen Operationen«.

Stern nannte nur zwei Bedingungen, die zu beachten waren. Wenn im Bereich von Blase und Prostata bereits Entzündungen bestanden, durfte man seine Operation erst nach einer ausreichenden Vorbehandlung mit antiseptischen Spülungen, Packungen und Bädern unternehmen. Sonst mußte man mit einer Verschlimmerung der Infektion und langer Nachbehandlung rechnen. Der zweite Umstand betraf die blutstillende Wirkung, die Frederick Wappler für seinen Hochfrequenzstrom in Anspruch nahm. Stern bezweifelte ihre Zuverlässigkeit. Wenn man zu viele Späne nacheinander entfernte, konnte es zu plötzlichen Blutungen kommen, die nicht durch Wapplers Strom zu stillen waren. Er entfernte deshalb bei jeder Operation nur eine begrenzte Anzahl Späne. Wenn dies für die Öffnung der Harnwege nicht ausreichte, ließ er nach einer gewissen Zeit eine zweite Operation folgen.

Als Stern nach dem Ende seines Vortrags seine Operation im Broadstreet-Hospital an einem älteren Seemann vorführte, dauerte sie zwar nahezu eine Stunde, und er entfernte lediglich sechs Gramm des adenomatösen Mittellappens der Prostata. Aber das genügte für eine Harnpassage und veranlaßte ihn, voll Enthusiasmus zu erklären, in Bälde werde es möglich sein, die Operation in ärztlichen Sprechzimmern vorzunehmen und auch all jenen zu helfen, die es sich nicht erlauben konnten, Hospitäler für Prostataoperationen aufzusuchen.

Erst später wurde ihm bewußt, daß er mit diesen Worten die urologischen Chirurgen unter seinen Zuhörern, für die perineale und suprapubische Prostatektomien oder Punches die Fundamente ihrer Karrieren waren, zu bitteren Kritikern und Feinden machte – weil er alles, was sie gelernt hatten, in Frage stellte. Ebensowenig sah er voraus, daß die Bezeichnung seiner Operation als »einfach«, »leicht«, »ungefährlich«, ja, als »bald in Sprechzimmern ausführbar« die Tore für Angriffe, Zweifel, Ablehnung, Spott und Verdammnis öffnen mußte.

Vielleicht hätte die ganze Entwicklung schon hier ein frühzeitiges Ende gefunden, wenn Sterns so optimistisch vorgetragenes Projekt nicht auch die Aufmerksamkeit eines jungen Mannes weit außerhalb New Yorks, in Süd-Carolina, hervorgerufen hätte.

In gewisser Weise erinnerte er an George F. Goodfellow. Nicht, daß er am Dampfventil wildwestlicher Lokomotiven gestanden wäre, wie sie Goodfellow zu Krankenbesuchen und Operationen befördert hatten. Er arbeitete als Provinzchirurg in dem 30 000-Einwohner-Städtchen Greenville zu Füßen der Blue-Ridge-Berge. Es lag in einem der frömmelndsten Landstriche Amerikas. Eine Universität züchtete Missionare für gottlose Afrikaner und Asiaten, und sittsame Bürger brachten niemals das Wort Prostata über ihre Lippen.

Der Mann aus Greenville hieß Theodore McCann Davis. Zur Zeit von Sterns New Yorker Debut war er, der Sohn eines der größten Retailhändler von South Carolina, siebenunddreißig Jahre alt, und was ihn beinahe schicksalhaft auszeichnete, war der Umstand, daß sich in seiner Entwicklung Elektrotechnik und Chirurgie miteinander verflochten. Als Halbwüchsigen hatte sein Vetter Billy, ein Chefelektriker der Southern Railways, ihn als Begleiter mit auf seine technischen Inspektionsreisen genommen. Von seinem siebzehnten bis einundzwanzigsten Lebensjahr hatte er als Eisenbahnassistent zu der zeitgenössischen Umrüstung der Eisenbahnwaggons von der bisherigen Petroleum- und Gasbeleuchtung auf elektrisches Licht beigetragen – so lange jedenfalls, bis er an einer Wettfahrt auf Eisenbahndraisinen teilnahm und mit schweren Beinbrüchen in einem Hospital erwachte.

Während der Hospitalzeit fand er so viel Gefallen an Krankenschwestern, daß er beschloß, Chirurg zu werden. Noch am Stock gehend, war er nach Baltimore gereist, und 1914 wurde er von der Medizinschule der Universität von Maryland zum Arzt diplomiert.

Als Assistent eines in Wien ausgebildeten Chirurgen namens Page Edmunds war er noch zwei Jahre lang im Spital der Universität geblieben. Während dieser Zeit hatte er in einem Laboratoriumskeller ein verstaubtes, schon angerostetes Zystoskop Leiters entdeckt, das Edmunds einmal aus Wien beordert, aber – ähnlich wie Collings – infolge von Beschädigungen während des Schiffstransports nur noch als unbrauchbaren Torso in Empfang genommen hatte. In Davis erweckte der Torso zum erstenmal urologisches

Interesse. Als Geschenk Page Edmunds' führte er das Zystoskop mit sich, als er 1916 nach Greenville zurückkehrte und sich für einige Zeit mit einem dortigen Chirurgen namens Black zusammentat.

Es war keine glückliche Liaison – auf jeden Fall von dem Augenblick an, in dem Davis seine Teilnahme an Blinddarm-, Hernienoder Mandeloperationen über seinen Bemühungen, das Zystoskop zum Funktionieren zu bringen, vergaß. Als er schließlich bei einem Juwelier in Greenville eine alte Drehbank erwarb, mit ihrer Hilfe fehlende Teile des Zystoskops bastelte und an Kranken zu zystoskopieren begann, trennten sich seine und Blacks Wege.

1918 eröffnete Davis eine eigene Praxis in einem alten schattigen Haus unter Carolina-Pinien. Im Januar 1926 nannte er sich Urologe und empfing »mit Diskretion« Bürger Greenvilles, die in letzter Verzweiflung ihren Weg zu ihm fanden, wenn sie (als vermeintliche Strafe des Himmels) von Beschwerden der Prostata befallen wurden.

Er unternahm suprapubische Operationen, betrachtete sie aber als zwar lebensrettendes und für Ärzte leichtes, für die Kranken jedoch schweres Unterfangen, das nicht dem feinen Gefühl seiner sensiblen Hände entsprach.

So machte er sich, als Berichte über Maximilian Stern bis nach Greenville gelangten, auf den Weg nach New York, um Stern kennenzulernen. Stern empfing ihn im Broadstreet-Hospital wie ein Mann, der von allen Seiten Kritik und Zurückweisung erfuhr und dem jeder ehrlich interessierte Besucher willkommen war. Er war jedoch nicht gerade mit Glück gesegnet, als er Davis seine transurethrale Resektion vorführte. Er benötigte nahezu zwei Stunden, um eine Anzahl Spaghettispäne zu entfernen. Eine zweite Operation wurde wegen einer Blutung nicht beendet, und er bat Davis, noch in New York zu bleiben und Zeuge einer glücklicheren Beendigung dieser Operation in einem zweiten Anlauf zu sein. Drei Tage später gelang ihm die Resektion weiterer Späne und die Herstellung einer Harnpassage.

Davis gewann den Eindruck, daß das Ergebnis zwar nicht Sterns

131

Verheißungen entsprach, daß der New Yorker sich aber auf einem richtigen Weg befand und lediglich Instrumente und Operationstechnik der Verbesserung bedurften. Er bat Stern, ihm ein Resektoskop zu verkaufen, um in Greenville an dessen Verbesserung arbeiten zu können. Stern war aber inzwischen so sehr von Mißtrauen erfüllt, daß er ablehnte.

So kehrte Davis nach Greenville und in sein Pinienhaus zurück, blieb aber von der Richtigkeit des Sternschen Projekts überzeugt, auch wenn es noch mehr als ein Jahr – bis 1927 – dauerte, bevor es ihm gelang, in Baltimore ein gebrauchtes Resektoskop nebst einem Hochfrequenzgenerator und außerdem einen alten Funkenstreckenstromgenerator, den Keyes jr. einmal für die Fulguration von Blasengewächsen benutzt hatte, sowie ein dazugehöriges Zystoskop aufzuspüren und diese Heiligtümer nach Greenville zu transportieren. Dort bereitete er sich auf ihre gründliche Erprobung vor.

Am Anfang standen Unterwasserübungen mit Spaghettischnitten an Rinderherzen. Aber ihm wurde bald klar, daß er ohne Übungen an Kranken niemals mit allen Mängeln und Möglichkeiten des Resektoskops vertraut werden würde. Später blickten Bürger Greenvilles – arbeitslose Prostatiker, die, mittellos wie sie waren, Davis' Angebot annahmen, sie kostenlos in seinem Haus zu operieren und zu pflegen – mit zwiespältigen Gefühlen auf das Jahr 1927 zurück. Sie hatten seine ersten Operationsübungen überlebt und waren wenige Tage später von ihm selbst in seinem Auto nach Hause zurückgefahren worden. Aber Erinnerungen an dramatische Tage waren geblieben.

Auch Davis bewahrte einige »Horrorerinnerungen«, insbesondere an seine erste Operation. Zunächst schien alles zu funktionieren: die Lumbalanästhesie, die Einführung des Resektoskops, die Versorgung des Wolframrings mit $1^1/_2$ Millionen Schwingungen Hochfrequenz, schließlich die Resektion von vier Spaghettispänen aus einem mittleren Prostatalappen. Doch als er mit der Entfernung eines fünften Spans beginnen wollte, ereignete sich eine so jähe Blutung, daß er voller Entsetzen glaubte, er habe eine Arterie verletzt. Für Sekunden war er wie gelähmt, aber dann entfernte er das Resektoskop, ergriff blutbespritzt das alte Zystoskop, mit dem er als Träger von Funkenstreckenstrom bei der Fulguration von Blasenpolypen experimentiert hatte, führte es ein und brachte die Blutung mit gedämpftem Funkenstreckenstrom zum Stehen.

Noch als sich nach einigen Tagen herausstellte, daß die Blutung nicht zurückkehrte und die Entfernung der vier Späne genügte, um einen Harnkanal zu öffnen, fühlte er sich wie ein Seiltänzer, der dem Sturz in einen Abgrund entronnen ist. Er brachte den Operierten nach Hause und beobachtete bei folgenden Besuchen erleichtert, daß die Heilung ohne weitere Zwischenfälle verlief.

Entscheidend für ihn wurde jedoch die Erkenntnis, daß die Behauptungen Wapplers, wonach hochfrequente Ströme nicht nur schneiden, sondern auch Blutungen verhindern oder stillen könnten, eine verhängnisvolle Täuschung und Sterns Besorgnisse nur zu berechtigt waren. Um mit einem Resektoskop operieren zu können, benötigte man – das war seine Schlußfolgerung – zwei verschiedene Ströme, einen hochfrequenten zum Schneiden und einen »gedämpften« zur Verhinderung oder Stillung von Blutungen. Von diesem Augenblick an kreisten seine Bemühungen um die technische Möglichkeit, je nach Bedarf mit beiden Stromarten zu operieren, ohne die Operation dabei zu unterbrechen.

Bis ins Jahr 1928 hinein fand er keinen anderen Ausweg, als nach der Resektion eines Spans die Instrumente zu wechseln und mit dem einen zu schneiden und dem anderen zu fulgurieren, so wie er es bei seiner ersten beinahe katastrophalen Operation getan hatte. Aber das blieb ein gewagter Behelf und erforderte so viel Zeit, daß es Davis niemals gelang, mehr als acht oder zehn Gramm Adenomgewebe zu entfernen.

Im Frühjahr 1928 arbeitete er nach dem Ende der Praxis Nacht für Nacht im Dachgeschoß seines Hauses an dem Problem. Manchmal half ihm seine Frau Sunie. Er wollte erreichen, daß die Wolframringe imstande waren, je nach Bedarf verschiedene Ströme aufzunehmen, ohne daß es zu Kurzschlüssen und einem »Durchbrennen« kam. Schließlich ersetzte er das Wolfram durch Wolfram-Quarz-Legierungen und verstärkte die Ringe selbst, um ihre elektrische Kapazität zu erhöhen und gleichzeitig die einzelnen Spaghettispäne zu vergrößern. Statt einer einzigen Stromzuführung entwickelte er deren zwei – eine für schneidenden, die andere für blutstillenden Strom – und konstruierte eine Fußwechselschaltung, die es ohne Unterbrechung von Operationen erlaubte, die Stromart der jeweiligen chirurgischen Situation anzupassen.

Im Mai 1928 nahm er die Arbeit an Kranken wieder auf und operierte bis zum November siebenundfünfzig Bewohner Greenvilles und der näheren und ferneren Umgebung.

Alle Eingriffe unternahm er in seinem Haus, oft allein oder mit nur einem Helfer als Assistenz. Die Wolframringe verfertigte er in den Nächten vor jeder Operation »frisch«. Infektionen begegnete er, indem er die Kranken in der Woche vor der Operation und danach täglich mehrere Gallonen Wasser trinken ließ, um Nieren, Blase und Harnröhre zu durchspülen.

Nur noch wenige Blutungen traten auf, und er erlebte einen einzigen Todesfall, obwohl er die Frischoperierten nach der Einführung eines Achtundvierzig-Stunden-Katheters unmittelbar nach Hause bringen ließ. Nur selten gab er Morphium, um Harnzwang zu bekämpfen, der wegen der plötzlichen Veränderungen am Blasenhals auftrat, aber nach einer Woche von selber abklang. Erst als ein Kranker auf dem Wege nach Hause einen Schwächeanfall erlitt, machte er es zur Regel, die Frischoperierten in einer Ambulanz für einige Tage in ein Hospital von Greenville zu überführen.

Die Zahl »ausgehobelter« Späne wuchs während mancher Eingriffe auf zehn, zwanzig und mehr. Ihr Gewicht überstieg bald 50 Gramm, und zum erstenmal überfiel Davis die Vision, in naher Zukunft nicht nur Harnkanäle zu resezieren, sondern vollständige Prostataadenome, Span für Span, bis auf die Prostatakapsel zu entfernen und die gleichen Dauerergebnisse wie bei perinealen oder suprapubischen Operationen, aber ohne deren lange Rekonvaleszenz zu erzielen.

Im Laufe der Monate legte er Arbeitsregeln fest, die viel später zu »Gesetzesworten« wurden. Darin hieß es: »Wer transurethrale Resektionen unternehmen will, muß vierundzwanzig Stunden am Tag in transurethralen Resektionen denken.« Oder: »Wer diese Operation unternimmt, darf sich erst nach dem fünfzigsten Eingriff sicher fühlen.« Oder: »Für einen Chirurgen, der die ältesten Operationen des Prostataadenoms nur mit Skalpell und dem ausschälenden Finger gelernt hat, ist das Resektoskop ein so ungewohntes und daher gefährliches Instrument wie eine Maschinenpistole in der Hand eines unternehmungslustigen Jünglings, der gerade das Buch ›Deadwood Dick‹ gelesen hat.« Um die gleiche Zeit begann er mit delikaten Verbesserungen seines Arbeitszystoskops – mit dem Ziel, bei dessen Bewegungen während Operationen auch kleinste Verletzungen oder Reizungen der Harnröhre und damit einen Nährboden für Narben und stenöse Verengungen zu meiden, die sich erst längere Zeit nach den Operationen bemerkbar machen könnten. Noch mehr ingeniöse Geduld verwandte er auf Regeln und Methoden zum Schutz der Funktionen des zweiten Schließmuskels in Höhe des unteren Endes der Prostata sowie von Nervenverknüpfungen, von denen er annahm, daß sie bei der Bewahrung der sexuellen Potenz über die Resektion hinaus von Bedeutung waren. Bei beidem begleitete ihn auch ein Gedanke, der erst viele Jahrzehnte später allgemeine urologische und menschliche Beachtung fand: die Verhinderung des Austritts von Harn bei postoperativen Orgasmen.

Erst im November 1928 fühlte Davis Sicherheit genug, um sich zu einer Vorlesung vor einer Jahresversammlung der urologischen Sektion der Southern Medical Association, einer Versammlung von perinealen, suprapubischen und Punchkoryphäen, in Charleston zu melden.

Charleston, dessen Bürgerwehr einst durch die Beschießung des nordstaatlichen Forts Sumter vor seiner Hafeneinfahrt die Lunte des Bürgerkrieges entzündet hatte, war mit seinen Häusern hinter Magnolien-, Zypressen- und Azaleengärten immer noch ein Denkmal südlicher Exklusivität. Die versammelten Ärzte waren ein Teil davon und geradezu berufen, die umstürzlerischen Be-

135

hauptungen eines jungen Mannes aus Greenville mit der Arroganz zu beantworten, die ihnen eigen war.

Als Davis mit den Worten schloß: »Ich glaube, daß mit dieser Technik die überwiegende Mehrzahl aller Formen der Blasenhalssperren durch Adenome beseitigt werden kann«, herrschte einen Augenblick lang Schweigen. Dann folgten Gelächter, Hohn und Spott. Bezeichnungen als »leichtfertiger Hasardeur«, »kompletter Narr« oder »unverfrorener Lügner« gehörten zu den mildesten Charakteristika, die Charleston dem Redner zu bieten hatte.

Scheinbar geschlagen kehrte Davis nach Greenville, zu seiner geduldigen Frau und seiner Arbeit zurück. Reinhold Wappler in New York erteilte ihm nur eine arrogante Absage, als er ihm in einem Brief vorschlug, das Metallgehäuse des Resektoskops durch Bakelit zu ersetzen, das keine elektrische Leitfähigkeit besaß, die zur Gefahrenquelle werden konnte. So verwendete er auf eigene Faust Bakelit (und behielt recht damit). Um die gleiche Zeit blieben seine Bitten um Redezeit auf Kongressen der American Medical Association und anderer Organisationen in Detroit, Chicago, Milwaukee oder Philadelphia unbeachtet. Man würdigte ihn nicht einmal einer Absage.

Doch er blieb ein Mann, der nicht so leicht zu entmutigen war. In einem überraschenden Akt »offensiver Strategie« wandte er sich an den Begründer einer urologischen Klinik in Charlotte, der größten Stadt des Nachbarstaates North Carolina, Andrew J. Crowell. Letzterer war zwar ein einstiger Assistent Hugh Hampton Youngs und somit Schüler eines der Skalpell- und Fingerurologen, von denen Davis nicht die nötige Geduld und Sensibilität für transurethrale Resektionen erwartete. Doch Gerüchte hatten ihm zugetragen, einer von Crowells Geldgebern, der Zigarettenkönig James »Buck« Duke in Durham, habe den Urologen gebeten, sich mit »der Elektromethode« zu befassen, über die Duke in einem Artikel der »Raleigh News« gelesen hatte. Nach den gleichen Quellen hatte Crowell dem Pall-Mall-Fürsten und Begründer der Duke-Universität zugesagt, Davis bei nächster Gelegenheit auf den Zahn zu fühlen.

Gleich, ob es sich so oder ähnlich verhielt: Charlotte wurde zum Schauplatz eines ersten Wendepunktes in Davis' Odyssee. Er begab sich zu Crowell, erklärte ihm, die Gelegenheit,»ihm auf den Zahn zu fühlen«, sei gekommen. Er akzeptierte Crowells Bedingung, keinerlei Operationen in seiner Praxis mehr zu unternehmen, sondern ausschließlich in der Klinik zu arbeiten. Sie kamen überein, daß Davis während der folgenden Wochen in Charlotte operierte und nur über das Wochenende nach Hause fuhr. Im Verlauf von einhundert erfolgreichen transurethralen Resektionen überzeugte Crowell sich von der Ernsthaftigkeit der neuen Chirurgie. Er blieb auch bei seiner Überzeugung und öffnete Davis von 1931 an Wege, die ihm bis dahin verschlossen geblieben waren – Wege nicht nur zu medizinischen Kongressen, sondern auch zu Reinhold Wappler in New York.

Es war an der Zeit.

Kleine, wild wachsende Elektro- und Instrumentenfirmen hatten begonnen, Resektoskope zu kopieren. Firmenvertreter befanden sich mit farbenfrohen Gebrauchsanweisungen auf Werbe- und Verkaufsreisen. Sie erschienen bei den mittlerweile nach Hunderten zählenden amerikanischen Urologen und urologischen Chirurgen, von denen sie erfuhren, daß sie sich zystoskopische Übung erworben hatten. Insbesondere spürten sie Anfänger auf, die vor der Eröffnung einer Praxis standen, und überfielen sie mit Versprechungen schneller und gewinnbringender Karrieren, sofern sie ihre Instrumente und Gebrauchsanweisungen erwarben.

James C. Sargent, der sein Schild als Urologe in Milwaukee in Wisconsin herausgehängt hatte, erinnerte sich später:»Beinahe über Nacht kauften Urologen allüberall Maschinen, die sich Resektoskop nannten, und begannen zu ›schnipseln‹.« Robert McKay, ein anderer Urologe, äußerte:»Fabrikanten von Instrumenten und elektrischen Apparaten, die zuvor schwerlich ein Operationszystoskop hergestellt hatten, überboten sich gegenseitig. Jeder Arzt, der einmal zystoskopiert hatte, jeder Anfänger wurde mit Reklameparolen über die neuen Resektionsinstrumente zugedeckt. Die Folge waren Katastrophen und Tragödien.«

Eine »Feldschlacht um Karrieren« hatte begonnen, als Crowell Reinhold Wappler im April 1931 während einer Wapplerschen Informationsreise nach North Carolina zum erstenmal mit Davis zusammenführte.

Der Ingenieur-Fabrikant und Davis, den Wappler noch für einen provinzlerischen »Nobody« hielt, trafen sich im Parkhotel von Knoxville, der vom Smog heimgesuchten häßlichsten Stadt Tennessees. Davis machte überraschenden Eindruck auf Wappler, und dieser begleitete Davis nach Charlotte in Crowells Klinik. Dort beobachtete er mit Erstaunen Davis' Operationen, deren Gesamtzahl inzwischen zweihundert überschritt, und erlebte zum erstenmal die transurethrale Entfernung von 120 Gramm Adenomspänen in einer Operation von eineinhalb Stunden Dauer.

Nie zuvor war er einer so delikaten chirurgischen und zugleich technischen Begabung begegnet, wie Davis sie besaß. Zum erstenmal auch betrachtete er Filmaufnahmen, auf denen Davis mittlerweile die Abläufe seiner Resektionen festhielt. Er vergaß seine Mißachtung für den Jüngeren, begleitete ihn nach Greenville und lud ihn zur Teilnahme an einem Medizinerkongreß in Durham, der Stadt James »Buck« Dukes, ein.

Dort stiegen sie im gleichen Hotel ab. Angeblich war das erste, was ihnen in am Empfang ausgelegten Zeitungen auffiel, eine Reportage über Interviews mit urologischen Gegnern der transurethralen Operation.

Zwei Urologen des Cooks-County-Hospitals in Chicago, Bolnick und Riskind, hatten von ihren ersten fünfzig transurethral Operierten elf »durch Tod verloren«. Andere Kranke waren nur unter dramatischen Umständen durch suprapubische Notoperationen gerettet worden. Alexander Randall, ein angesehener suprapubischer Chirurg, bemerkte: »Niemals – niemals würde ich mich diesem Vabanquespiel ausliefern und noch weniger einen Patienten dazu ermutigen…«

Oswald Lowsley in New York, der Schüler Hugh Hampton Youngs, der einmal »Diamond Jim« Brady während seiner letzten Lebensjahre betreut hatte, erklärte die Resektion wegen

Raummangels in der Harnröhre für einfach unmöglich und behauptete, Maximilian Stern habe ihm gegenüber eingestanden, seine Operation sei ein Fehlschlag (was nicht der Wahrheit entsprach). Herman Bumpus, ein Urologe der Mayo-Klinik, die 1888 von den »Präriechirurgen« Charles und William Mayo in dem Minnesota-Städtchen Rochester begründet worden war, gehörte zu den »Punchbrüdern des Mississippi«. Er billigte dem Resektoskop mit einiger Großzügigkeit die Möglichkeit zu, fünf Gramm Gewebe zu entfernen – nicht mehr. Und aus New York ließ sich Robert Day, ein anderer Chirurg, vernehmen: »Scharen junger Urologen werden die transurethrale Resektion wieder aufgeben, sobald sie sich ihre Finger daran verbrannt haben.«

Doch Wappler war noch nicht bereit, seine neu gewonnene Ansicht über Davis zu ändern. Vielmehr gab er ihm freundschaftlich Gelegenheit, ihm vorzutragen, was ihn an weiteren Vervollkommnungen des Resektoskops und der Arbeitstechnik beschäftigte. Selbst Davis' Warnungen in bezug auf die angeblich schneidende und blutstillende Kraft der Hochfrequenz versagte er nicht seine Aufmerksamkeit. Als sie sich nach dem Ende des Kongresses trennten, nahm er Entwürfe, die Davis auf Rezeptblöcken niedergeschrieben oder gezeichnet hatte, mit auf den Weg nach New York und versprach, zu einem Treffen der Amerikanischen Urologischen Gesellschaft in Memphis im Mai des Jahres zurückzukehren und ausgearbeitete Pläne für eine weitere Zusammenarbeit mitzubringen.

Wie groß der Eindruck, den Davis bei ihm hinterließ, tatsächlich war, ging aus Briefen hervor, die er am 27. April an Crowell und Davis in Charlotte richtete. An Crowell: »Ich hoffe, daß es mir beschieden sein wird, die mechanischen Details der epochalen Technik von Dr. Davis für die prostatische Resektion zu verwirklichen. Vielleicht war es Schicksal, daß ich bisher versäumt habe, den aufsteigenden Genius zu erkennen...« An Davis: »Was die Prostataresektion anbetrifft, so haben Sie die gültige Methode entwickelt, und wir werden in Zukunft von der Davis-Methode sprechen müssen.«

Wahrscheinlich hätten die turbulenten »transurethralen Konflikte« ein schnelleres Ende genommen, wenn es Wappler beschieden gewesen wäre, sich mit Davis zu vereinen. Dazu aber kam es nicht, weil der zu Einsichten bereite alte Mann in einen Generationskonflikt mit seinem Sohn Frederick geriet.

Der Grund war der gleiche, der so oft zwischen Vätern und nachdrängenden Söhnen Gegensätze schafft. Frederick hatte bei der Rückkehr des Vaters nach New York die Entwicklung eines elektrischen Supergenerators mit zwei Millionen Frequenzen beendet und ihn Comprex getauft. Er war fest davon überzeugt, daß sein neuer Strom nicht nur konkurrenzlos schnell schneiden, sondern nun auch Blutungen mit absoluter Sicherheit kupieren und Davis' Technik der verschiedenen Ströme als Irrweg entlarven würde.

Techniker und Geschäftsmann, der er war, hatte er sich auch bereits eine prominentere Chirurgenfigur, als Davis es war, für die Propagierung von Comprex auserwählt: Joseph McCarthy, den New Yorker Erfinder des Panendoskops. McCarthy war gern bereit, Panendoskop, Resektoskop und Comprex-Aggregat zu vereinen und als »McCarthy-Wappler-Unit« zum Sieg zu führen.

Es war wohl nur ein Entgegenkommen Frederick Wapplers gegenüber seinem Vater, wenn er im Mai 1931 mit ihm, aber auch McCarthy, nach Memphis reiste, um des alten Herrn Versprechen eines Wiedersehens mit Davis der Form nach zu erfüllen. Davis, der die Wapplers (der Versprechungen von Durham eingedenk) voller Hoffnung erwartete, empfand mit wacher Sensibilität sehr schnell, daß er anstelle einer Erfüllung von Reinhold Wapplers Versprechen mit Comprex konfrontiert wurde und daß Frederick Wappler so etwas wie eine Kapitulation von ihm erwartete.

Er war aufrichtig genug, die Schneideleistungen des neuen Comprex-Stroms anzuerkennen, widersprach aber vehement Fredericks und McCarthys pompösen Behauptungen über dessen blutstillende Potenz. Er nannte sie genauso unzulänglich wie bei allen vorangegangenen Hochfrequenzen und wußte, daß damit der Bruch mit den Wapplers vollzogen war. Anscheinend zum zweitenmal geschlagen verließ er die Versammlung, während sich Urologen um McCarthy scharten. Davis nahm bedrückt den Zug nach Jackson und Charlotte. Doch bei seiner tristen Ankunft zeigte Crowell ihm erneut, daß er nicht so leicht einen Mann verriet, dem er einmal sein Vertrauen geschenkt hatte.

Er wußte, daß in Cincinnati im Staat Ohio eine leistungsfähige Konkurrenz der Wapplers, Liebel & Florsheim, existierte, deren führender Geist Henry Liebel, ein Elektro- und Instrumenteningenieur, war. Wenige Tage später landete Liebel im eigenen Flugzeug auf einer Piste bei Charlotte und schüttelte Davis' Hand, kaum daß dieser sich von seiner Überraschung über den fliegenden Ingenieur erholt hatte. Kurz darauf, nach einer Besichtigung von Davis' Apparaten und Instrumenten sowie der Beobachtung einer Operation, bei der Davis ohne Komplikationen 120 Gramm Adenomgewebe entfernte, unterbreitete ihm der Besucher ohne zu zögern Vorschläge für eine Zusammenarbeit.

1927 hatte Liebel im Huntington-Hospital von Boston den Physiker Bovie kennengelernt, der zu dieser Zeit, ohne an urologische Operationen zu denken, für den Bostoner Begründer der Gehirnchirurgie, Harvey Cushing, elektrische Skalpelle herstellte, die hervorragend schnitten, aber auch die besonders delikaten Operationsblutungen aus Gehirngefäßen überraschend schnell zum Stillstand brachten. Ebenso wie Davis hatte Bovie erkannt, daß dazu zwei Arten elektrischer Ströme notwendig waren. Er hatte Wechselgeneratoren für Hochfrequenz- sowie gedämpften Funkenstreckenstrom gebaut und Liebel die Rechte für deren Herstellung und Verbreitung übertragen. Liebel sah kein Problem darin, die elektrischen Erfahrungen der Gehirnchirurgie auf die Technik der Prostataresektion zu übertragen.

Während Joseph McCarthy werbend für die »McCarthy-Wappler-Unit« und Frederick Wapplers angeblichen Wunderstrom auftrat, entwickelten Davis und Liebel – unter ständigen Flügen zwischen den Florsheim-Werkstätten in Cincinnati und der chirurgischen Erprobung in Charlotte – ein neues Operationszystoskop, das die Bezeichnung »Davis-Bovie-Unit« erhielt. Mit dessen Hilfe verwirklichte Davis seine Vision der vollständigen transurethralen Entfernung der adenomatösen Prostata.

Jedesmal begann er, vom Blasenboden ausgehend, mit der Entfernung von Spänen des rechten Prostatalappens bis hinab zu den prostatischen Samenhügeln an der Harnröhre und unter kunstvoller Schonung des unteren Schließmuskels. Er resezierte so lange, bis die Innenseite der Prostatakapsel sichtbar wurde. Dann setzte er die Resektion auf der linken Seite fort und ließ schließlich den Mittellappen am Blasenmund sowie Auswüchse des Adenoms in die Blase folgen.

Als es ihm zum erstenmal (und in der Folge regelmäßig) gelang, große, für konservative Chirurgen nur perineal, suprapubisch oder retropubisch ausschälbare Adenome bis zum Gewicht von 160 und mehr Gramm (»so wie Streifen des inneren Fruchtfleisches einer Cantoloupe-Frucht«) in einer Operation vollständig bis auf die Prostatakapsel zu entfernen, war er sicher, daß die Herstellung eines Abflußkanals, mit der er sich einmal begnügt hatte, ebenso eine Angelegenheit der Vergangenheit war wie die überragende Mehrzahl der großen Operationen.

Im Oktober 1931 reiste er zu einem Kongreß nach Albemarle in North Carolina, um zum erstenmal vor Chirurgen und Urologen seine totale transurethrale Prostatektomie zu schildern. In wilde Zwischenrufe der Ungläubigen, Diskussionen, wütende Anklagen der gescheiterten transurethralen Operateure, die ehrgeizig und ohne Begabung in chirurgische Katastrophen gestürzt waren, mischte sich zum erstenmal Zustimmung – auch wenn diejenigen, die sie aussprachen, die vollständige Entfernung großer Adenome noch für unmöglich hielten.

Joseph McCarthy hatte unterdessen erste Enttäuschungen durch die angeblich so sicheren blutstillenden Eigenschaften von Wapplers Superstrom erfahren. Seine Selbstsicherheit wich vorsichtiger Zurückhaltung oder merkwürdigen Ausflüchten. Insgeheim trug er dafür Sorge, daß er und seine Assistenten bei Überraschungen durch unerwartet heftige Blutungen auf eine suprapubische Notoperation oder eine Kompression blutender Gefäße mit aufblasbaren, ballonartigen Gummikathetern zurückgreifen konnten. Gleichzeitig vertrat er die Meinung, eine vollständige Blutstillung sei nicht von Vorteil, weil sie zu Narbenbildungen führe. Bis zum Eingeständnis des Versagens des schneidenden wie blutstillenden Superstroms verging noch einige Zeit.

Inzwischen aber befanden sich Liebel und Davis mit ihren Geräten und Filmen bereits wieder auf Flügen von Staat zu Staat, von Stadt zu Stadt. Davis operierte und stellte sich jeder Diskussion. Sie landeten in New York, in Boston, in Philadelphia, in Niagara Falls, wo Eugene Fuller drei Jahrzehnte zuvor die suprapubische Prostatektomie vorgestellt hatte. Sie erschienen in Richmond, Birmingham, Milwaukee, Minneapolis, in St. Louis und San Antonio, wo Hugh Hampton Young einst aufgewachsen war, im Protestant-, St. Thomas-, Vanderbilt-Hospital des von Hillbilly-Musik und Gospelhymnen tönenden »kleinen Jerusalem« von Tennessee: Nashville.

Davis operierte in dem hitzebrütenden City-Hospital von Houston oder in der dampfenden Feuchtigkeit von New Orleans, wo seine heftigsten Gegner Apotheker waren, die seit Jahrzehnten im Vieux Carrée, dem Zentrum der Sünde, eine undefinierbare Wundermixtur des Staatssenators LeBlanc namens Hadasol gegen Prostataleiden verkauften. In ländlichen Städten mit unzulänglicher elektrischer Versorgung mußte er Operationen auf Sonn- oder Feiertage mit geringerer Belastung des Leitungsnetzes verlegen, weil er nur dann die nötigen Stromstärken erhielt.

Während dessen mehrte sich die Zahl der Urologen, die nach Charlotte oder Greenville reisten, um Davis bei der Arbeit zu beobachten. Ihre Namen und die Städte, aus denen sie kamen, verrieten ihr wachsendes Interesse. Sie verrieten auch seine zunehmende Überzeugungskraft und Glaubwürdigkeit. Unter ihnen fand man Herman Bumpus von der Mayo-Klinik, der noch vor nicht langer Zeit gezweifelt und die Glorie des Punch gepriesen hatte. Als erster nichtamerikanischer Gast erschien der Kubaner José Iglesius de la Torre, der in naher Zukunft der bedeutendste totale suprapubische Adenomoperateur Südamerikas in

Havanna werden würde. Die größte Bedeutung aber kam einem bis dahin schwerlich bekannten Besucher aus den Weiten des Staates Iowa, dem Herzstück des amerikanischen Maisgürtels von Nebraska bis Ohio, zu. H. G. Alcock, Chirurg und Urologe, kam aus Iowa City auf der Suche nach einer Wahrheit, die er bei McCarthy nicht gefunden hatte.

Alcock war eine überraschende Erscheinung im Wettbewerb der Chirurgen und Urologen, der in New York begonnen hatte und dessen Hauptquartiere, die Werkstätten, Lehrsäle, Studios und Operationssäle der Wapplers und McCarthys, sich in New York befanden. Nun kam ein Mann aus Iowa, wo die Medizin noch kein allamerikanisches Ansehen errungen hatte.

Seriöse Literaten wie Robert Frost feierten Iowas Erde als heiligsten Schatz des Staates – so prachtvoll, daß man sie hätte essen können. Ein Viertel aller Rinder, die Hälfte aller Schweine Amerikas gediehen auf diesem Boden.

Iowa City – 57 Meilen westlich des Mississippi gelegen und nach einem Stamm der Sioux benannt – hatte »in seinen Mauern« zwar eine Universität begründet. Aber in New York wurde sie geringschätzig »Kuh-College« genannt, und als Alcock nach Charlotte reiste, lähmte gerade die Wirtschaftskrise einen medizinisch-wissenschaftlichen Höhenflug.

So blieb es eine offene Frage, was Alcock dazu bewog, sich der transurethralen Prostatektomie mit einer Entschlossenheit zuzuwenden, die derjenigen Davis' nicht nachstand und sie schließlich übertraf. War es provinzieller Ehrgeiz? Oder eine besondere Anfälligkeit der Bewohner von Iowa, dieser Mischung von Deutschen bis zu Tschechen, Mormonen, Mennoniten und Amish, für die Entgleisungen der Prostata?

Als Alcock Davis in Charlotte und Greenville zum erstenmal begegnete, lagen die ersten vierzig »Transurethralen« mit so deprimierenden Ergebnissen hinter ihm, daß andere an seiner Stelle Robert Days düstere Voraussage wahrgemacht und die Operation wieder aufgegeben hätten.

Blutungen, die mehrfach Transfusionen erforderten, hatten an seinem Mut gezehrt, unerwartete Komplikationen die Dauer der Operation verlängert, so daß sie zuweilen zwei Stunden in Anspruch nahm und doch nur zur Entfernung von fünf oder zehn Gramm Adenomgewebe führte. Elf seiner Kranken waren gestorben.

Erst vierzig Jahre später, 1977, ergründete Earl F. Nation, ein historisch interessierter Urologe aus Pasadena bei Los Angeles, die Ursachen der Katastrophen in Alcocks Anfängen und die Bedeutung, die seiner Begegnung mit Davis zukam. Er erblickte sie darin, daß Alcock die »McCarthy-Wappler-Unit« benutzt hatte und erst in Greenville Davis' Zweistromtechnik erlernte. Darauf gestützt, begann er nach seiner Heimkehr eine neue Arbeitsperiode, die er seine »zweite« nannte.

Im folgenden Jahr unternahmen er und sein Assistent Rubin Flocks nicht weniger als einhundertundsechzig Operationen mit nur noch drei Todesfällen. Die bitteren Erfahrungen seiner ersten vierzig Operationen und die im Gegensatz dazu glücklichen Ergebnisse der »zweiten Periode« begleiteten Alcock im Juni 1932 zu einem Kongreß in Toronto, wo er zu einigen hundert, großenteils noch ablehnenden oder schwankenden Ärzten sprach. Seine Rede galt in der Folge als Meilenstein für den Durchbruch der transurethralen Prostatektomie auf amerikanisch-kanadischem Boden und später in der übrigen Welt.

Alcock verschwieg keinen seiner anfänglichen Mißerfolge, keinen Fehlgriff, keinen Irrweg, keinen Todesfall. Über allem stand die programmatische Feststellung, daß es sich bei der Transurethralen nicht – wie in der Vergangenheit von einigen ihrer Pioniere behauptet – um einen leichten Eingriff handele. Vielmehr sei es eine schwierige und delikate Operation. Nur derjenige könne sie erlernen, der mit Begabung, Ausdauer, Sorgfalt und Sensibilität an der führenden Hand eines »Meisters« arbeite. Niemand dürfe sich als Meister betrachten, bevor er nicht auf wenigstens fünfzig geglückte Operationen verweisen könne. Er selbst habe den »Weg des Lernens« nur unter »Blut, Schweiß und Tränen« zurückgelegt. Seither, so fuhr er fort, träten in seiner Klinik keine ernsthaften Zwischenfälle mehr auf. Gefährliche Blutungen waren eine Angelegenheit der Vergangenheit. Anstelle der unzulänglichen Entfernung weniger Gramm Adenomgewebe gelang regelmäßig die Entfernung der ganzen Adenomgeschwulst bis auf die Prostatakapsel. Die einstige Tunnelbildung wich einer dauernd heilenden Operation, für die er die Kurzbezeichnung TURP, transurethrale Resektion der Prostata, vorschlug. Bis auf Ausnahmen, zum Beispiel außerordentlich große Adenome, deren rechtzeitige Operation noch in großen Teilen Amerikas durch Unwissenheit oder Unerfahrenheit von Ärzten versäumt wurde, nannte er TURP die »Regel der Zukunft«.

Dabei mied er jeglichen Angriff auf die Generationen der Urologen, die den großen Operationen oder dem Punch ihre Lebensarbeit gewidmet hatten. Niemand, so erklärte er, dürfe von Pionieren wie Hugh Hampton Young, die mit robusten Chirurgenhänden und entsprechenden Instrumenten aufgewachsen waren, erwarten, daß sie über Nacht ihr Leben der transurethralen Artistik widmeten. Niemand solle sie schmähen, wenn sie bei dem Erlernten beharrten. Aber wer die transurethrale Prostatektomie einmal beherrsche, werde ungezählten Kranken den am wenigsten schmerzvollen und schnellsten Weg in ein neues Leben öffnen.

Alcock war der erste »transurethrale Prostatektomist«, der an diesem Tag selbst von Gegnern und Zweiflern anhaltenden Beifall erhielt, und in der folgenden Diskussion wagten sich Urologen, die bis dahin geschwiegen hatten, mit eigenen positiven Erfahrungen hervor.

Carl Weltman und Harry W. Flaggemeyer, die aus Detroit gekommen waren, bekannten: »Heute wissen wir, daß für den Erfolg der transurethralen Prostatektomie weder Größe und Form der Adenome, noch das Alter und die allgemeine Verfassung der Kranken eine entscheidende Rolle spielen, sondern Begabung, Erfahrung und Geschick des Operateurs.«

Jefferson C. Pennington aus Nashville verlas die Ergebnisse umfangreicher Untersuchungen über die Unterschiede in der Dauer der Hospitalaufenthalte nach perinealen und suprapubischen auf der einen und transurethralen Prostatektomien auf der anderen Seite. Für die ersteren betrug die Dauer im Durchschnitt achtundvierzig, für die zweiten nur sechs bis zehn Tage. Am eindrucksvollsten aber war die Stimme John B. Caulks, der so lange voller Enthusiasmus die Zukunft des Punch verfochten hatte. Er rief:»Was wir jetzt erleben, ist das Wachstum von Samenkörnern, die eine rebellische urologische Jugend aussät und die nur noch der Veredlung bedürfen, um zu voller Blüte zu reifen.«

Vier Jahre nach der Rückkehr aus Toronto, 1936, veröffentlichte Alcock in Iowa City einen Bericht über die Ergebnisse von nunmehr eintausendvierhundert TURP, die er seit 1931, in viereinhalb Jahren, mit nur mehr einem Prozent an Todesfällen unternommen hatte.

Ein lange Zeit skeptisch-feindseliger New Yorker, Alexander Randall, der dazu Stellung nahm, zog jetzt Vergleiche mit den nur eintausendsechshundert suprapubischen Operationen, die Sir Peter Freyer während seiner zwanzig Londoner Jahre an Kranken aus dem gesamten britischen Weltreich sowie den knapp zweitausend perinealen Operationen, die Hugh Hampton Young während fünfunddreißig Jahren in Baltimore unternommen hatte.

Es gehörte zu Theodore McCann Davis' bewegtem Schicksal, daß ihn selbst, im gleichen Jahr 1936, im Alter von nur siebenundvierzig Jahren die Krankheit befiel, deren Heilung ihn während der vergangenen zehn Jahre so leidenschaftlich beschäftigt hatte.

Er brauchte nicht lange zu erwägen, welchem Urologen er sich anvertrauen würde. Die Wahl fiel wie selbstverständlich auf Alcock. Henry Liebel flog ihn nach Iowa und brachte ihn zwölf Tage später nach Greenville zurück. Danach nahm er gemeinsam mit Liebel seine Vortrags- und Operationsreisen wieder auf – innerlich getragen von der Sicherheit des endgültigen Erfolgs. Doch es war ihm nicht beschieden, weiter an diesem Erfolg teilzuhaben. 1937 verfolgte er mit angespannter Aufmerksamkeit Mitteilungen von Iglesius aus Brasilien, wonach es diesem gelungen war, die Ursache noch ungeklärter venöser Komplikationen mancher TURP-Eingriffe im Eindringen von Spülflüssigkeit des Operationszystoskops in Venen des Operationsgebiets zu erkennen. Zur Verhinderung der Komplikation schlug er ein Niederdruckspülsystem vor, das sich in naher Zukunft als erfolgreich erwies. Vielleicht war Davis' Anteilnahme und Erregung zu groß. Jedenfalls ereilte ihn ein Herzinfarkt, dem ein zweiter folgte.

Er überlebte beide. Aber es blieben Narben zurück, die ihm nur die Wahl ließen, durch die Fortsetzung seiner Arbeit einen weiteren Infarkt herauszufordern oder fortan mit der Rolle eines Beobachters zufrieden zu sein.

Seine Frau Sunie überwand seine Widerstände mit dem Argument, daß er genug getan habe, um das Gedeihen jener »Samenkörner« zu sichern, von denen Caulk in Toronto gesprochen hatte. Sie zogen sich in das Haus in Greenville zurück und verbrachten die Wintermonate in der Wärme Floridas. Dabei ahnten beide nicht, daß Davis noch sechsunddreißig Jahre leben würde, bevor er 1973 mit vierundachtzig Jahren in Greenville starb.

Er wurde noch Zeuge, wie der amerikanische Streit der Urologen in ruhigere Gewässer mündete. Viele der Älteren, die in der perinealen oder suprapubischen Schule aufgewachsen waren, folgten – wie Alcock es vorausgesehen hatte – weiter den erlernten Methoden und erledigten lästige Fragen des einen oder anderen Kranken mit dem Gewicht ihrer Prominenz. Urologisch operierende Allgemeinchirurgen in abgelegenen Landstrichen von Kanada und Montana bis nach Louisiana, in denen sich kein jüngerer Urologe niederließ, verhielten sich ebenso und »verkauften« noch für viele Jahrzehnte ihre großen Operationen oder den kalten und heißen Punch.

Andere suprapubische Operateure wiederum, denen es an Begabung und Geduld fehlte, fanden mehr oder weniger trickreiche Auswege, um auch Kranke auf ihren Operationstisch zu locken, die von TURP gehört hatten und anstelle großer blutiger Operationen danach verlangten. Sie beschränkten sich auf die Resektion eines Tunnels. Falls der Tunnel sich nach kürzerer oder längerer Zeit wieder schloß, bedeutete das eine neue Resektion und neuen Gewinn.

Für Davis in seiner Greenviller Klause waren sie mehr oder weniger schwarze Schafe in der Zeit der weiteren transurethralen Entwicklung, die nach dem Ende des Zweiten Weltkriegs neue Impulse durch eine Ära pharmazeutischer Entdeckungen erhielt, welche mit der Verhinderung oder schnelleren Überwindung von Infektionen durch Sulfonamide und Antibiotika begann. Rubin Flocks sprach nach seinem Herzen, als er 1970 erklärte:»Alles, was man durch suprapubische, retropubische oder perineale Methoden erreichen kann, erreicht man schonender durch TURP.«

Was Davis ständig beschäftigte, war die Frage, warum TURP in Europa lange Zeit nur wenig Beachtung fand. Er, der niemals Europa besucht hatte, verstand viele Jahre nicht, daß selbst in Deutschland und Österreich, wo das Zystoskop erfunden worden war und seine ersten Entwicklungsstufen durchwandert hatte, die transurethrale Prostatektomie so gut wie unbeachtet blieb. Er hatte die Standesherrlichkeit auch amerikanischer Chirurgen kennengelernt. Aber die dynastische Herrschaft besonders deutscher und österreichischer Chirurgen, die selbst die Niederlage des Zweiten Weltkrieges noch um ein oder zwei Jahrzehnte überdauerte und jede eigene Entwicklung von Urologen zu verhindern suchte, lag außerhalb seiner Vorstellungswelt. Dies galt auch für einen britischen und französischen medizinischen Konservativismus, der um die gleiche Zeit ähnliche Wege ging.

1957, als Davis in seiner Zurückgezogenheit Zerstreuung in Reparaturarbeiten an Fernsehgeräten suchte, erlebte er noch zwei Überraschungen, die ihn tief bewegten. Die erste war ein Bekenntnis Joseph McCarthys, der sich inzwischen endgültig zur Zweistromtechnik bekannt hatte:»Dr. Davis hat in seinem Leben einen Grad von Einsicht und ein Maß chirurgischen Geschicks bewiesen, welches niemand unter uns anderen besitzt und welches unabdingbares Vorbild für jeden Urologen der Zukunft bleiben muß, der dieses Namens würdig sein will.« Die zweite machte ihn zum Zeugen einer neuen Etappe in der Entwicklung des Resektoskops. Drei Angehörige der Universität von Michigan in Ann Arbor, Lawrence F. Curtiss, Basil I. Hirschowitz und Wilbur Peters, stellten die Ergebnisse vieljähriger Bemühungen vor, die bisherige elektrische Mignonbeleuchtung, die Glas- oder Kristalloptiken und die tragenden Hüllen der Zystoskope durch Konstruktionen aus einem neuen Material elastischer Glasfasern zu ersetzen. Die Fasern transportierten helles Licht von außen bis ins innerste Ende des Zystoskops. Sie übernahmen die Aufgaben der überlieferten optischen Systeme und verwandelten das starre Resektoskop in ein elastisch-bewegliches Instrument. Curtiss, Hirschowitz und Peters hatten ungezählte Experimente unternommen, bis es ihnen gelang, Licht durch gebündelte Glasfasern zu leiten, ohne daß es dabei zu Lichtverlusten durch ein merkwürdiges Phänomen, nämlich die Abwanderung von Licht von Faser zu Faser, kam. Erst nach der Kombination von Fasern mit hohem und solchen mit niedrigem Lichtbrechungsverhältnis waren sie ans Ziel gelangt, und das Glasfiber-Resektoskop bildete einen vorläufigen Höhepunkt der technischen Odyssee der transurethralen Prostatektomie.

1964 verfielen zwei robuste Erben Hugh Youngs im Kriegsveteranen-Hospital von Buffalo sowie im Millard-Filmore-Hospital in Kenmore, Maurice J. Gonder und Ward Soanes, angesichts ihres reichen Reservoirs an Versuchspatienten auf die Idee eines Ausweges aus der Rivalität mit der transurethralen Prostatektomie. Ein junger New Yorker Neurochirurg, Irving Cooper, hatte vier Jahre vorher zufällig entdeckt, daß flüssiger Stickstoff, der durch eine Kühlsonde in das menschliche Gehirn eingeführt und dort an erkrankte Gewebe herangeleitet wurde, diese Gewebe auf Temperaturen bis zu minus 160 Grad Celsius unterkühlte und durch Vereisung zerstörte.
Dies war für Gonder und Soanes das Signal, diese Art der Vereisung auf Prostataadenome zu übertragen und eine Methode zu entwickeln, die es auch durchschnittlich begabten

und durchschnittlich geschickten Urologen ermöglichen sollte, ihren Patienten eine Operation »anzubieten«, die sie noch geringeren Belastungen als durch TURP aussetzte und gleichzeitig von den Operateuren keine besonderen Sensibilitäten und Anstrengungen verlangte.

Cooper hatte seine Methode nach dem griechischen Wort »kryos« (Eiseskälte) Kryochirurgie genannt. Gonder und Soanes bezeichneten ihre als Kryoprostatektomie. 1967 verbreiteten sie mit großem propagandistischem Aufwand Berichte über zweihundert erfolgreiche Kryooperationen an »Risikopatienten« mit »Gehirn- und Nierensklerosen, dekompensiertem Blutdruck, Diabetes, Herzleiden, seit vielen Jahren vernachlässigten Prostataleiden mit infizierten Dauerkathetern, Allergien oder einfacher Operationsangst«, die nach ihrer Meinung keine transurethrale Prostatektomie ertragen hätten.

Ihre Methode schien so bestechend einfach, daß es keine besondere Mühe bereiten mochte, geängstigte Kranke dafür zu gewinnen. Nach einer analen Untersuchung der Länge und Größe der erkrankten Prostata führten sie unter örtlicher Betäubung und einer Füllung der Blase mit Luft, ohne Sichtkontrolle, eine Kältesonde in die Harnröhre ein. Die Sonde enthielt einen »Kälteteil«, der mit flüssigem Stickstoff gefüllt war. Seine Länge entsprach derjenigen der jeweiligen Prostata. Die Sonde wurde so weit vorgeschoben, bis ihr Kälteteil im Bereich der Prostata und ihre Spitze in der Blase lag.

Danach wurde die Verdampfung des Stickstoffs eingeleitet und die Temperatur bis auf 40 oder 50 Minusgrade gesenkt. In vier bis sechs Minuten kam es zur Vereisung des Adenom- und Prostatagewebes rings um den Kälteteil, und zwar in einem Umkreis von 15 Millimetern. Die Vereisung verursachte eine Gewebenekrose, einen Gewebetod.

Wenn man den Nachrichten aus Buffalo und Kenmore folgte, ertrugen so gut wie alle Kranken die Kryooperation, nicht zuletzt wegen ihrer kurzen Dauer, ohne Schwierigkeiten. Die meisten konnten schon am ersten Tage ihr Bett verlassen und in einer Woche nach Hause zurückkehren. Zwar mußten sie nach der

Entfernung der Sonde noch mehrere Wochen lang einen Katheter tragen, weil es so lange dauerte, bis die nekrotisierten Gewebe durch die Harnröhre abgestoßen wurden. Aber dann »zeigte ihre Blase eine normale Entleerung«.

Es war verständlich, daß Davis den Nachrichten große Skepsis entgegenbrachte. Eines schien ihm klar: Es handelte sich um keinen Eingriff, der wie TURP zu einer dauerhaften Heilung führte, sondern um jene einfache Durchtunnelung der Prostata, zu der sich so viele ältere oder weniger begabte Urologen flüchteten, wenn Kranke von ihnen eine TURP verlangten. Doch es gab mehr und anderes, das Zweifel weckte, und Davis behielt recht.

Zwar entwickelte sich in einer Anzahl urologischer Institutionen Nordamerikas sowie in einigen britischen, dänischen, deutschen, österreichischen und griechischen Kliniken eine »Kryomode«. Sie dauerte einige Jahre. Aber in dieser Zeit verriet die Methode ihre Mängel.

Die Vereisungsnekrose wurde für viele Kranke zur Nemesis. Es zeigte sich, daß die »blinde Vereisung« es so gut wie unmöglich machte, die jeweils wirksamsten Minusgrade sowie die wirksamste Dauer der Vereisung zu kontrollieren. Einfriertiefe und Einfrierzeit ließen sich nur schätzen. »Thermonadeln«, die zu Kontrollmessungen vom Rektum in die Prostata eingestochen wurden, trugen wenig zur Genauigkeit bei, weil ihre genaue Lage nur selten fixiert werden konnte. Wenn Urologen die Gefriertemperatur nicht tief genug ansetzten, kam es zu Fehlschlägen. Gleiches galt für die Fälle, in denen die Dauer der Vereisung zu kurz oder zu lang ausfiel. War sie zu kurz, wurde zu wenig Gewebe zerstört, und die Durchtunnelung blieb unvollständig. Bei zu langer Dauer dagegen kam es zu Zerstörungen auch gesunden Gewebes bis in die Blase und den Enddarm hinein. Nachfließender Harn in der Blase gefror und führte zu Nierenbeckeneiterungen, ja zu allgemeiner Sepsis.

Die Folge waren Versuche, Kryooperations-Zystoskope zu konstruieren, die dazu dienen sollten, die Einführung der Gefriersonde zu beobachten, Temperaturen genauer zu messen und Harn aus der Blase abzusaugen. Doch sie trugen wenig zur

Überwindung der Probleme bei. So beschlossen Kryo-Urologen, die Vereisung in zeitlichen Abständen von Tagen, Wochen, Monaten zu wiederholen, um lückenhafte Gewebezerstörungen zu vollenden. Dabei sahen sie sich jedoch neuen Schwierigkeiten gegenüber, weil die Reaktion der Gewebe sich von Vereisung zu Vereisung veränderte. Es kam zu langdauernden Infektionen, und die Abstoßung nekrotisierter Gewebe nahm mehr Zeit in Anspruch. Schließlich kam es zu einer Absurdität der Absurditäten, als Vereisungsurologen sich gezwungen sahen, Zuflucht zu TURP zu nehmen, um unzulängliche Operationen zu vollenden. Die Vereisungschirurgie der Prostata blieb ein Experiment.

Davis erlebte auch noch die Ursprünge einer neuen Technologie, die rund zwei Jahrzehnte nach seinem Tode zu den ersten amerikanischen Versuchen führte, TURP vom »Goldstandard« der wahren Urologen zu einem »Platinstandard« zu entwickeln. 1960 trat der Amerikaner Maiman mit dem ersten System zur Verstärkung elektromagnetischer Schwingungen hervor, das die Bezeichnung Laserstrahlung oder einfach Laser erhielt. Es handelte sich um Strahlen, die unter der Einwirkung von Gasen oder Blitzlampen von Elektronen und Molekülen ausgesandt wurden und – unter anderem – auf Körpergewebe eine besonders intensive nekrotisierende Wirkung ausübten. 1989/90 entwickelten Urologen, unter anderem der Bowman-Gray School of Medicine in North Carolina, die Idee, eine elektrochirurgische Technik von TURP durch eine ebenso delikate nekrotisierende Technik mit Hilfe von Laserstrahlen zu ersetzen. Sie nannten diese neue Technik: transurethrale ultraschallgesteuerte laserinduzierte Prostatektomie oder, weil es ohne Kürzel nun einmal nicht mehr ging: TULIP.

Der Unterschied zu TURP bestand darin, daß sie den elektrisch schneidenden Platinring des Resektoskops durch eine Laserstrahlung ersetzte, die ebenso gezielt und unter ähnlicher Sichtkontrolle das Geschwulstgewebe der adenomkranken Prostata durch Nekrose zerstörte.

Von den ersten zweihundert Operierten benötigte die überwiegende Mehrzahl nur einen ebenso kurzen Hospitalaufenthalt wie die Operierten nach TURP. Elektrische Blutstillungen erübrigten sich, weil bei der Gewebezerstörung so gut wie keine Blutung entstand. Auch eine nur selten beobachtete Nachwirkung von TURP, die nach der Operation beim Orgasmus auftrat und sich in einer teilweisen Entleerung des Spermas in die Blase äußerte, trat nicht ein. Aber es blieb die Frage, ob solche Unterschiede je einen gravierenden Nachteil aufwiegen würden. Anders als bei TURP nämlich waren die Operierten gezwungen, noch zwei Wochen lang oder länger einen Katheter zu tragen, weil – ähnlich wie bei der Vereisung – die Abstoßung des zerstörten Adenomgewebes Zeit beanspruchte. Auch ließ sich erst nach dem Ende der Abstoßung mit Sicherheit feststellen, ob die TULIP erfolgreich gewesen war oder nicht.

Es sprach also vieles für das Vertrauen in die Zukunft der transurethralen Prostatektomie, das Davis am Ende seines Lebens empfand. Dieses Vertrauen erlitt keine Einbußen, als etwa zur gleichen Zeit, in der die ersten Prostatektomien mit Laserstrahlen unternommen wurden, Angehörige einer neuen Urologengeneration, welche anders als zur Zeit der Pioniere an einer Überzahl von Urologen litt, TURP nicht ausübten, weil es ihnen an angemessener Ausbildung oder aber an chirurgischen Arbeitsmöglichkeiten in Hospitälern fehlte, nach anderen Wegen oder Auswegen suchten.

So als wären sie mit einigen moderneren Zutaten ins neunzehnte Jahrhundert, in die Zeit der Franzosen Mercier oder Amussat und ihrer »ballons« und »dépresseurs prostatiques« zurückgekehrt, leiteten amerikanische Urologen wie Lester Klein und Flavio Castaneda an der Scripps-Klinik im kalifornischen La Jolla, später im Beth-Israel-Hospital von Boston, eine Bewegung ein, die eine Erweiterung oder Dilatation des Blasenhalses und der prostatischen Harnröhre auf ihre Fahnen schrieb und auch nach Europa übergriff.

Ihre ambulant ausgeübte Methode bestand darin, ein Zystoskop mit einem aufblasbaren Ballon an der Spitze in der Harnröhre bis zum Blasenhals zu schieben, sodann aufzublasen und für die Dauer von zehn Minuten Harnröhre und Blasenhals zu dehnen. Die Schmerzbetäubung erfolgte durch Lidocain-Gel oder eine Kurznarkose.

Bald zeigte sich jedoch, daß die Ballondilatation zwar nur die Prostatakapsel dehnte, den Druck des Adenoms auf die Harnröhre verringerte und dadurch den Harnfluß erleichterte. Die Adenome selbst blieben jedoch unbeeinflußt. Außerdem waren Adenome des Mittellappens ein Hindernis für die Manipulation. In vielen Fällen kam es, entgegen optimistischen Ankündigungen, zu Schmerzen, heftigem Harnzwang und Inkontinenz. Nach einiger Zeit stellte sich der ursprüngliche Zustand wieder her und erforderte eine Wiederholung der Dilatation. Auch gab es Komplikationen, die nur durch eine Prostatektomie überwunden werden konnten. Sofern die Kranken nicht vorzeitig an anderen Krankheiten verstarben, besaß die Dilatation nur aufschiebende Wirkung, bis die TURP nicht länger zu vermeiden war.

Ähnlich verhielt es sich mit einer anderen Methode, die um die gleiche Zeit entstand. Sie versprach, TURP durch eine Wärme- und Hitzebehandlung mit elektrischen Mikrowellen, entweder durch die Harnröhre oder von rückwärts durch den Enddarm, zu ersetzen. Die beteiligten Urologen verhießen ein »Wegschmelzen« der prostatischen Hindernisse – ohne Hospitalaufenthalt und mit dauernder Unterbrechung des Wachstums der Adenome.

Für Kranke eindrucksvolle Geräte mit ebenso eindrucksvollen Namen wie Tempron oder Prostatron sandten Hitzewellen von 41 bis 45 oder 45 bis 60 Grad Celsius aus. Sie gelangten entweder in eine Enddarmsonde mit eingebauter, von Computern kontrollierter Temperaturmessung, welche die Wellen an die Prostata weitergab. Es wurde jedoch bald deutlich, daß sich die Wirkung der Wärmesitzungen auf die Linderung von Harndrang und »Engegefühl« der Harnpassage beschränkte.

Der zweite Weg der Hitzebehandlung führte durch eine Harnröhrensonde mit einem Kühlsystem für die Harnröhrenschleimhaut sowie einer computergesteuerten Temperaturregelung direkt zur Prostata. Auch hier kam es bei einem großen Teil der

Kranken nach Temperaturerhöhungen auf 50 Grad Celsius zur Erleichterung der Ausscheidung. Der Gegensatz von Kühlung und Hitze führte zu nekrotischen Veränderungen des Prostatagewebes und verringerte dadurch den Druck auf die Harnröhre. Aber selbst wenn man von Nebenwirkungen wie Hitzeödemen, Infektionen, Hoden- oder Nebenhodenschwellungen absah, gemahnten die Nekrosen so sehr an den Ausgang der Vereisungsurologie, daß die Mikrowellenbehandlung zu einem Experiment mit ungewisser Zukunft wurde.

In den letzten Wochen seines Lebens sah Davis nur eine Möglichkeit, daß die TURP in Zukunft ihre beherrschende Bedeutung verlieren könnte. Sie lag darin, daß es Endokrinologen, Pharmakologen, Biologen und Ärzten am Ende gelang, Licht in noch ungelöste prostatische Geheimnisse zu bringen und Wege zu einer biologisch-pharmakologischen Verhütung oder Rückbildung von Adenomen zu finden.

Nach allem, was Davis in den vergangenen Jahrzehnten mit »biologischen Medikamenten« erlebt hatte, gab er ihnen keine große Chance. Zahlreiche Präparate aus Sägepalmenfrüchten, Brennesselwurzeln, Kürbissamen, Knospen von Zitterpalmen, Damianblättern, Wurzeln des Sonnenhuts oder Roggenpollen, denen er begegnet war, hatten ihn niemals von ihrer Wirksamkeit überzeugen können, es sei denn zur Erleichterung von Symptomen der Prostata-Entzündungen oder während Anfangsstadien des Adenoms.

Was Endokrinologen anbetraf, so hatten sie in den vier Jahrzehnten seit den Tagen Edward Doisys, Adolf Butenandts und der Entdeckung des männlichen Keimdrüsenhormons Testosteron oder des vielgesichtigen weiblichen Follikelhormons Östrogen einen langen Weg zurückgelegt. Aber eine eindeutige Erklärung für die Entstehung des Prostata-Adenoms war ihnen verschlossen geblieben. Die Entdeckung weiterer männlicher oder weiblicher Hormone, etwa der Dehydrotestosterone, Androstandione, Oestrone oder Oestradiole, unter denen die Dehydrotestosterone eine besondere Rolle beim Wachstum der Prostata zu spielen schienen, hatten wenig zur Klarheit beigetragen.

Eine biochemische Herstellung von Anti-Androgenen oder Reduktasehemmern, die sich an Hormonrezeptoren (Empfänger) der Geschlechtsorgane hefteten und die Aufnahme der natürlichen Hormone verhinderten, führte zwar in manchen Fällen zur Verkleinerung einer adenomkranken Prostata. Niemals aber wurden dabei die Ergebnisse der TURP erreicht.

Erst im Jahre nach Davis' Tod, im Mai 1974, berichtete Juliane Imperato-McGinley, eine Endokrinologin des Cornell University Medical College in New York, über die Ergebnisse einer Forschungsreise in die Dominikanische Republik. Ihr Ziel waren kleine Dörfer südwestlich der dominikanischen Hauptstadt Santo Domingo, insbesondere das Dörfchen Salinas, gewesen. Die Endokrinologin hatte erfahren, daß in Salinas seit Generationen Säuglinge mit äußeren weiblichen Geschlechtsmerkmalen geboren wurden, die sich nach dem Beginn der Pupertät in Jungen verwandelten. Die Klitoris wurde zum erektionsfähigen Penis. Hoden, die bis dahin in den Leistenkanälen der Kinder verborgen waren, glitten abwärts. Die Muskeln der Kinder wurden kräftiger, ihre Stimmlage tiefer. Nebenbei berichtete Juliane Imperato-McGinley nach ihrer Rückkehr nach New York, daß die Prostata aller Betroffenen sehr klein war und anscheinend lebenslang klein blieb, ferner, daß ein ungewöhnlich niedriger Dehydrotestosteron-Spiegel bestand.

Doch gerade dieser scheinbar nebensächliche Befund erweckte das Interesse von Pharmakologen, darunter Elisabeth Stoners, die in den Forschungslaboratorien des größten amerikanischen und internationalen Pharmaunternehmens Merck in New Jersey arbeiteten. Sie vermuteten in dem anormal niedrigen Hormonspiegel in Verbindung mit der Kleinheit der Prostata eine Bestätigung der Annahme, daß Dehydrotestosteron ein Wachstumshormon der Prostata war. Die Kinder von Salinas waren anscheinend mit einer erblichen »Bremse« gegen die Entwicklung dieses Hormons geboren worden.

Die natürliche Konsequenz für die Merck-Laboratorien war die vieljährige Suche nach einem neuen Reduktasehemmer, der in Kranken mit Prostata-Adenomen Rezeptoren für Dehydrotestosteron blockieren und dadurch vielleicht Prostatavergrößerungen zurückbilden oder verhindern könnte. Auf diese Weise entstand ein Alpha-Reduktasehemmer Finasterid. Danach vergingen weitere Jahre, bis es durch Versuche an mehr als tausend Kranken gelang, nachzuweisen, daß dieser Hemmer tatsächlich eine Verkleinerung adenomkranker Drüsen und die Herstellung eines besseren Harnflusses bewirken konnte. Finasterid wurde zum Wirkstoff eines mit großen Werbefanfaren auf dem urologischen Pharmamarkt erscheinenden Medikamentes namens Proscar. Hinter den Fanfaren verbargen sich allerdings Probleme. Sie äußerten sich unter anderem darin, daß sich erst nach einer halbstündigen täglichen Einnahme erkennen ließ, ob das Medikament bei einem Kranken wirkte oder nicht. Nur bei einem Drittel bis zur Hälfte der Kranken führte es zu spürbaren Ergebnissen. Bei den übrigen blieb die Krankheit unbeeinflußt, und als Nebenwirkung wurde über Fälle sexueller Gleichgültigkeit oder Abschwächung der Lustgefühle, vermutlich als Folge einer Verringerung der ausgestoßenen Spermamenge, berichtet. Die Frage nach weiteren, unter Umständen ernsteren Nebenwirkungen blieb noch offen.

Finasterid und Proscar waren Stationen auf dem Wege durch den Dschungel der geschlechtshormonellen Welt – noch nicht mehr, und das Ende der urologischen Chirurgie war nicht in Sicht. Zu viele Zusammenhänge blieben ungeklärt, unter ihnen die grundlegende Frage, warum das Adenom zahllose Männer ereilte, andere aber nicht. Noch beherrschte eine populäre Vorstellung das Feld, wonach sexuelle Überforderung der Prostata die Ursache sei und in einem regelmäßig-maßvollen sexuellen Leben das Geheimnis einer ungestörten Funktion der Prostata liege. Ihr zur Seite stand eine andere, derzufolge Adenome sich durch eine zu geringe sexuelle Aktivität, zu wenig prostatische Übung und Entladung bildeten.

Doch die Lebensgeschichten großer ebenso wie maßvoller Sünder lieferten keine Beweise für solche Glaubenssätze. Sie trugen eher die Züge eines Roulettespiels.

# III. Das männliche Roulette

Wenn es nach den Verfechtern der Überlastungstheorie ginge, die die Entstehung von Prostataadenomen auf eine übermäßig ausgelebte Sexualität zurückführten, hätte Charles Spencer »Charlie« Chaplin, der 1977, achtundachtzig Jahre alt, im »Manoir de Ban« im schweizerischen Vevey als nostalgische Legende einer Ära ingeniöser Filmclownerien verstarb, ein Adenom von beachtlicher Größe entwickeln müssen. Davon ist jedoch nichts bekannt.

Biographen haben versucht, die Virilität, die sexuellen Aktivitäten und die angeblich schon durch das Rascheln eines Taftkleides geweckte Sexualität eines Mannes zu beschreiben, dessen vielgesichtiger Charakter als großherzig oder gemein, geduldig oder erbarmungslos, wahrhaftig oder unwahrhaftig, geldgierig oder großzügig, gütig oder bar aller Gefühle, lüstern und triebhaft geschildert worden ist.

Der bis ins höhere Alter beinahe zierliche, schwarzhaarige Pantomime, Imitator, Sänger, Tänzer und schließlich Filmregisseur und Produzent, der 1889 in London als Sohn eines durch Armut und Psychosen gezeichneten hugenottisch-britischen Musikhallen- und Bierkneipenkomödianten geboren wurde und nach 1915 in Amerika zu außerordentlichem Ruhm und Vermögen gelangte, hatte seine Gründe dafür, daß er im Jahre 1923 seinem Film »Eine Frau in Paris« die Worte vorausschickte: »Die Welt besteht... aus Männern und Frauen mit allen Leidenschaften, die Gott ihnen gegeben hat. Die Unwissenden verdammen sie, aber die Wissenden haben Verständnis.«

Es bedurfte im Laufe seines Lebens vieler Wissender mit Verständnis für seine Leidenschaften.

In Londoner Musikhallen und Pubs, dubiosen Stadtvierteln wie Lambeth Square oder Walworth, Armenhäusern von Lambeth oder Armenschulen in Hanwell, schließlich in dem nicht selten wüsten Ambiente von Schauspieler- und Komödiantentourneen war für Chaplin und seine unehelichen Brüder Sidney und Leo Dryden keine Art und Abart von Liebe und Sexualität verborgen geblieben. Chaplins sexuelles Leben war dadurch mehr oder weniger vorgezeichnet, einschließlich seiner lebenslangen erotischen Fixation auf junge Mädchen oder »Kindfrauen«, in denen er die »wunderbarste Form des Lebens« sah, »die gerade zu blühen beginnt«.

Biographen suchten später die Ursprünge der Leidenschaft für die Erweckung von Mädchenblüten in einer Begegnung des Neunzehnjährigen mit der kaum vierzehnjährigen Tochter eines Londoner Handwerkers namens Hetty Kelly. Sie war eine »Gazelle mit zartem ovalem Gesicht und betörend schönen Lippen«, die als Tänzerin im »Streatham Empire« auftrat. Chaplin hatte nur wenige Tage lang Gelegenheit, die Nähe ihres kindhaften Zaubers zu suchen. Hettys Mutter entzog ihre Tochter seiner zu deutlichen Leidenschaft, und Hetty verschwand schließlich – abgesehen von einem flüchtigen Briefwechsel – als frühverstorbene Frau eines Leutnants für immer aus Chaplins äußerem Leben, nicht aber aus seiner erotischen Traum- und Vorstellungswelt.

Vielleicht hatten diese Biographen recht. Es gab aber auch andere, welche Chaplins Neigung zu Kindfrauen als die Folge einer tiefsitzenden Schüchternheit betrachteten, welche der Annäherung an gleichaltrige oder ältere Frauen eine schwer überwindliche Barriere entgegenstellte. Doch dies galt sicher nur so lange, bis er nach der Übersiedlung nach Amerika und einigen ersten, noch wenig beachteten Flimmerstreifen im Jahre 1915 (mehr zufällig-spielerisch als gewollt) in einen zerlumpten alten Rock, flatternde Hosen und unförmige Schuhe schlüpfte, sich einen Schnurrbart anklebte, eine Melone aufsetzte, ein Spazierstöckchen in die Hand nahm und so die groteske Gewandung anlegte, die zum Markenzeichen des »Tramps« (oder »Landstreichers«) Charlie wurde. Des Tramps, der von einer Komplikation und Schwierigkeit in die andere taumelte, aber alle erfolgreich überwand und so als Symbol des noch ungebrochen-naiven amerikanischen Glaubens an die Machbarkeit aller Dinge mit geschwungenem Stöckchen seines Weges zog. Hier lagen die Wurzeln der Begeisterungsstürme der Kinobesucher in Amerika, die schließlich auf große Teile der Welt übersprangen, und es gab bald jede Art von Frauen, die starhungrig bereit waren, sich dem Erfolgreichen in die Arme zu werfen und dabei von einer erotischen Potenz überrascht und überwältigt wurden, die niemand hinter dem zierlichen Tramp vermutete.

Seine erste, schließlich alles in allem mehr als zwanzig Jahre ausdauernde und sich verzehrende Hollywood-Geliebte, Edna Purviance, eine blonde, gutherzige Sekretärin aus Nevada, die er 1916 aus einem Café heraus als Darstellerin für einen Film »Eine durchzechte Nacht« engagierte, schrieb in ihrem billigen Hotelzimmer in Los Angeles, in dem sie sich zu ihren Liebesspielen begegneten, Billets mit Bekenntnissen, die schon einiges über seine erotische Potenz aussagten: »Es gibt niemanden sonst auf der Welt, bei dem ich solche Freuden genießen könnte…« Aber 1918 erfuhr sie (lange, bevor sie, zur Gelegenheitsgeliebten verdrängt und im Alkohol Vergessen suchend, auf die absteigende Bahn ihres Lebens geriet), daß er ihr eine fünfzehnjährige Kinderdarstellerin der Paramount-Filmgesellschaft, ein goldhaariges, blauäugiges, zuweilen noch kindisch plapperndes Mädchen namens Mildred Harris vorzog. Im September des Jahres erklärte Mildred ihrem nun neunundzwanzigjährigen Verführer, daß sie schwanger sei. Nach vergeblichen Versuchen, sie und ihre Mutter, eine Filmgarderobiere, zu einer Abtreibung zu überreden und unter den drohenden Schatten der puritanischen kalifornischen Strafen für Verführung Minderjähriger, heiratete Chaplin überstürzt und insgeheim, verließ seine bisherigen Quartiere im Hollywood Athletic Club und Edna Purviances Hotel und bezog mit Mildred ein Haus am De Mille Drive.

Als sich Mildreds Schwangerschaft kurze Zeit später als Irrtum erwies, überfiel ihn der bohrende Verdacht, von seiner Kind-Geliebten, und besonders deren Mutter, betrügerisch zur Ehe erpreßt worden zu sein. Der Verdacht trieb ihn unruhig umher und lähmte seine Arbeit. Aber offenbar minderte er weder die körperliche Leidenschaft für das Mädchen noch eine Aversion gegen Mittel und Methoden zur Verhütung von Schwangerschaften. Sie erschienen ihm als Zerstörer sexueller Lust. Im Frühjahr 1919 war Mildred wirklich schwanger und brachte im Juli, vor der Zeit, einen Sohn, Norman Spencer Chaplin, zur Welt. Es war ein mißgestaltetes Kind, das drei Tage später starb, und die Mutter ließ auf den Grabstein, vielleicht als Zeichen ihrer Unreife, die Worte »Die kleine Maus« eingravieren.

Es blieb umstritten, ob und welche Wirkung der Tod des Kindes, das Chaplins Namen trug, auf die empfindsameren Seiten seines Charakters hatte. Mildred betraf sie offenbar nicht, denn er verließ immer häufiger das Haus am De Mille Drive und das Mädchen, das nach der unglücklichen Geburt seine Reize für ihn verlor. Schließlich zog er ganz in den Athletic Club oder kehrte in Ednas Hotel zurück.

Noch umstrittener aber blieb, ob das Schicksal des Kindes zu einer »Tramp«-Idee beitrug, die in diesen Monaten in Chaplin entstand und zur Grundlage eines seiner erfolgreichen »Tramp«-Filme unter dem Titel »The Kid« (oder »Das Kind«) wurde. Edna, die erste Hollywood-Geliebte, spielte darin eine Mutter, die ihr Kind aussetzte und dadurch dem Tramp Gelegenheit gab, das Feuerwerk seiner Einfälle und Clownerien zu entzünden, um das Kind vor Polizei und Waisenhäusern zu bewahren. Daß er dadurch, daß er Mildred einfach verließ und sich nicht nur einem neuen Filmprojekt, sondern auch Edna Purviance zuwandte, den Skandal heraufbeschwor, den er verzweifelt hatte vermeiden wollen, wurde ihm zu spät bewußt.

Mildred selbst war noch zu hilflos und verwirrt, um dabei eine entscheidende Rolle zu spielen. Aber ihre Mutter und eine Gruppe von Anwälten lancierten im März 1920 eine Scheidungsklage gegen Chaplin und begründeten sie mit »seelischer Grausamkeit«.

Mit der Klage verband sich die Drohung einer Enthüllung der vertuschten, strafwidrigen Vorgeschichte der Eheschließung und die Forderung nach der Blockierung von Chaplins Vermögen. In Panik, mitten aus der Arbeit an »The Kid« heraus, floh Chaplin mit allen fertigen Teilen des Films nach Salt Lake City, dann nach New York. Dort hielt er sich verborgen und kehrte erst zurück, als die Stürme der Scheidungskämpfe sich soweit gelegt hatten, daß Mildred Harris-Chaplin im November 1921 gegen eine Abfindung von 100 000 Dollar aus seinem Leben verschwand und zwei Jahrzehnte später, als kaum beachtete Nachtklubsängerin, starb. Doch zu diesem Zeitpunkt waren Ruhm und Verehrung des »Tramps« noch so groß, daß der Skandal um Mildred Chaplins Ruf noch nicht erschüttern konnte. In der Vorstellung von Millionen Amerikanern konnte der »Tramp« nichts Unrechtes tun.

Unter diesen Umständen wirkte es wie eine Herausforderung des Schicksals, daß Chaplin trotz der Erfahrungen, die er soeben gemacht hatte, vor der Fertigstellung von »The Kid« eine mysteriöse Szene einfügte. Sie zeigte ihn als schlafend-träumenden Tramp zwischen Polizisten und Waisenhausbeamten, die er in Engel verwandelt hatte. Doch unter den Engeln näherte sich dem Träumenden als verführerisches Symbol der Sünde ein zwölfjähriges Mädchen.

Ein Produktionsassistent Chaplins hatte die dunkelhaarige Tochter einer seiner Nachbarinnen, Lillian oder Lillita McMurray, zusammen mit ihrer Mutter während der Schlußarbeiten ins Studio gebracht. Lillian hatte sofort Chaplins Aufmerksamkeit geweckt und ihn zu Schmeicheleien über den angeblich geheimnisvollen Ausdruck ihrer Augen angeregt. Er hatte sie für die Rolle der Verführerin engagiert und noch am gleichen Tage versucht, ihre wachsam anwesende Mutter abzulenken und das Mädchen zu einer Party einzuladen. Anscheinend war er blind dafür, daß sich das Drama Mildred Harris in nächster Zukunft wiederholen und ihn in weit schwerwiegendere Konflikte verstricken könnte. Was ihn zunächst davor bewahrte, war der ungeheure Erfolg von »The Kid«, der ihn dazu trieb, nun, als Erfolgreicher, die armseligen Stätten seiner Londoner Jugendjahre wiederzusehen und danach zum erstenmal auch Paris und Berlin zu besuchen. Im September 1921 reiste er über New York nach Europa. Inmitten des Jubels, der ihn in England, besonders aber in Frankreich und Deutschland begrüßte, gab es mehr oder weniger flüchtige, mehr oder weniger intime Begegnungen mit Frauen, vor allem in Paris mit der jungen russischen Sängerin Mussia Sotskaja und in Berlin, wo er dem erotisch-aggressivsten Vamp des deutschen Films, der siebenundzwanzigjährigen, als Appolonia Chalupiec unter polnischen Zigeunern geborenen Pola Negri vorgestellt wurde.

Falls er wirklich je Annäherungsprobleme gegenüber erwachsenen Frauen gehabt hatte, dann enthob Pola Negri ihn solcher Hemmnisse. Mit rabenschwarzem Haar, alabasterweißer Haut, mandelförmig-sinnlichen Augen, karminroten Lippen und einem Körper, den sie »als erotische Waffe benutzte«, begrüßte sie Chaplin mit ihrer gutturalen Stimme und in akzentbeladenem Englisch mit den Worten: »Charlie, you are sexy.« Von da an agierte sie mit der Hemmungslosigkeit, die ihr nachgesagt wurde, seit die Berliner Regisseure Max Reinhardt und Ernst Lubitsch sie aus Polen nach Deutschland geholt hatten. Bisher war sie als Film-Carmen und Madame Dubarry hervorgetreten und rüstete sich, spätestens im Herbst 1922 als Star der Paramount-Gesellschaft nach Hollywood überzusiedeln. Was immer in Berlin geschah – sie verkündete: »Mit Charlie war es Leidenschaft auf den ersten Blick.«

Noch vor ihrer Ankunft in Kalifornien kehrte Chaplin am 31. Oktober 1921 nach Los Angeles zurück, und fortan sprach alles dafür, daß er keine Hemmungen bei der Begegnung mit erwachsenen Frauen mehr empfand. Nacheinander knüpfte er kürzere oder längere Beziehungen an. Sie begannen mit Claire Sheridan, einer verwitweten Nichte Winston Churchills, Malerin und Schriftstellerin, die sich in Kalifornien aufhielt und ihn zum Zelten begleitete. Es folgte Thelma Morgan Converse, eine Partylady aus dem Clan der Vanderbilts. Danach waren die Schauspielerinnen Claire Windsor, May Collins, Lila Lee, Anna O'Nilson an der Reihe. Der Gipfel des Jahres 1922 – zumindest bis zum Eintreffen Pola Negris – war erreicht, als Chaplin sich zu einer lange Zeit unzertrennlichen Beziehung mit einer Figur der amerikanischen Skandalchronik, Peggy Hopkins Joyce, zusammentat.

Die aufreizend gewachsene Blondine, eine gebürtige Margaret Upton aus Virginia, hatte 1915 ihren Namen in Peggy Hopkins geändert und einen Chicagoer Millionär Stanley Joyce zur Heirat gedrängt. Die bald folgende Scheidung hatte ihr eine Million Dollar eingebracht. Danach hatte sie als mehr oder weniger offenherziges Showgirl vier weitere Millionäre zur Ehe verführt und sich die Scheidungen mit zusätzlichen Millionen honorieren lassen. Jetzt suchte sie Filmruhm in Hollywood.

Sie besaß viel von Pola Negris erotischer Aggressivität, und diese Aggressivität sorgte dafür, daß kurz nach ihrem Eintreffen in Hollywood eine Frage kolportiert wurde, die sie an Chaplin bei einem ersten Besuch gerichtet haben wollte: »Sagen Sie, Charlie, trifft es zu, was Frauen, die Sie kennen, behaupten – nämlich, daß Sie behangen sind wie ein Hengst?«

Anscheinend überzeugte Peggy sich persönlich. Bald wurde sie mit Chaplin bei Spielen in den Gewässern vor der Insel Catalina gesehen. Sie trennten sich erst, als Peggy zu der Erkenntnis gelangte, daß es neben Chaplins »Tramp« keine weibliche Rolle für die Größe ihres Ehrgeizes gab. Sie suchte ihr Glück bei einem anderen Produzenten, David O. Selznik.

Zu diesem Zeitpunkt aber war ihre Nachfolgerin, Pola Negri, schon in Sicht. Ende Oktober 1922 begann deren Affäre mit Chaplin, die in einem stürmisch-chaotischen Auf und Ab acht Monate, bis Ende Juni 1923, dauerte. Schauplatz war das erste eigene Haus, das Chaplin sich auf den Höhen von Beverly Hills, am Summit Drive, erbauen ließ. Es handelte sich um einen vierzehnzimmrigen Palazzo mit Empfangshalle, Wohn- und Wirtschaftsräumen, Hausorgel, Schwimm- und Dampfbad sowie Schlaf-, Gäste- und marmornen Badezimmern im ersten Stock. Der Ausblick reichte über den Pazifischen Ozean hinweg bis nach Catalina. Das Haus wurde von einer japanischen Dienerschaft betreut und war vom Duft eines erotischen asiatischen Parfums namens Mitsouko erfüllt.

Für Journalisten war es nach dem Ende der Liaison eine verlockende Aufgabe, nach den Gründen zu fahnden, welche die Polin veranlaßten, nach vielen Verlobungs- oder Heiratsankündigungen und Widerrufen das Haus am Summit Drive wie ein Sturmwind zu verlassen.

Einige meinten, Chaplin habe sich an dem polnischen Vulkan gesättigt und schon seit langem begonnen, sich nach neuen Reizen umzusehen. Anscheinend hatte er eine verborgene (aber doch nicht genügend verborgene) Beziehung zu einer neuen Art Peggy Hopkins Joyce aufgenommen. Sie nannte sich Marion Davies und hatte 1917 als Showgirl in dem erheblich älteren, unansehnlichen, fistelstimmigen, aber eminent wohlhabenden amerikanischen Zeitungsverleger William Randolph Hearst so viel erotische Begierden, wenn nicht gar Hörigkeiten geweckt, daß er eigens ein Cosmopolitan-Filmstudio gründete, um dort ihre Filmstarträume zu verwirklichen. Sie trafen sich in seinem bombastischen Schloß »San Simeon« an der kalifornischen Küste oder in einem üppigen Haus in Santa Monica, das er ihr zum Geschenk machte. Ihre schauspielerischen Talente hatten nicht zum Startum gereicht. Aber trotz Hearsts eifersüchtig-wachsamen Augen und Wächtern hatte sie in »San Simeon«, in Santa Monica und an »abenteuerlichsten Plätzen« bei jüngeren Liebhabern Erfüllung für ihre erotischen Bedürfnisse gefunden. Ihr Beiname »Baracuda« war in dieser Beziehung nicht schlecht gewählt. Der Name »Leopard«, mit dem sie Chaplin umschmeichelte, war es nicht weniger.

Pola Negris Selbstbewußtsein war für die Duldung von Rivalinnen nicht eingerichtet. Dies um so weniger, als sie auch am Summit Drive Überraschungen erlebte. Dazu gehörte eine Verehrerin Chaplins, Marina Varga, die sie in seinem Bett, nur mit Chaplins Schlafanzug bekleidet, fand. Sie weigerte sich zu glauben, daß die Mexikanerin lediglich als fremde Verehrerin in Chaplins Haus eingedrungen und am gesamten Hauspersonal vorüber in das Bett gelangt sein könnte. Sie vertrieb sie mit Temperament. Als Marina Varga am folgenden Tag zurückkehrte, Rosen vor den Hauseingang streute und mit Selbstmord drohte, kam es zu einem weiblichen Handgemenge.

Danach trat Pola Negri ab und machte Platz für die zweite Verstrickung Chaplins in seine Neigung zu Kindfrauen.

Als er Ende 1923 auf alte winterliche Fotografien aus den abenteuerlichen Zeiten der kalifornischen Goldgräber stieß, verfiel er auf die Idee, diesmal in einem Film »Goldrausch« unter Goldgräbern als Tramp zu agieren.

Im Januar 1924 stellte sich heraus, daß Edna Purviance – an Chaplins Affären verzweifelnd und zunehmend dem Alkohol ergeben – nicht imstande war, die Hauptrolle eines Tanzmädchens in einem Goldgräberlager zu spielen. Chaplin fahndete nach Ersatz. Eine Woche später meldete sich die inzwischen fünfzehn Jahre alte Lillian (Lillita) McMurray, die seit ihrer Traumnymphenrolle in »The Kid« Filmstarträume mit sich herumtrug, mit einer Freundin in seinem Studio, um sich für die Rolle vorzustellen.

Außer seiner Neigung für Kindfrauen gab es keinerlei Erklärung dafür, daß Chaplin das Mädchen trotz schlechter Probeaufnahmen und Warnungen seiner Mitarbeiter für die Rolle des Tanzmädchens engagierte. Den Journalisten ließ er sie unter dem Künstlernamen Lita Grey (wegen ihrer angeblich grauen Lieblingskatze) vorstellen, erhöhte ihr Alter auf neunzehn Jahre und pries sie als außergewöhnliches Talent. Schon im April nahm er sie (und ihre Mutter als unwillkommene Tugendwächterin) mit zu den ersten Außenaufnahmen in Truckee im verschneiten kalifornischen Gebirge.

Es war begreiflich, daß Chaplin später in seinen Lebenserinnerungen allem, was von da an bis zum August 1927 zwischen ihm und Lita Grey sowie der Umwelt geschah, kaum mehr als einen Satz widmete. Lita Grey dagegen schrieb in ihren Erinnerungen als erwachsene Frau um so eingehender über die Zeit der Verstrickungen mit Chaplin.

Sie zeichnete das Bild der Verführung einer noch unerfahrenen, zwischen konfus-erotischen Vorstellungen oder Wünschen und der Furcht vor einem Verlust der noch geheiligten Jungfräulichkeit schwankenden Lita, die in Truckee ihren Anfang nahm. Während ihre Mutter schlief, bei einem verstohlen-neugierigen

Besuch Litas am Bett des erkälteten Chaplin, bedachte er die Nymphe mit Komplimenten und plauderte über Pläne für einen Film über Napoleon und seine schöne Gemahlin Josephine. Er verglich Lita mit der schönen Kreolin und malte ihr die zukünftige Filmrolle als Josephine aus. Schließlich zog er sie auf sein Bett und umarmte sie voller Leidenschaft. Seine Eroberung scheiterte an Litas noch panischer Abwehr, aber Chaplin versicherte ihr, daß die Verwandlung eines Mädchens zur Frau so schön sei wie ein Sonnenaufgang und daß sie diesen Sonnenaufgang durch ihn erleben werde.

Nach der Rückkehr zu Studioaufnahmen in Hollywood folgte eine für Chaplin ruhelose Zeit, ein Spiel der Blicke, eine weitere unvollendete Umarmung am abendlichen Meer, eine Flut von Klagen über die Qualen, die Litas Abwehr ihm bereitete, und die Lähmung seiner Arbeit, die sie dadurch hervorrief. Weiteren, nur halb gelungenen Eroberungsversuchen hinter den geschlossenen Vorhängen von Chaplins »Locomobile«-Auto folgte schließlich der entscheidende Abend auf dem Marmorboden und im Nebel des Dampfbades am Summit Drive, wo Lita Chaplin »ganz in sich aufnahm«.

»Von diesem Tage an«, so erinnerte sie sich, »liebten wir uns bei jeder denkbaren Gelegenheit – manchmal für Stunden ... Nur Minuten vergingen, und er war erneut bereit, sich mit mir zu vereinigen... Es gab Nächte, in denen er mich sechsmal liebte, nur mit Pausen von wenigen Minuten... Ich fragte ihn, ob alle Männer soviel Leidenschaft besäßen wie er... Er antwortete: ›Nein. Ich bin entweder besonders glücklich oder gesegnet.‹«

Nur erotische Leidenschaft konnte die neue Herausforderung des Schicksals erklären, in die Chaplin in den Sommermonaten 1924 hineinglitt, indem er abermals, auf der Suche nach den höchsten Ekstasen, jeden Gedanken an eine Empfängnis vergaß.

Im September, inmitten von Eros und Dreharbeit, aber noch bevor die Hauptaufnahmen Litas als Tanzmädchen begonnen hatten, meldete sich des Schicksals Rache. Lita wurde schwanger, und über Nacht verwandelte sich die Szenerie eines verborgenen Schauspiels in ein vierjähriges Drama voller Zorn, Haß, Schmerz,

Verzweiflung, Verachtung, Überlebenskampf, neu aufflackernder Lust, Ausweglosigkeit und brutalem Eingreifen der Justiz. Das Mildred-Harris-Drama wiederholte sich, nur um viele Grade erbarmungsloser. Für Chaplin wurde Lita – eben noch mit Liebeserklärungen überschüttet – zur »Hure«, die ihn bewußt eingefangen hatte. Ihre sicher nicht engelsreine Mutter erschien in Chaplins Augen, so wie die Mutter Mildred Harris', als ränke- und eheschmiedende Erpresserin. In panischem Bewußtsein der Gefahren, die ihm und der Arbeit seines ganzen bisherigen Lebens drohten, forderte er zunächst Abtreibung, dann bot er 10 000 Dollar, um damit einen Ehemann für Lita zu kaufen, der ihn von ihr und dem Kind erlöste.

Als auch das nicht zum Erfolg führte, beschritt er zum zweitenmal den einzig möglichen, verzweifelten Ausweg. Am 25. November heiratete er Lita insgeheim in einem abgelegenen mexikanischen Örtchen namens Empalme. Aber Journalisten lüfteten das Geheimnis, und Chaplin blieb nur der Ausweg, Lita am Summit Drive zu verbergen, um eine Entdeckung ihrer fortschreitenden Schwangerschaft zu verhindern. Den Journalisten ließ er mitteilen, Lita werde als Mrs. Chaplin nicht mehr als Schauspielerin auftreten. Als ihre Nachfolgerin kündigte er eine Achtzehnjährige aus Missouri, Georgia Hale, an, die in Chicago einen Schönheitswettbewerb gewonnen hatte, als Statistin nach Hollywood gekommen war und – was jetzt noch ohne Bedeutung war – zu Chaplins zukünftigen Begleiterinnen zählen würde.

Danach begann der bizarre Alptraum einer Ehe, in der Chaplin nach dem jähen Einbruch der Schwangerschaft in den Zauber junger Frauenblüte so gut wie keine Gemeinsamkeiten mehr mit der Kindfrau besaß. Wenn man Litas Erinnerungen las, folgten zwar auf seine ersten, beinahe haßerfüllten Reaktionen, in denen er ihr versicherte, er werde fortan lieber mit dem Hunnen Attila schlafen als mit ihr, Phasen, in denen er sie in sein Schlafzimmer und sein Bett kommen ließ.

Sie begriff schwerlich, weshalb er sie – außer in solchen verspielten Momenten, in denen plötzliche Explosionen seiner Leidenschaften ihn selbst überwältigten – aus seinem Leben ausschloß und sich mit verzweifelter Besessenheit in die Arbeit an »Goldrausch« stürzte, von der sie selbst nun ausgesperrt war. Er lebte und arbeitete auf seiner Seite der erbarmungslos aufgerissenen Kluft zwischen seiner künstlerischen Welt, seinem künstlerischen Ehrgeiz und Litas geistiger und künstlerischer Bedeutungslosigkeit, ihrer Unfähigkeit zu irgendwelchen Anregungen, ihrem mangelnden Interesse für Bücher (außer der später eingestandenen Lektüre unterstrichener Stellen in erotischen Bänden, die sie am Summit Drive fand) – der Kluft, über die nur die sexuellen Brücken geführt hatten.

Konfrontiert auch mit der Feindseligkeit der japanischen Dienerschaft fühlte sich die Kindfrau als Gefangene. Ihre Gefangenschaft wurde drückender, als ein mißtrauischer Journalist das Summit-Haus Tag für Tag durchs Fernglas beobachtete, um Hinweise auf eine voreheliche Schwangerschaft und einen neuen juristischen Sündenfall Chaplins zu entdecken. Die Gefängnistore schlossen sich noch dichter, als Lita am 5. Mai 1925, nur sechs Monate nach der Hochzeit, einen Sohn, einen neuen Charles Spencer Chaplin, zur Welt brachte. Der getarnte Geburtshelfer ließ sich dazu bestechen, die Geburt den Behörden erst am 28. Juni bekanntzugeben. Bis dahin wurde Lita in ein Blockhaus in den San-Bernardino-Bergen, später in eine Wohnung in Manhattan Beach gebracht. Dort erfuhr sie Ende Juni nur aus der Ferne über die glorreiche Premiere von »Goldrausch« in Los Angeles und daß Chaplin zur Uraufführung des Films an der amerikanischen Ostküste nach New York reiste und den rauschenden Erfolg als Gelegenheit nutzte, um für zwei Monate nicht zurückzukehren.

Als Chaplin schließlich zurückkam, brachte er Pläne für sein neues »Tramp«-Abenteuer »Circus« mit und suchte nach einer Darstellerin für die Hauptrolle einer Zirkusreiterin. Lita wartete voller naiver Selbstüberschätzung vergebens darauf, daß er an sie denken würde. Ihre Verlorenheit wuchs, als sie erfuhr, daß Chaplin eine Tänzerin mit leuchtend roten Haaren namens Merna Kennedy als weiblichen Zirkusstar engagierte. Die Verlorenheit kannte keine Grenzen mehr, als Merna ihr am Summit Drive einen Besuch abstattete und mit sanfter Tücke ein wirkliches oder angebliches Geschenk Chaplins, einen Ring als Beweis für ihre Rolle als seine Geliebte, vorwies.

Am Ende schöpfte sie nur noch Hoffnungen aus jenen Phasen, in denen es zu seinen sexuellen Ausbrüchen kam und das Bett – nach ihrer Formulierung – wieder zu einer »Arena« wurde. Doch bald lernte sie, so wie Mildred Harris dies gelernt hatte, daß darin keine Hoffnung auf Versöhnung zu finden war, sondern daß dahinter das gleiche, ja, ein größeres Verhängnis wartete als das, mit dem das Harris-Drama zu Ende gegangen war.

Im Herbst 1925 wurde Lita zum zweitenmal schwanger, und Chaplins Entsetzen über diese neue, selbst gelegte Schlinge brach über sie herein. Bei Nacht irrte er schlaflos im Haus umher. Er trug eine Waffe bei sich, ließ Abhöranlagen einbauen, um Lita während seiner Abwesenheit zu kontrollieren und vielleicht Liebhaber als mögliche Väter des Kindes zu entdecken.

Als seine Erregung verebbte und Lita am 30. März 1926, um fünf Wochen zu früh, einen zweiten Sohn Sidney Earl Chaplin zur Welt brachte, flüchtete er wieder in seine Zirkuswelt. Er lernte selbst den Tanz des »Tramps« auf dem hohen Zirkusseil. Er arbeitete mit Löwen, und im November 1926 probte er eine verwegene Rollschuhsequenz, als der vertrauteste unter seinen Japanern, Toraichi Kono, ihm mitteilte, daß Lita mit den Kindern das Haus verlassen habe und zu ihrer Mutter zurückgekehrt sei.

Seine Erinnerungen an die Kämpfe mit Mildred Harris' Anwälten lehrten ihn, was er zu erwarten hatte. Er stellte die Arbeit an »Circus« ein, entließ alle Mitwirkenden bis auf Merna Kennedy und brachte zum zweitenmal die fertigen Teile eines Films in Sicherheit. Dann flüchtete er selbst zu seinem Anwalt Burkan in New York. Er brauchte nicht lange auf die Scheidungsklage wegen seelischer Grausamkeit und Ehebruch zu warten. Schon im Januar 1927 lag sie – 52 Seiten stark – vor.

Diesmal waren es ein Verwandter von Litas Mutter, ein Anwalt aus San Francisco und dessen Mitarbeiter in Los Angeles, welche die Waffen schmiedeten, die jeden anderen als Charlie Chaplin vernichtet hätten.

Neben einer Strategie, die auf eine Beschlagnahme von Chaplins Vermögen hinzielte, stand die Absicht, eine Anklage gegen Chaplin wegen sexueller Perversionen im Verkehr mit seiner Frau herbeizuführen. Zu den Perversionen, zu denen Chaplin Lita gemäß Klageschrift »gedrängt« hatte, gehörte Fellatio, der Mundverkehr, der in Kalifornien als Perversion galt, die mit Zuchthausstrafen geahndet wurde.

Chaplins Anwälte fochten bis zum August 1927. Sie verhinderten zwar die Beschlagnahme seines Vermögens. Aber bevor es zur öffentlichen Erörterung sexueller Probleme kam, einigten sie sich mit Litas Anwälten auf eine finanzielle Regelung. Lita Grey erhielt bei der Scheidung eine Abfindung in Höhe von 600 000 Dollar. Den beiden Kindern wurden 200 000 Dollar an Mündelgeldern zugesprochen. Die Prozeßkosten beliefen sich auf eine Million Dollar.

Auch diesmal war Chaplins Ruhm noch groß genug, um ihn vor einer dauernden Erschütterung seines menschlichen Rufs zu bewahren. Als am 6. Januar 1928 die Weltpremiere von »Circus« in New York stattfand, erlebte er einen neuen Triumph. Ähnliches galt für seinen nächsten Film »Lichter der Großstadt«, der 1931 beendet wurde und den Tramp als Erlöser eines blinden Blumenmädchens von seiner Blindheit vorstellte.

Dennoch: die Jahre des Lita-Grey-Dramas hatten Chaplin erschöpft, und so brach er zu einer Europa- und Asienreise auf. Sie begann am 13. Februar 1931 und wurde zu einer Reise der Begegnungen mit zwei Frauen. In London war es Patricia Deterring, die sich als Schauspielerin Sari Maritza nannte und noch bei seiner Weiterreise nach Wien, Venedig, Paris und Nizza versuchte, ihn in England festzuhalten.

Nach seiner Ankunft in Nizza wurde ihm eine umstrittene, aber attraktive Dame, May Reeves, vorgestellt. Sie stammte aus der Tschechoslowakei und war die Gewinnerin einiger Schönheits- und Tanzwettbewerbe. Für elf Monate wurde sie Chaplins Begleiterin – an der Riviera, in Spanien, in Paris, in Algier, in St. Moritz, bis sie sich im März 1932 in Neapel trennten.

Nach seiner Rückkehr nach Hollywood blieb Chaplin nicht lange allein. Schon im Juli traf er bei einer Party des Filmproduzenten Joseph Schenk auf eine einundzwanzigjährige, zu dieser Zeit blondgefärbte, später wieder dunkelhaarige New Yorkerin, Pauline Levi, die sich Paulette Goddard nannte. Mit vierzehn Jahren schon war sie als Showgirl aufgetreten und mit siebzehn die kurzfristige Ehefrau eines verspielten Millionärs namens Edgar James geworden. Nach der Scheidung hatte sie sich auf den Weg nach Hollywood gemacht und seither einige Nebenrollen erobert.

Sie war mädchenhaft zierlich und strahlte erotische Anziehung, aber auch Lust zu Eroberung und Karriere aus. Jean Cocteau, der ihr einige Jahre später als Chaplins Geliebte begegnete, sprach von einer »kleinen Löwin mit Mähne und vorzüglichen Krallen«.

Ihre Beziehung zu Chaplin dauerte bis zur Wende 1937/38. Chaplin genoß sie in einer Atmosphäre, die er nie gekannt hatte. Paulette übernahm die Herrschaft über sein so lange japanisch regiertes Haus und verwandelte es in ein Heim mit unterhaltsamen Teestunden und Tennisparties. Sie überließ ihn, ohne sich zu langweilen, den Phasen seiner Arbeitsbesessenheit.

Er bezahlte dafür durch den Kauf der luxuriösen Jacht »Panacea« und 1936 mit einer Weltreise auf der »Coolidge« nach Hawaii, dann weiter nach Hongkong und mit einer aus nie geklärten Gründen geheimgehaltenen Heirat im chinesischen Kanton. Er bezahlte, indem er Paulette die weibliche Hauptrolle eines Gassenmädchens in seinem letzten Tramp-Film »Moderne Zeiten« aus dem Jahr 1936 übertrug.

Er mußte dabei erkennen, daß ihre Rolle nicht Paulettes wahren Träumen von Filmruhm entsprach und daß ihre Vorstellungen sich den neuen Tonfilmstudios von Paramount, Goldwyn-Mayer und David O. Selznick International zuwandten.

1937 schon verbrachte sie mehr und mehr Zeit bei Schauspiellehrerinnen in Hollywood und kaprizierte sich auf ein ehrgeiziges Ziel, auf die Rolle der Scarlett O'Hara im größten Ton- und Farbfilmprojekt, das bis dahin unternommen wurde: »Vom Winde verweht«. Als sie die Rolle am 1. Oktober an die Engländerin

175

Vivien Leigh verlor, war dies die entscheidende Niederlage ihres Lebens. Aber es bedeutete keine Rückkehr in Chaplins Welt. Während der ersten Jahreshälfte 1938 verschwand sie aus dem Summit Drive und suchte Abstand in Florida. Chaplin fand unterdessen Ablenkung in Carmel am Pazifik in neuen Abenteuern mit Geraldine Spreckels, einer Zuckererbin, und einer Schauspielerin, Dorothy Comingore. Als er im Spätsommer in sein gespenstisch wirkendes Haus in Beverly Hills zurückkehrte, brachte er die Idee für seinen ersten Tonfilm »Der große Diktator« mit. Er drehte ihn vom Januar 1939 bis Oktober 1940 in der politisch naiven Vorstellung, er könne eine monströse Gestalt wie Adolf Hitler in Komödienfiguren und durch Gags aus dem Reservoir seiner Clownerie ernsthaft treffen.

Am 15. Oktober 1940 traf er Paulette noch einmal zu der enttäuschenden Premiere des »Großen Diktators« in New York. Doch das war nur noch der Abgesang einer Beziehung, die 1942 mit Paulettes Scheidungsklage vor einem mexikanischen Gericht (wegen mehr als einjähriger Trennung) sowie Chaplins Abfindungszahlung von einer Million Dollar ihr Ende fand.

Als er im Februar 1941 nach Los Angeles zurückkehrte, erfüllte ihn tiefe Depression. Am Summit Drive versuchte er das Leben wieder zu erwecken, das während Paulettes Regie geherrscht hatte. Frauen, die ihm dabei helfen sollten, fand er in Carol Landis, einer jungen Schauspielerin, oder in der siebenundzwanzigjährigen Hedy Lamarr, die als in Wien geborene Hedwig Kiesler mit achtzehn Jahren in flüchtigen Sequenzen eines deutschen Films (»Ekstase«) nackt reitend aufgetreten war und sich dadurch den Weg nach Hollywood geöffnet hatte. Seit 1937 wurde sie dort durch Filme wie »Algier«, aber auch durch sexuelle Gewohnheiten bekannt, über die sie selbst ohne Hemmungen schrieb: »Kein Mann hat mir jemals widerstanden«, »Männer bekamen schon bei meinem Anblick Orgasmen«, »Ich selbst erlebte bei jedem Mann Orgasmen ohne Ende«.

Die Ära Goddard kehrte nicht mehr zurück. Statt dessen begab Chaplin sich in die Fangarme einer Beziehung, die an skandalösen Folgen alles übertraf, was seit Lita Grey vergessen schien. Im

Sommer tauchte unter der Gästeschar einer Party ein junges Mädchen unbestimmten Alters auf, das als Kellnerin in Brooklyn gearbeitet hatte und auf der ansteckenden amerikanischen Suche nach Filmruhm nach Hollywood gelangt war. Ihren Namen Mary Louise Gribble hatte sie gegen den neuen, filmwirksameren Joan Barry eingetauscht.

Wenig später war sie Chaplins zu allem bereite, aggressive Geliebte. Dabei hörte er sehr wohl Wahrnungen aus seiner Umgebung, die ihn an Mildred Harris und Lita Grey erinnerten. Aber er verdrängte sie durch die für ihn ja nicht neue Illusion, er habe in Joan »eines der größten (schauspielerischen) Talente« entdeckt. Er ließ Probeaufnahmen anfertigen und schloß mit ihr einen Vertrag. Ja, er schickte sie, um vermeintlich Versäumtes aus Grey-Tagen nicht nochmals zu versäumen, auf eine Schauspielschule und präsentierte sie als Vortragende von Shakespeare-Texten, deren Unzulänglichkeit jeder Zuhörer außer ihm begriff.

Wahrscheinlich waren spätere Psychologen im Recht, die in der Überforderung des sinnlich reifen und auf sexuelle Abenteuer als Preis für eine Starkarriere vorbereiteten, aber intellektuell überschätzten und in ein absurdes Selbstbewußtsein hineingesteigerten Mädchens die Ursache für das Verhängnis suchten, das nicht lange auf sich warten ließ.

Joan begann den Schauspielunterricht zu versäumen. Hemmungslos betrunken fuhr sie mit Chaplins Cadillac gegen das Einfahrtstor vom Summit Drive. Sie warf mit Steinen, wenn ihr nicht sofort geöffnet wurde und verwandelte sich von einem Objekt der Leidenschaften und der Illusion in eine bedrohende Last. Auf jeden Fall wurde ihr Betragen so beängstigend, daß Chaplin sie im Mai 1942 mit einer Abfindung von 5000 Dollar für eine vorzeitige Beendigung ihres Vertrages zur baldigen Heimfahrt nach New York überredete. So hoffte er allen möglichen Komplikationen entronnen zu sein.

Unterdessen ließ er sich, ohne feste Filmidee wie er war, voll anhaltender Enttäuschung über den »Großen Diktator« und die scheinbar unaufhaltsamen Siegeszüge Hitlers in der Sowjetunion, durch amerikanische Organisationen, die Rußland und dem

Kommunismus zuneigten, zur Beteiligung an politischen Manifestationen verleiten.

Mitte Mai 1942 folgte er der Einladung eines Komitees für Rußlandhilfe zu einer Rede in San Francisco. Das Ziel der Rede war, Amerika zur Unterstützung der Sowjetunion durch die Errichtung einer zweiten Front in Europa aufzufordern. Wie ein naiver politischer Traumtänzer begann Chaplin seine Ansprache mit der Anrede:»Genossen!« Nach den erfolgreichen Grotesken seines filmischen Lebens lieferte er nun eine Groteske, die in Amerika verhängnisvolle Folgen haben mußte.

Nach weiteren Auftritten vor Gewerkschaftern in Chicago und bei einer Kundgebung einer »Front der Künstler für den Sieg« in der New Yorker Carnegie-Hall im Oktober hatte er einen Weg betreten, auf dem er sich in kurzer Zeit vom angeschlagenen, aber immer noch bewunderten Film-Tramp Amerikas in den Verdacht hineinmanipulierte, ein Kommunist zu sein, der als Einwanderer Amerika niemals als seine Heimat, sondern als Quelle für Karriere und Reichtum betrachtet hatte.

Die Konsequenzen waren ihm noch nicht bewußt, als er am 16. Oktober im Hotel »Waldorf Astoria« eintraf und erfuhr, daß Joan Barry auf ihn wartete. Er bemühte sich, ihr nur unter Zeugen zu begegnen, schüttelte sie mit einer Gabe von 300 Dollar wieder ab und fuhr am 25. Oktober in der Erwartung, ihr zum letztenmal begegnet zu sein, nach Hollywood zurück. Er ahnte nicht, welch schwer vorstellbare Schicksalsverwirrung in Wahrheit auf ihn wartete.

Wenige Tage nach seiner Heimkehr machte eine Filmagentin ihn mit einem anderen, erst siebzehnjährigen Mädchen namens Oona O'Neill bekannt und schlug ihm vor, ihr die Rolle der Brigid in dem Film »Shadow and Substance« zu übertragen. Oona – eine Tochter des zeitgenössischen amerikanischen Dramatikers Eugene O'Neill und dessen zweiter Frau, die sich nach ihrer Scheidung in Hollywood niedergelassen hatte – war eine erfolgreiche Anwärterin für das prominente Vassar-College für Frauen im amerikanischen Osten. Gegen die Proteste ihres Vaters hatte sie sich entschlossen, Filmschauspielerin zu werden. Sie war im Frühsommer

1942 zu ihrer Mutter nach Hollywood gereist, und die Auflehnung gegen den Vater verriet bereits einiges über ihre Natur. Sie war groß, sehr schlank und ausgezeichnet gewachsen. Ob ihr schmales Gesicht mit straff gescheiteltem dunklem Haar schön war, blieb eine Streitfrage der Ästheten. Über ihre aparte Erscheinung aber gab es keine Debatten. Noch weniger Zweifel bestanden daran, daß sie im Gegensatz zu allen Kindfrauen, die Chaplin begegnet waren, nicht nur Zielstrebigkeit und Ehrgeiz, sondern auch Empfindungsreichtum, Bildung und Klugheit besaß.

Es blieb Biographen vorbehalten, darüber zu rätseln, was in der Zeit zwischen der ersten Begegnung Chaplins mit Oona und dem Dezember 1942 zu einer für manche Beobachter überstürzten, erotischer Triebhaftigkeit verdächtigen, für andere berechnenden, für dritte zauberhaften Symbiose zwischen dem Vierundfünfzigjährigen und Oona sowie der Entscheidung führte, sofort nach ihrem achtzehnten Geburtstag im Mai 1943 zu heiraten. Auf Chaplins Seite wurde eine neue unwiderstehliche Verlockung durch die Kindfrau vermutet. Auf Oonas Seite spekulierte man über die Verlockung durch Chaplins Ruf als Liebhaber, durch seine Rolle als Filmemacher oder durch den Wunsch nach einer neuen Vatergestalt.

Das Erstaunlichste wurde die Konsequenz, mit der Symbiose und Heirat sich vollzogen, obwohl Joan Barry am 20. Dezember 1942 wieder in Hollywood erschien und mit hemmungsloser Aggressivität zeigte, daß die Affäre mit Chaplin für sie nicht beendet war.

Nach drei Tagen ununterbrochener und unbeantworteter Telefonate stieg sie am Abend des 23. Dezember über eine Leiter in Chaplins Haus ein. Sie stieß auf Chaplin und verließ erst am nächsten Morgen das Haus. Es war eine Frage der größeren Glaubwürdigkeit, ob Zeitgenossen sich für die Aussagen der wilderregten Joan entschieden, die nach Anklagen gegen Chaplin mit Selbstmord gedroht, aber dann eine leidenschaftliche Nacht in seinem Bett verbracht haben wollte. Oder ob sie Chaplins Erklärung akzeptierten, wonach er sich in sein Schlafzimmer einschloß und Joan am Morgen mit einem Geldgeschenk verabschiedete.

Doch auch das war nur eine Schicksalspause. Im Mai 1942 hinterließ Joan Barry am Summit Drive eine Botschaft. Diese besagte, daß sie im fünften Monat schwanger war und ein Kind erwartete, das in der gespenstischen Dezembernacht 1942 am Summit Drive gezeugt worden war.

Bereits kurz danach teilte ihre Mutter Zeitungen mit, daß Chaplin der Vater des Kindes sei. Ihre Anwälte erhoben Vaterschaftsklage, und damit begann für zwei Jahre der ungewöhnlichste, von öffentlichen Emotionen begleitete Prozeß in Chaplins Leben.

Der Tramp hatte viel vom Glauben der Massen an seine Unschuld eingebüßt, und sein nunmehriges Verhängnis war, daß Zweifel an seiner sexuellen Unschuld sich mit dem fatalen Verdacht verknüpften, ein Kommunist zu sein.

Ein Biograph war später überzeugt, daß Chaplin ohne Oonas Anwesenheit an den Stürmen, die ihn erwarteten, zerbrochen wäre. Sie zog an den Summit Drive, um in seiner Nähe zu sein. Als er sich vor Reportern und Gerichtsdienern in ein Haus in Los Angeles flüchtete, begleitete sie ihn auch nach dort.

Oona besaß nur Chaplins Wort, daß er seit Mai 1942 keine Beziehungen mehr mit Joan Barry unterhalten habe, daß Joans Behauptungen über die Dezembernacht Lügen waren und daß das Kind die Frucht einer Begegnung Joans mit einem Unbekannten sein müsse. Aber sie glaubte ihm. Sie glaubte ihm inmitten aller Zeitungsspekulationen.

Am 15. Juni begleitete sie ihn auf einer geheimen Fahrt nach Santa Barbara. Sie heirateten am folgenden Tage und hielten sich für die nächsten Wochen verborgen.

Als beide Ende Juli nach Los Angeles zurückkehrten, rückte der Prozeß unaufhaltsam näher. In den ersten Oktobertagen gebar Joan Barry ein Mädchen, Carol Ann, und am 10. Februar 1944 begann das kalifornische Bundesgericht mit der Klageerhebung. Diese verriet, wie sehr sich Chaplins amerikanisches Image verändert hatte.

Bevor es zur Verhandlung über die Vaterschaftsfrage kam, griff der Ankläger auf eine Gesetzesbestimmung zur Bekämpfung der

Prostitution zurück. Sie bedrohte jeden mit Zuchthausstrafen, der eine Frau mit »unmoralischen Absichten« zu Reisen von einem Bundesstaat in einen anderen veranlaßte. Chaplin wurde beschuldigt, die Reisen Joan Barrys von Los Angeles nach New York und umgekehrt zum Zwecke sexueller Beziehungen bezahlt zu haben.

Trotz eines ungeheuren Aufwandes an Nachforschungen scheiterte die Klage an der Tatsache, daß Joan Barry jederzeit und ohne Ortswechsel zu erotischen Beziehungen mit Chaplin bereit gewesen war. Trotzdem dauerte es bis zum Mai, bevor Chaplin in diesem Punkt freigesprochen war.

Zu dieser Zeit war Oona bereits seit fünf Monaten schwanger, und Publizisten nutzten die Gelegenheit, um sexuelle Hemmungslosigkeiten Chaplins während einer Zeit anzuprangern, in der Joan Barry noch um die Anerkennung ihres Kindes kämpfte. Ein Versuch von Chaplins Anwälten, durch Blutgruppenvergleiche zwischen Chaplin und Joans Tochter zu beweisen, daß er nicht der Vater sein könne, scheiterte daran, daß das Gericht Blutgruppenuntersuchungen nicht anerkannte. Im Dezember 1944, viereinhalb Monate nach der Geburt von Oonas erster Tochter Geraldine im August, erreichte der Kampf um Chaplins Vaterschaft tumultuös-haßerfüllte Höhepunkte. In der Zeit vom 4. bis 17. April 1945 entfachte der Ankläger Joseph Scott so hohe Wogen moralischer Emotionen, daß sie die Verteidigung überschwemmten. Chaplin selbst, der so zierlich in der Anklagebank saß, daß seine Füße kaum den Boden berührten, wirkte wie ein in die Enge Getriebener, der sich nur noch darauf berufen konnte, ein Mensch und kein Ungeheuer zu sein.

Scott nannte ihn einen »läufigen Hund«, »geilen Köter«, »weißhaarigen Lumpen«, »widerlichen Nötiger«, »billigen Cockney-Proleten« und »Lügner«, für dessen Begierden Joan Barry nur ein Stück Schmutz gewesen sei. Er zwang ihn zur Beantwortung von Fragen über seine sexuelle Potenz, die angesichts von Oonas Schwangerschaft und der Geburt ihrer Tochter nicht zu leugnen war. Am Ende rief er, an die Geschworenen, elf Frauen und einen Mann gewandt, aus: »Viele Jahre lang war

181

niemand imstande, Chaplins Lüsternheit Einhalt zu gebieten –
nur Sie können es. Frauen und Mütter in unserem Lande erwarten, daß Sie ihm unwiderruflich das Handwerk legen.«
Mit elf zu einer Stimme erklärte die Jury Chaplin zum Vater von
Joans Kind. Carol-Ann erhielt das Recht, den Namen Chaplin zu
tragen, und Chaplin wurde zu Unterhaltszahlungen bis zu ihrem
einundzwanzigsten Lebensjahr verpflichtet. Sein Antrag auf ein
Wiederaufnahmeverfahren wurde am 6. Juni 1945 abgelehnt.
Es war unausweichlich, daß Chaplin nach diesem Schauspiel zu
einem Objekt der Abneigung, des Zweifels, der Verdächtigungen,
ja einfach zum Symbol der Unmoral für jede Form von amerikanischem Puritanismus und Antikommunismus wurde. Die Ehe
zwischen ihm, dem alten Mann, und Oona, der dritten Kindfrau,
die für drei folgende Jahrzehnte seines Lebens ohne Sensationen
und Skandale verlief, änderte für lange Zeit wenig. Eher bot das
Bild Chaplins als sexuelles Phänomen neue Angriffspunkte, als
Oona ihrem siebenunddreißig Jahre älteren Mann bis zu dessen
dreiundsiebzigstem Lebensjahr nach Geraldine noch weitere sieben Kinder gebar: Michael 1946, Josephine 1949, Victoria 1951,
Eugene 1953, Jane Cecil 1957, Annette Emily 1979 und Christo-
pher 1952. Selbst für das amerikanische Federal Bureau of Investigation war seine Virilität Gegenstand von Untersuchungen, als
er und Oona 1948 angesichts offener amerikanischer Feindseligkeiten eine Reise in Chaplins britische Heimat planten.
Chaplin erhielt keine Genehmigung zur Rückkehr in die Vereinigten Staaten, als er im September 1952 tatsächlich mit seiner
Familie und seinem letzten erfolgreichen Film »Rampenlicht«
Amerika verließ. So begann sein Leben in Croisier-sur-Vevey.
Als Chaplin 1977 – nur noch mit Oona verbunden – starb, war er
zwar ein von Gicht geplagter Mann, der an dementialen Gehirn-
störungen litt, sich meist im Rollstuhl bewegte und französische
Fernsehprogramme sah, die er kaum verstand. Aber als sein Leben
an einem Weihnachtstag endete, geschah es ruhig, im Schlaf,

Gleiches konnte man von Leopold Stokowski, dem Londoner und
New Yorker Kirchenorganisten sowie später weltbekannten Di-

rektor der Symphonieorchester von Cincinnati, New York und Houston sagen, als er 1977, fünfundneunzig Jahre alt und bis zuletzt Frauenaffären nicht abgeneigt, im englischen Nether Wallop starb.

Ein Amerikaner, Rodger J. Fadness, meinte über den 1882 als Sohn eines nach London emigrierten polnisch-jüdischen Tischlers und einer Irin geborenen Dirigenten: »Stokowski, großgewachsen, schlank, blauäugig und blond, widmete der Verführung von Frauen ... ebensoviel Zeit wie seiner Musik.« Andere waren der Ansicht, er habe den Frauen mehr Zeit gewidmet als der Musik und fanden beträchtliche Zustimmung. Sicher war, daß die drei Frauen, die er im Laufe seines Lebens heiratete, sich wieder von ihm trennten, weil sie die Zahl seiner Affären mit verheirateten, ledigen, erwachsenen wie kindhaften weiblichen Wesen nicht länger ertrugen.

Lucie Hickenlooper aus Texas, eine bedeutende Konzertpianistin, die den Namen Olga Samaroff angenommen hatte, war die erste seiner Ehefrauen. Sie war eine große, anziehende Erscheinung, hatte in Paris und Berlin Musik studiert, und wo immer sie – gleich, ob in London, Philadelphia oder New York, allein oder mit einem Bostoner Symphoniequartett – auftrat, füllten sich die Säle. Sie verfiel dem dreiundzwanzigjährigen Stokowski, als sie ihn in der St.-Bartholomew's-Kirche an der New Yorker Madison Avenue zum erstenmal Orgel spielen hörte und der blonde Charmeur und Poseur sein Spiel unterbrach, um quer über die Bänke bis zu ihrem Platz zu klettern und die zwei Jahre Ältere mit slawischem Überschwang zu umarmen und zu küssen. Bis zum 18. Mai 1948, an dem Olga fünfundzwanzig Jahre nach der Scheidung von Stokowski in ihrer New Yorker Wohnung an einem Herzinfarkt starb, brachte sie ihn (um eine amerikanische Formulierung zu gebrauchen) »nicht mehr aus ihrem System heraus«. Es waren die seelischen Wunden, die er ihr durch seine hemmungslose sexuelle Promiskuität zugefügt hatte, an denen sie schließlich starb.

Es blieb umstritten, ob eine jähe Anwandlung seiner wohlfeilen Liebe oder aber kühle Berechnung ihn in New York veranlaßt hatte, über die Kirchenbänke zu springen, eine Liaison mit der »im Sturm Genommenen« zu beginnen und sie 1911 zu heiraten. Bis dahin hatte sie ihre eigene Karriere fast aufgegeben und alles, was in ihrer Macht stand, getan, um »Stoki« die Position des Direktors eines Symphonieorchesters zu verschaffen, dessen Geldgeber und Manager sich unter Orchesterdirektoren Showmen vorstellten – eine Vorstellung, die Stokowski als Musiker und Poseur genau erfüllte. Er wurde Direktor des Symphonieorchesters von Cincinnati.

Olga hätte sich viele Schmerzen erspart, wenn sie den Scharen von Mädchen und Frauen Cincinnatis und vieler Gastspielorte mehr Beachtung geschenkt hätte. Sie strömten von Anfang an zu jedem Stokowski-Konzert, und eine beträchtliche Zahl war bereit oder begierig darauf, sich dem inzwischen neunundzwanzigjährigen Maestro an den unwahrscheinlichsten Treffpunkten »hinzugeben«. Es wurde über Mädchen und Frauen berichtet, die auch im Winter unter ihrem Kleid nackt die Konzertsäle betraten und während Stokowskis großer Show Orgasmen erlebten.

Es dauerte bis 1913 und bis zu den bitteren Erfahrungen einer gemeinsamen musikalischen Reise nach München, bis Olga inmitten ihrer Begeisterung für die bayerische Hauptstadt als einer »Stadt des Herzens« gewahr wurde, daß Stokowski (mittlerweile statt seiner fülligen Dirigentenmähne mit erotisch wirksamem glattrasiertem Kopf) auch in Münchner Frauen, gleich welchen Alters, sexuelle Regungen weckte. Er nutzte sie, wo immer sich die Gelegenheit dazu ergab. Als Olga ihn schließlich im eigenen Bett mit einer üppigen Bayerin überraschte, unterbreitete er ihr seine Philosophie über den Ursprung seiner Genialität. Sie erwuchs aus dem ständigen Wechselspiel zwischen sexueller Anspannung und Entladung, und für dieses Wechselspiel reichte eine Frau allein niemals aus.

1914 nahm sie, um Abstand zu gewinnen, ihre eigenen Konzerttourneen wieder auf. Doch ihre Bindung an Stokowski war noch immer zu stark, als daß sie durch ihre Beziehungen in der Stille nicht weiter dazu beigetragen hätte, die wichtigsten Kunstmäzene von Philadelphia, die Verlegerfamilie der Zeitschrift »Ladies'

Home Journal«, Cyrus Curtis und seine Frau Marie Louise sowie den Chefredakteur Edward Bok auf Stokowski aufmerksam zu machen. Unter Olgas Einfluß ließen sie sich von ihm als »Prinzen der Dirigenten« bezaubern und übertrugen ihm die Leitung des Symphonieorchesters von Philadelphia. Die Cincinnati-Ära ging zu Ende und machte einem gewaltigen Sprung in Stokowskis Karriere Platz.

Für kurze Zeit zeigte er einen Anflug dankbarer Mäßigung. Das große Haus an der Mermaid Lane, in dem beide lebten, hallte wider von gleichzeitigen Übungen – Stokowski spielte Tschaikowsky, Olga Rachmaninow. Olga gebar sogar eine Tochter Sonya, und noch einmal reisten sie nach Europa. Aber Paris war zuviel für Stokowskis gute Vorsätze. Nach wahllos-unverhüllten Abenteuern in den Betten von Pariser Gräfinnen, Pianistinnen, Balletteusen und Mademoiselles jeder Provenienz kehrte Stokowski allein nach Philadelphia zurück. Er ließ keine Zeit verstreichen, bevor er in seinem (von Rodger J. Fadness als »ganz in Chartreuse gehalten« beschriebenen) Schlafzimmer Gesellschaftsdamen, Schauspielerinnen, Sängerinnen und Tänzerinnen ebenso empfing wie Studentinnen und Schülerinnen.

1923 endlich begehrte Olga die Scheidung und bemerkte in einem von Schmerz erfüllten Brief: »Wenn man einen Mann liebt und alles auf Erden Mögliche getan hat, um ihn erfolgreich und glücklich zu machen, um schließlich erkennen zu müssen, daß ihm die Umarmungen selbst von Backfischen wichtiger sind als alles andere, bleibt kein anderer Weg.«

Im gleichen Jahr begründeten Cyrus und Marie Louise Curtis in Philadelphia ein großes Institut für Musikstudien. Über der Bewunderung für ihren Symphoniker vergaßen sie ihre puritanischen Grundsätze und ernannten Stokowski zum Direktor der Orchesterabteilung. Was immer er in dieser Position an Vergänglichem oder Unvergänglichem leistete – seine erotischen Bedürfnisse waren ohne Grenzen, und seine Abenteuer in einem neuen eigenen Haus am Ritterhouse Square in unmittelbarer Nähe des Instituts wurden so bekannt, daß manche Kreise das Curtis-Institut insgeheim in »coitus-institute« umbenannten.

185

Stokowski war vierundvierzig Jahre alt, als er 1926 seinen sinnlichen Charme auf Evangeline, die achtundzwanzigjährige Tochter von Robert Wood Johnson, dem größten amerikanischen Hersteller von Produkten zur Kinderpflege, richtete. Sie heirateten nur drei Monate nach ihrer ersten Begegnung.

Es war eine groteske Verbindung. Evangeline war Pilotin und flog einen eigenen Doppeldecker, während Stokowski das Fliegen haßte und niemals ein Flugzeug betrat. Evangeline tummelte sich bei jeder Gelegenheit in den Brechern vor der Atlantikküste, während Stokowski das Meer und sportliche Strapazen mied und sich bestenfalls auf Yogaübungen einließ. Es war begreiflich, daß Journalisten, die sich mittlerweile daran gewöhnt hatten, jedes Abenteuer des »großen Liebhabers« im Auge zu behalten, argwöhnten, Evangelines Reichtum sei diesmal der Anlaß für Stokowskis Heirat gewesen. Was bei Evangeline die Entscheidung beeinflußt hatte, Neugier auf den von orgiastischen Legenden umgebenen sexuellen Zauberer oder der Wunsch nach Prominenz fern von Babypuder, blieb eine offene Frage. Daß Evangeline ihrem Ehemann Freiheit für die Erfüllung aller sexuellen Bedürfnisse zugestand, erleichterte das Rätselraten nicht.

1927 brachte sie eine Tochter mit dem exzentrischen Namen Gloria Amoris Ndya Yuba Marzenka Stanislawa zur Welt und 1931 eine weitere Tochter Sadja. Stokowski erhielt von den Curtis' Urlaub für eine Weltreise. Sie führte ihn und Evangeline, ohne die Kinder, von Paris über Jerusalem, Bagdad, große Teile Indiens und der Sowjetunion nach Paris und von dort nach Philadelphia zurück. Gleich zu Anfang der Reise erhielt Evangeline unbegrenzte Gelegenheit, darüber nachzudenken, ob sie bei ihrer Großzügigkeit gegenüber Stokowskis Erfüllung seiner Bedürfnisse nicht zu weit gegangen war. Es gab, so hieß es, keine Spezies nahöstlicher, fernöstlicher oder russischer Mädchen und Frauen, mit denen er nicht die Quellen seines Genius, die Anspannung und Entladung seiner sexuellen Potenz, ausgeschöpft hätte. So war Evangeline auf Überraschungen vorbereitet, als sie 1937 durch ihre ältere Tochter erfuhr, daß deren gesamte Schulklasse über eine Liaison zwischen Stokowski und Greta Garbo (der »Göttlichen« von Hollywood) unterrichtet war – nur sie selber nicht.

Diesmal, so schien ihr, wurde ihre Toleranz überfordert. So beantragte sie 1938 die Scheidung, während Greta Garbo nach eigenen Worten »die sinnliche Elektrizität Stokowskis bis in die letzte Faser ihres Körpers« verspürte. Im Verlauf einer zehnwöchigen Reise trafen sie sich (ständig von Reportern verfolgt) in Neapel, Ravello, Capri, Rom, Stockholm, Paris und an zahllosen anderen Orten, bevor sie sich 1939 in Hollywood wieder trennten und Stokowski auf seine Jagdgründe in Philadelphia zurückkehrte.

Symphonieorchester und Curtis-Institut nahmen ihn für sechs Jahre wieder auf, ohne daß sich an seinen Gewohnheiten das Geringste geändert hätte. Als Dreiundsechzigjähriger lernte er bei einem Prominentendinner seine dritte und letzte Ehefrau kennen. Gloria Vanderbilt war dreiundzwanzig Jahre alt, großgewachsen und nach damaligen Begriffen schön. Sie erholte sich gerade von einer ersten Ehe und verfügte wie Evangeline Johnson über erhebliches Vermögen. Mit welcher Leidenschaft sie dem mittlerweile Weißhaarigen erlag, zeigte sich, als sie ihn ihrer Mutter mit den Worten vorstellte: »Mummy, das ist er ... Das ist Leopold Stokowski. Ich werde ihn heiraten und bin die glücklichste Frau der Welt.«

Stokowski zog mit ihr in ein luxuriöses Penthouse in New York, und sie gebar ihm zwei Söhne, Stan und Chris. Doch nach vielen Vorwarnungen durch Reporter, die Stokowski auch bei »quickies« und »one-night-stands« verfolgten, berichteten Zeitungen, daß Gloria sich seit langem als Angehörige eines Harems fühlte. Als sie in seinen achtlos umhergestreuten Terminbüchern die vollen Namen von Freundinnen ebenso wie unbekannter Damen und Nicht-Damen fand, zog sie mit den Kindern in das New Yorker »Ambassador«. Während Stokowski 1957–1959 in Texas die Houston-Symphoniker dirigierte und auch unter Texanerinnen seine gewohnten Erfolge erntete, eröffnete sie den Kampf um die Scheidung und den Besitz der Kinder. Sie bezeichnete Stokowski in einer Klageschrift als einen Sexomanen, der auch in Gegenwart der Kinder nur leicht bekleidet sein Vergnügen mit Frauen suchte, und die Gerichte gaben ihr recht.

Stokowski war nun beinahe achtzig Jahre alt, aber auch nach einem leichten Herzinfarkt nicht gewillt, sein Leben zu ändern. Er ließ sich in England nieder und schloß mit vierundneunzig Jahren noch einen Sechsjahresvertrag mit dem britischen Fernsehen ab – ein Jahr, bevor er in seinem Studio im Schlaf und ohne prostatischen Ärger starb.

Die Brüder Lee und Jake Shubert, die zwischen 1901 und 1960 die New Yorker Broadway-Theater begründeten und ihren Nachfahren Besitz oder Management von 70 Prozent aller Theater in New York und im übrigen Amerika hinterließen, waren Söhne des litauischen Hausierers David Szemanski, der 1882 in die Vereinigten Staaten einwanderte.

Ein schlechtgelaunter Immigrationsbeamter hielt Szemanski für unaussprechlich und erfand einen neuen Namen: Shubert. Dabei blieb es.

Shubert, seine Frau Catarina, ihre Söhne Levi, Samuel, Jacob sowie drei Töchter fanden schließlich eine Bleibe in Syracuse im Staat New York. Aber Shubert, der Vater, ging in der ungewohnten neuen Welt in Armut, Verzweiflung und Whiskeyrausch zugrunde. Seine Söhne, die bei seinem Tode 1893 neunzehn, sechzehn und vierzehn Jahre alt waren und sich mittlerweile Lee, Sam und Jake nannten, hatten dagegen nicht die Absicht unterzugehen.

Ihre Karrieren begannen, als Lee sich einen Zeitungsverkaufsplatz vor einem zeitgenössischen Syracuser Theater, dem »Wieting«, im Kampf mit irischen Rivalen erprügelte. Von dort war der Weg hinter die Theaterkulissen nicht weit. Mit wachsender Faszination beobachtete er die ersten Tanz- und Chorusgirls seines Lebens. Sie trugen zwar noch fleischfarbene Trikots und zeigten keine nackte Haut. Aber ihre Schamhügel zeichneten sich deutlich unter dem Gewebe ab, und auch über den Brüsten und Brustwarzen spannten sich die Trikots.

Lee merkte sich auch, daß Bürger von Syracuse bereit waren, für den Anblick von Showgirls zu bezahlen, und nicht nur für Girls, sondern auch für Stücke, in denen Liebende sich fanden und das Gute siegte, oder Operetten, in denen es auf mehr musikalische Weise ebenso zuging. Die Brüder besaßen keinen Funken Geschmack. Lee hatte kein musikalisches Gehör. Auch Jake war bis ans Ende seiner Tage unfähig, Noten zu lesen und Töne zu unterscheiden. Aber nachdem Lee und später auch Sam erkannt hatten, daß sich mit Theatern Geld machen ließ, benötigten sie nur noch die Rücksichtslosigkeit von Eroberern, um Theater in ihren Besitz zu bringen oder ihr Management zu übernehmen. Aufführungsrechte an Stücken oder Operetten waren zu kaufen, zu mieten oder zu stehlen, Regisseure, Schauspieler und Schauspielerinnen, Sänger und Sängerinnen möglichst billig zu engagieren und Tanz- und Chorusgirls mit wenig Geld und um so mehr Illusionen über Traumkarrieren anzuheuern. An Rücksichtslosigkeit (ihre Feinde meinten: Ruchlosigkeit) fehlte es ihnen nicht.

Bis zum Jahre 1900 hatten sie in drei Syracuser Theatern als Kassierer und Buchhalter Fuß gefaßt, eine Shubert-Theatergesellschaft gegründet und eine erste Tournee mit einem Stück »Der Texas-Stier« veranstaltet. Das Stück war Theaterschrott, aber erfolgreich. Mit Darlehen des Syracuser Kleiderhändlers Jacob pachteten sie das notleidende New Yorker »Herald-Square«-Theater und wenig später eine zweite bankrotte Bühne, das »Capitol«. Das »Capitol« eroberten sie mit Knütteln und Fäusten, weil ihre Vorgänger nicht aufgeben wollten und sich hinter den Theatereingängen verschanzten.

Schon 1902 importierten sie aus Deutschland eine Operette, »Alt Heidelberg«, ein Stück voller Liebe und Romantik. Sie war ebenfalls Theaterschrott. Aber auch sie wurde ein Erfolg. Zwei Jahre später schon offerierten sie unter der Devise »Messrs. Shubert stellen vor...« eine Show unter dem Titel »Lady Teazle« mit nicht weniger als sechsundachtzig üppigen, aber vorerst noch in Trikots gehüllten Girls (von sechzehn Jahren aufwärts). Die Brüder waren auf dem Weg nach oben angelangt.

Zufälle halfen ihnen, dem bis dahin absoluten Herrscher über das amerikanische Theater, Abraham Lincoln Erlanger aus Buffalo, klarzumachen, daß sie an seinen Geschäften teilhaben wollten. Erlanger (mit einer Napoleon-Büste auf seinem Kamin), der den Theaterverkauf und die Vermittlung von Stücken und Schauspielern für 95 Prozent aller amerikanischen Bühnen in seiner Hand vereinigt hatte, drohte, daß er die Shuberts »wie Moskitos zerquetschen« werde. Dazu kam es jedoch nicht. Zufall oder Schicksal wollten es, daß eines der größten Erlanger-Theater, das »Iroquois« in Chicago, niederbrannte. Sechshundert Besucher fanden den Tod, weil Erlanger jegliche Sicherung gegen Brände eingespart hatte. Der folgende Skandal erschütterte Erlangers Imperium. Theater schlossen ihre Türen, und die Shuberts kauften jede Bühne, die auf dem Markt verschleudert wurde. 1905 besaßen sie – von New York bis Cincinnati – nicht weniger als dreißig Theater. Im gleichen Jahr kam Sam bei einem Eisenbahnunglück ums Leben. Aber Lee und Jake setzten ihren Weg als Eroberer fort.

Als erstes engagierten sie Sarah Bernhardt für eine gigantische allamerikanische Tournee. Von Sarah wußten sie nicht mehr, als daß sie in Frankreich und Europa die Theaterkassen füllte. Mehr aber erwarteten sie auch nicht von ihr. Als Erlanger ihnen die Theater sperrte, die er noch beherrschte, mieteten sie von dem Zirkusunternehmer Barnum dessen größtes Zelt, verwandelten es in eine Wanderbühne und zogen mit Sarah Bernhardt von Stadt zu Stadt. Die Tournee wurde zu einem beispiellosen Triumph und zum größten Geschäft ihrer bisherigen Geschichte.

Wenig später waren die Shuberts Eigentümer von mehr als siebzig Theatern. 1926 waren es einhundertundzwanzig, und Erlanger war am Ende. Selbst sein Theaterkartensyndikat ging in die Hände der Shuberts über.

Mit ingeniösen wie skandalösen Tricks überdauerten sie die Wirtschaftskrise von 1929. Sie ließen ihr Theaterimperium in fingierten Konkursen untergehen. Dann ersteigerten sie für lächerliche Summen die Trümmer, und eine neue Shubert Theater Corporation mit Lee als Präsident und Jake als Vizepräsident erhob sich wie ein Phönix aus der falschen Asche. Der Zweite Weltkrieg bescherte ihnen ein ungeheures amerikanisches Bedürfnis nach Unterhaltung. 1950 beherrschten sie 60 Prozent der New Yorker und 90 Prozent der amerikanischen Theater. 1954, zur Zeit von Lee Shuberts Tod, stellten sie ihre fünfhundertundzwanzigste Bühnenproduktion vor. Die Zahl der Showgirls, die auf ihren Bühnen agiert hatten oder agierten, überschritt die fünftausend. Kurz darauf wurde Jake durch Antitrustgesetze zwar gezwungen, sein Theaterkartensyndikat aufzugeben und zwölf Theater zu verkaufen. Aber die Shuberts blieben eine Macht – weit über Jakes Tod im Jahre 1963 hinaus.

Für die aufsteigende Klasse von Sexualforschern war es wahrscheinlich ein natürliches Phänomen, daß Lees und später Sams und Jakes jugendliche Begegnung mit Showgirls ihren Charakter, ihre Gewohnheiten und die Potenz und Dauerhaftigkeit ihrer sexuellen Triebe formte. Es war aber ein besonderes Phänomen, das die Brüder als Moguln des Theaters in die Lage versetzte, sich unerschöpfliche Reservoirs an Mädchen und Frauen für die Befriedigung aller erdenklichen Lüste zu schaffen. Shubert- und später Ziegfeld-Tanz- und Chorusgirls wurden von 1901 an für ein halbes Jahrhundert eine unerschöpfliche Quelle ständigen Nachschubs.

Lees morgendliche Anordnung: »Das Girl am linken (rechten) Chorusflügel, Numero drei (oder vier, acht oder zehn) soll sich um elf Uhr bei mir melden«, wurde zu einer Legende. Mädchen und Frauen, die er zu sich beorderte, erschienen in Lees Büro. Widerspruch oder Nichterscheinen bedeuteten Entlassung. Pünktlichkeit war ein Teil der Regeln. Selbst die Zeit für Entkleiden und Ankleiden war einkalkuliert. Der Ablauf des Reglements wurde nur durch ungewöhnlich dringende geschäftliche Angelegenheiten behindert. Die Beorderte wurde mit den Worten beschieden: »Mister Lee ist in einer Konferenz«, und sie war frei für den betreffenden Tag.

In den Anfängen begnügte Lee sich mit konventionellen »quickies« auf dem Schreibtisch und einer Couch seines Studios.

Später befand sich zur Linken des Studios eine Art Schlafzimmer mit einem zweckmäßig eingerichteten Bett für das Girl vom Dienst. Auf der gegenüberliegenden Studioseite führte eine Tür in ein anspruchsvolleres »Boudouir« mit luxuriöserer Einrichtung. Hierhin wurden Stars oder Mädchen, die Starqualitäten besaßen, beordert.

Lee betrachtete seine Sexualakte und ihren Lustgewinn als isometrische Übungen, die für sein physisches Wohlbefinden unerläßlich waren. Er organisierte sie kühl, mit unbewegtem, (durch eine jodhaltige Lotion) gebräuntem, ägyptisch-pharaonisch wirkendem Gesicht, das ihm den Namen eines »Broadway-Pharao« eintrug. Die Ausübung war angeblich entsprechend: orgastisch, aber ohne jede Emotion.

Solch logistisches Reglement bedeutete nicht, daß es im Laufe der Jahre nicht Änderungen in Quantität und Qualität gegeben hätte. 1912 wurde das Reservoir der Showgirls vergrößert. Gleichzeitig entließ Lee einen großen Teil der bis dahin bevorzugten üppigen Mädchen mit vollen Schenkeln, Hüften, Schamhügeln und Brüsten. Die neuen Favoritinnen waren schlanker, hatten lange Beine, schmalere Schenkel und Hüften und kleinere straffe Brüste mit spitzen Warzen. Zum erstenmal trugen sie weniger Trikot und zeigten an Beinen, Armen, Schultern und Brustansatz mehr nackte Haut.

Die »lustvolle Welt« von Lees isometrischer Sexualität erfuhr bis zum Jahre 1930 keine Störung. Dann – mit nur neunundfünfzig Jahren – überfielen ihn »Blasen- und Harnröhrenstörungen« sowie Schmerzen beim »fuck«. Zunächst argwöhnte er den Anschlag eines tripperkranken Girls, das aus irgendeinem Grund Rache an ihm nehmen wollte. Seine mißtrauische Seele malte sich Komplotte zwischen Medizinern und Chorusmädchen aus.

Als neue Chirurgen und sogar Naturheilkundige, die er zu sich beordert, ihm klarzumachen versuchten, daß er weder an Gonorrhoe noch an Syphilis litt, sondern daß seine Prostata erkrankt war, reagierte er mit Injurien gegen diese Infamie des Schicksals. Aber erst als die ersten Harnsperren eintraten und die schmerzhafte Entleerung seiner Blase durch Katheter begann, willigte er in eine Operation ein.

Mitte Dezember 1931 wurde er (gegenüber der Presse unter dem Vorwand eines Nervenzusammenbruchs) in das New Yorker Mount Sinai Hospital gebracht. Der Urologe, der ihn operierte, fühlte sich in der suprapubischen Prostatektomie und noch nicht in der umkämpften transurethralen Chirurgie zu Hause. Aber Lee brachte die einstündige Operation ohne Probleme hinter sich. Erst nachher geriet er durch Blutungen aus dem Prostatabett und eine Infektion, noch ohne Sulfonamide oder Antibiotika, in eine Krise. Doch er erholte sich nach fünf Wochen. Dann allerdings lautete eine seiner ersten Fragen: »Wie steht es mit den Girls?«

Er mißtraute der Versicherung, daß er mit der gleichen Potenz rechnen könne, derer er sich vor der Operation erfreut hatte. Beruhigt war er erst, als er nach der geheimgehaltenen Entlassung aus dem Mount Sinai seine ersten Übungen mit »Probegirls« erfolgreich hinter sich gebracht hatte. Danach setzte er seine Gewohnheiten weitere zwei Jahrzehnte lang ohne jede Störung fort. Als er 1952 und 1953 wieder ins Mount Sinai gebracht wurde, litt er an einer Gehirnblutung. Auf die erste folgte eine zweite, und er starb im Dezember 1953 in seinem einundachtzigsten Lebensjahr.

Jake Shuberts Prostata widerstand länger den Anforderungen, die er (ohne Lees präzise Logistik) mit einer Art Spontaneität, die ihn auszeichnete, an sie stellte. Er ließ keine Schlafzimmer für Girls oder Stars neben seinem Büro einrichten und agierte nicht nach Plan. Girls, die ihm gerade zusagten, unterschied er nach »showgirls« (ausgewachsen), »mediums« (halb erwachsen) und »ponies« (den jüngsten). Sie bildeten unter ständigem Nachschub einen Harem, den er arrogant prahlend zu Dinners und Parties ausführte. Seine Art von Übungen mit Haremgirls erledigte er (Wahrheit oder Legende), wie und wo es sich gerade ergab und spontane »Geilheit« ihn überfiel – stehend, gebückt, in Lifts, Telefonkabinen, Autos oder Garagen, hinter Kulissen und Garderoben.

Im Gegensatz zu Lee reizten kleine Brüste ihn nicht. Große, feste Brüste erregten seine Libido. 1923 tat er, nach einer weiteren stufenweisen Beseitigung der Trikots, den ersten Schritt zu einer für New York noch sensationell-skandalösen Neuerung. Chorusgirls traten fortan mit nackten Brüsten auf. Sofern sie sich weigerten, wurden sie mit der Begründung entlassen: »Für Weiber, die ihre Titten nicht herzeigen, ist in meinen Shows kein Platz.«
Verwunderlicherweise heiratete er ein irisches Showgirl, Katherine Dealy. Doch er tat es (so die Legende) nur, um einen Sohn und Nachfolger zu zeugen. Nach Beginn der Schwangerschaft und der Geburt von John Shubert kümmerte er sich nicht länger um Katherine, sondern behandelte sie so rüde, daß sie sich aus Furcht in ihrer Wohnung verschanzte und die Lebensmittel, die Nachbarn ihr besorgten, an einem Seil zu ihrem Küchenfenster hinaufzog. 1917 ging die Ehe unter erbitterten juristischen Kämpfen um Katherines Klage auf Ehebruch auch äußerlich zu Ende.

John – unglücklich zerrissen zwischen seinen Eltern – sah schon mit fünf Jahren mehr nackte Frauen, Geschlechtsakte und Perversionen als die Mehrzahl anderer Kinder von New York. Jakes Reaktion lautete: »Das ist in Ordnung. Er muß die Weiber früh in seinem System haben.«

Jake Shuberts Kastanie leistete alles, was er von ihr erwartete, bevor auch sie 1951 ein Adenom entwickelte und er mit vierundsiebzig Jahren den Weg ins Mount Sinai antrat. Er war fünfzehn Jahre älter, als Lee zur Zeit seiner Operation gewesen war. Auch sein Urologe war noch in der suprapubischen Prostatektomie mehr zu Hause als in der transurethralen. Aber ihm kamen neue Methoden der Narkose und Blutungshemmer zu Hilfe. So kehrte Jake schneller als Lee nach Hause zurück – sofern man bei einem Mann seines Kalibers von »Zuhause« sprechen konnte. Nach der Operation lebte er noch elf Jahre, bevor er mit fünfundachtzig an fortschreitender Dementia starb. Er überlebte sogar seinen unglücklichen Sohn, der vor ihm an einem Herzinfarkt zugrunde ging.

Das Broadway-Theater bot noch zahlreiche andere Beispiele für das Rätsel von Entwicklung oder Nichtentwicklung des Prostataadenoms. George S.

Kaufman, der 1889 geborene Sohn eines erfolglosen deutsch-jüdischen Einwanderers in Pittsburgh und einer schönen, neurotischen Mutter, war vier Jahrzehnte lang, zwischen den dreißiger und sechziger Jahren, der fruchtbarste Komödienschreiber Amerikas. Nach ärmlichen Zeiten als Humorkolumnist, Wetterreporter und schließlich, 1928, Dramenkritiker der »New York Times« schrieb er bis zum Jahre 1955 fünfundvierzig Komödien und Musicals – von »Among Those Present« über »First Lady« und »Park Avenue« bis zu »Silk Stockings«. Sechsundzwanzig davon waren mehr als erfolgreich. Zwei verhalfen ihm zu Pulitzer-Preisen, und nebenher fand der kleingewachsene, bebrillte, schüchterne, hypochondrische Mann Zeit für Seitensprünge als Schauspieler, Regisseur, Kartenspieler und – vor allem – Frauenheld einer besonderen Art.

Eine Kuriosität seiner Entwicklung als wohlerzogener Bürgerssohn lag darin, daß er als Fünfzehnjähriger zusammen mit ebenso bürgerlichen Schulfreunden einen nächtlichen Streifzug durch Philadelphias Bordelle unternommen hatte. Alle hatte – so hieß es – der Anblick zweier puertorikanischer Huren, deren schwarze Schamhaare von den Schenkeln bis zum Bauchnabel reichten, so schockiert, daß sie geflüchtet waren. Sie hatten sich untereinander geschworen, bis zu ihrer Eheschließung keine Frau zu berühren.

Zumindest Kaufman hatte sich an diesen Schwur gehalten und 1916, mit achtundzwanzig Jahren, als »männliche Jungfrau« eine junge Dame namens Bea Bakrow aus Rochester geheiratet. Vielleicht hatte Bea, die Tochter eines Konfektionsreisenden, die einen sicheren Instinkt für karrierefähige Männer besaß, die Initiative zu dieser Eheschließung ergriffen, weil sie Kaufmans Zukunft als Broadway-Star voraussah und bis zu ihrem Tode im Jahre 1945 die Früchte seines Ruhms als »Mrs. Kaufman« genoß. Vielleicht hatte sie die sexuelle Seite vorehelich nicht besonders beachtet. Auf jeden Fall mußte sie – so hieß es – ganz ihre

Befriedigung nach Kaufmans Exerzitien in beschworener Keuschheit in fremden Betten suchen.

Es gelang Kaufman zwar trotz seiner langen Enthaltsamkeit, Bea nach vielen verbissenen Anläufen zu schwängern. Aber danach verweigerte Kaufmans Penis jeden Hauch einer Erektion, und Bea und George S. trafen ein Abkommen, das zukünftige eheliche Beziehungen ausschloß und Bea völlige Freiheit in der Wahl männlicher Partner ließ. Als ihre Schwangerschaft darüber hinaus mit einer Fehlgeburt endete, kam dies einer Bestätigung und Besiegelung des Abkommens gleich.

Kaufman allerdings empfand diesen Ausgang als beschämende Niederlage. Sie wurde für ihn zum verbissenen Anlaß, den Rubikon der Keuschheit um jeden Preis (an Kosten und Training) hinter sich zurückzulassen. Nach außen blieb er der bebrillte, zurückhaltende, hypochondrische, manchmal witzig-sardonische Mann, dem niemals eine Andeutung sexueller Natur über die Lippen (oder in die Schreibmaschine) kam. Aber hinter dieser Fassade geschahen für ihn weltbewegend-erstaunliche Dinge. Von 1918 an eröffnete er ein Konto bei Polly Adler, der damals erfolgreichsten New Yorker Bordellmadame. Damit verbunden war ein Abkommen, wonach Polly regelmäßig ihre aufreizendsten und in sexuellem Männertraining erfahrensten Mädchen zu einer bestimmten Zeit unter eine bestimmte Straßenlaterne des Central Park zwischen der 73. und 74. Straße beorderte. Gleichzeitig mietete Kaufman in der 73. Straße ein Dauerappartement.

Von Vertragsabschluß an traf er Pollys Mädchen fast täglich unter der Laterne, fuhr mit ihnen in das Appartement und »absolvierte sein sexuelles Training«. Das Finanzielle erledigte Polly Adler, die ihm monatlich eine Abrechnung zur Liquidation übersandte.

Mitte der zwanziger Jahre entdeckte Kaufman, als er sein Basistraining hinter sich hatte, daß die Showgirls der Shubert-Theater genauso einfach und auf jeden Fall billiger zu haben waren als Pollys Huren. Er erfuhr, daß Mädchen, die von Lee oder Jake nicht in Anspruch genommen wurden und nichts gegen anderweitige abendliche Intimitäten einzuwenden hatten, bei den täglichen Theaterproben auf Zuschauersesseln Platz nahmen, die um eine Sesselbreite von den Seiten- oder Mittelgängen der Theater entfernt waren. Wer sie einladen wollte, nahm neben ihnen Platz. Das kam einer Verabredung gleich.

Polly Adler wunderte sich darüber, daß ihre Transaktionen mit Kaufman zwar nicht versiegten, aber an Volumen einbüßten, während Kaufman Mädchen in den verschiedensten Theatern auflas. Er lud sie zum Essen in Restaurants wie »Child's«, »Schrafft's«, »Sardi's«, »Twenty One« oder »Casino« ein und fuhr nachher mit ihnen in sein Appartement. Nach dem Ende der Exerzitien belohnte er sie mit einer Flasche Parfum.

Wahrscheinlich wäre nie bekanntgeworden, zu welchen Macholeistungen er es in sechzehn Jahren mit ungezählten Frauen gebracht hatte, wenn ihm nicht im Januar 1934 eine Filmschauspielerin über den Weg gelaufen wäre, die durch eine Verwicklung von Umständen alles ans grellste Licht der Öffentlichkeit brachte, was bis dahin verborgen gewesen war.

Es handelte sich um Lucile Langehanke aus Illinois, die unter dem Namen Mary Astor eine Filmkarriere in Hollywood gemacht hatte, in ernsthaften und erfolgreichen Filmen wie »Die Spur des Falken« auftrat und Jahrzehnte später, nach der Beteiligung an einhundert weiteren Filmen, im einundachtzigsten Lebensjahr verstarb. 1934 war sie eine junge, dunkelhaarige Frau mit einem aufreizenden Körper, die Mutter einer Tochter aus der gelangweilten Ehe mit dem Anwalt Dr. Franklyn Thorpe und begleitet von einem Ruf außergewöhnlicher Sexualität.

Als sie am 14. Januar 1934 zu einem Besuch nach New York kam, hatte sie durch eine redselige Freundin einiges über Kaufman erfahren und suchte voller Neugier seine Bekanntschaft. Im Hotel »Algonquin«, wo der Bühnenliterat häufig inmitten von Künstlern, Schriftstellern und Kartenspielern residierte, erreichte sie ihr Ziel.

Kaufman war nicht abgeneigt, nach seinen Erlebnissen mit Theatergirls zur Abwechslung auch im »Algonquin« eine leichte Beute zu finden. Er führte Mary in das Restaurant »Twenty One« und danach in Broadway-Theater, die neue Stücke spielten, bevor er

197

mit ihr in das Appartement an der 73. Straße fuhr. Was er – ein wenig unvorsichtig geworden – nicht ahnte, war, daß Mary Astor seit längerem ein Tagebuch führte, in dem sie in Jungmädchenschrift, mit violetter Tinte und schamloser Offenheit ihre sexuellen Abenteuer und Erfahrungen im Detail beschrieb.

So notierte sie dieses Mal: »Dienstag abend hatten wir Dinner im ›Twenty One‹. Nachher, auf dem Weg zum Theater, wo ›Lauf, kleine Chilton‹ gegeben wurde, küßte er mich. Ich bin sicher, daß keiner von uns darauf achtete, worum es in dem Stück ging. Während der ersten beiden Akte spielten wir mit unseren Knien. Während des dritten Aktes war meine Hand nicht auf meinem Schoß. Es ist eine Weile her, daß ich einem Mann so offen zwischen die Beine griff. Aber ich konnte nicht widerstehen ...«

Danach fuhr sie fort: »Wir fuhren in die 73. Straße. Dort fickte er den Teufel aus mir heraus. Sobald George seine Brille absetzt, ist er ein anderer Mann. Seine Standfestigkeit ist unglaublich ... Wir trieben es die ganze Nacht ... Am Morgen fuhren wir in einer offenen Kutsche durch den Park. Die Vögel sangen ... Wunderbar, es auch noch auf die französische Tour zu machen, unter freiem Himmel ... War eine Frau je glücklicher? Ich glaube, George ist ständig hart ... Zwanzigmal, merk' es dir, Tagebuch, zwanzigmal!! Ich weiß nicht, wie er es macht ... Er ist perfekt.«

Auch jetzt noch wäre Kaufmans Geheimnis gewahrt geblieben, hätte er nicht 1935 den Auftrag übernommen, in Hollywood Texte für einen Film »Skandal in der Oper« zu schreiben. Nach der Ankunft in Kalifornien widerstand er nicht der Versuchung, seine Liebesspiele mit Mary Astor wiederaufzunehmen. So füllte sie ihr Tagebuch mit neuen Bekenntnissen: »Ich ging zum Beverly Wilshire Hotel ... Niemals vorher hat mich ein Mann so schnell ausgezogen. Es war wundervoll, den ganzen Nachmittag zu ficken ...« und wenig später, nach einem Besuch in Palm Springs: »Eine Wüstennacht. George drang in mich ein ... unter den Sternen.«

Die Verwicklung von Umständen, die Kaufmans geheimes Leben

aus seiner Verborgenheit herausriß, war darin begründet, daß zu dieser Zeit Dr. Franklyn Thorpe eine Klage auf Scheidung gegen Mary eingeleitet und den Antrag gestellt hatte, ihr wegen ihres ausschweifenden Lebenswandels die mütterlichen Sorgerechte für die Tochter zu entziehen. In den haßerfüllten häuslichen Kämpfen, welche die juristische Prozedur begleiteten, beging Mary einen der größten Fehler ihres Lebens. Sie vergaß, ihr Tagebuch einzuschließen, und Dr. Franklyn Thorpe fand es in ihrem Bett.

Er zögerte nicht, dem Scheidungsgericht das violette Dokument als schwerwiegendstes Beweismittel für Marys schamlose Untreue vorzulegen. Die folgenden Versuche zeitgemäß entsetzter Richter, das Tagebuch zu beschlagnahmen und zu verhindern, daß sein Inhalt den Zeitungen und der Öffentlichkeit bekannt wurde, scheiterten an der Zahl der Kopien, die Thorpes Anwälte vorsorglich hatten anfertigen lassen.

Die Schlagzeilen, die Kaufman als amerikanischen »Liebhaber No. 1« bezeichneten, waren größer als die Schlagzeilen über den gerade aktuellen Spanischen Bürgerkrieg. Keine einzige Zeitung, auch die »New York Times« nicht, verzichtete auf die Teilhabe an dem ungeheuren Spektakel.

Es dauerte lange, bis die Wogen des Skandals verebbten. Sie überschatteten für eine Weile Kaufmans Leben. Sie überschatteten die letzten Lebensjahre seiner »amtierenden Frau« Bea, die für sich und ihre Adoptivtochter Anne, zeitweilig aber auch für Kaufman, eine ländliche Zuflucht auf der Farm »Barky Sheaf« in Pennsylvania fand. Aber am Ende zerstörten sie weder seine Broadway- noch seine schriftstellerische Karriere. Noch änderten sie – für zwanzig weitere Lebensjahre – seine sexuelle Potenz und die Zahl der Frauen, die seine Nähe und Umarmung suchten. Eher vergrößerte sie sich unter der Wirkung von Mary Astors intimen Notizen und einem nachträglichen Bekenntnis, in dem sie Kaufman als den einzigen Mann bezeichnete, für den sie von einem Felsenkliff ins Meer springen und den Tod suchen würde. In einem der wenigen Einblicke, die Kaufman selbst in die Intimitäten seines Lebens gab, sprach er von den Frauen, die auf

Höhepunkten des Orgasmus schrien:»Oh, Mister Kaufman ...
Oh, Mister Kaufman!«
Später fand sich in der Pierpont-Morgan-Bibliothek in New
York zu allem Überfluß ein versiegelter Briefumschlag, hinter-
legt von der Schauspielerin Claire Luce. Er enthielt achtundsechzig intime Dokumente über Kaufman aus den Jahren
1938 bis 1953. Die Bestimmungen über die Eröffnung des
Dokuments legten fest, daß diese erst fünfzig Jahre nach der
Hinterlegung, im Jahre 2004, erfolgen dürfe. Aber die Existenz
der Geheimdokumente genügte, um zu zeigen, wie wenig Kaufmans außergewöhnliches Leben mit Mary Astors Indiskretionen
ein Ende gefunden hatte.
Doch dann, 1956, in Kaufmans sechsundsechzigstem Lebensjahr,
befiel ihn und seine so vielbeschäftigte Prostata ein Adenom.
Der Hypochonder, der trotz seiner vitalen Potenz jede denkbare
Erkrankung – von Augenleiden bis zu Lungenkrebs – fürchtete
und seiner Umgebung sogar die Erwähnung der Worte »Virus«
oder »Bakterium« verbot, hatte auch an das Adenom der Prostata
gedacht. Soweit bekannt, hatte er niemals das Wort »Prostata«
ausgesprochen, als ob er fürchtete, die Erwähnung der Kastanie
allein könne Unheil bedeuten. Er zeigte sich überrascht, als dieses
Unheil ihn nun doch ereilte.
Der Urologe im Mount Sinai, der ihn operierte, gehörte zu der
Urologengeneration, für die die transurethrale Technik bereits
zum Mittelpunkt ihrer Arbeit wurde. Er nahm Rücksicht auf
Kaufmans hypochondrische Ängste und erledigte die Operation
in drei aufeinanderfolgenden Akten. Aber danach kehrte Kaufman ohne Adenom nach Hause zurück.
Nicht befreit war er von seinen sonstigen neurotischen Ängsten
– insbesondere vor Gefäß- und Gehirnsklerosen, und es zeigte
sich, daß diesmal seine Ängste ihre Berechtigung hatten. Er starb
1961 an den Folgen einer Sklerose, im zweiundsiebzigsten Lebensjahr – nach dem Frühstück, an einem sonnigen Junimorgen.

Gabriele D'Annunzio, 1863 bei Pescara geboren, gestorben
1938 am Gardasee, der bekannteste erotisch-dekadente, alle

bürgerliche Moral verachtende, von Guy de Maupassant und Charles Swinburne beeinflußte italienische Poet, war niemals von Bescheidenheit geplagt. In Augenblicken, in denen er Zurückhaltung zu zeigen suchte, bezifferte er die Zahl der Mädchen und Frauen, die er im Laufe seines Lebens »besessen« hatte, mit rund eintausend. Aber Gerüchte, die schwerlich ohne sein Zutun entstanden waren, sprachen von zweitausend oder mehr.

Einer von D'Annunzios Biographen, Guglielmo Gatti, bemerkte: »Man übertreibt nicht, wenn man sagt, daß die Hälfte seines Lebens ausschließlich Frauen gewidmet war ... In seinem ganzen Leben existierte nicht eine noch so kurze Periode, in der er keine Beziehungen zu Frauen unterhielt.«

Sie begannen mit Clemenza Coccolina, einer zehn Jahre älteren Lehrerin, deren Hand er 1875 im Collegio Cicognini di Prato unbekümmert um seinen Penis legte. Sie endeten mit einer gewissen Clemátide (ohne überlieferten Nachnamen), die ihm 1938 im fünfundsiebzigsten Lebensjahr auf seinem Besitz »Vittorale« am Gardasee ihren Schoß und ihre Brüste für seine zittrig gewordenen erotischen Spiele darbot.

Sofern auch nur ein Teil jener tausend oder zweitausend Frauen ihm ihre (in seiner poetischen Verklärung meist) »göttlichen Schenkel« geöffnet hatten, gehörte dies zu den Mysterien der Sexualität. Er war das Gegenteil eines Beau, klein und blaß, mit Augen von so verwaschen-grünlicher Färbung, daß Sarah Bernhardt, die französische Tragödin und eine der wenigen, die ihm mit Verachtung widerstanden, rüde von »kleinen Klümpchen Scheiße« sprach.

Früh schon hatte D'Annunzio den größten Teil seiner rötlichen Haare verloren, und männliches Aussehen verdankte er Bart und Toupé.

Wenn er trotzdem Prinzessinnen, Fürstinnen und Gräfinnen, Frauen und Töchter aus Politik- und Finanzgesellschaft, prominente Schauspielerinnen, Pianistinnen, Sängerinnen, Tänzerinnen und Salondamen ebenso »besaß« wie Geschäfts- und Bürgersfrauen, Guts- und Hotelbesitzerinnen, Bäuerinnen, Zimmermädchen oder Kellnerinnen, dann erhob sich für Biographen die Frage: Warum? Es konnte nicht nur daran liegen, daß seine wortgewaltigen »Sturzbäche sinnlicher Anbetungs- und Verführungspoesie« auf Frauen wie ein »betäubendes Parfum« wirkten. An diese Möglichkeit dachte Isadora Duncan, die gefeierte Tänzerin, die in Paris einem von anbetenden Kniefällen begleiteten Ansturm von D'Annunzios erotischer Werbung so wie die Bernhardt widerstand.

In einer späteren Phase seines Lebens, während des Ersten Weltkrieges, erklärte sich ein Teil seiner Erfolge als Eroberer daraus, daß er zum Fliegerhelden Italiens gegen Österreich-Ungarn aufstieg und eine Helden- und Vaterlandserotik verbreitete, die zahlreiche Mädchen und Frauen zu seinem berühmt-berüchtigten Quartier »Casetta Rossa« am Canale Grande in Venedig trieb und sich ihm »zum Opfer« bringen ließ. Schon Vierzehnjährige, die in Notizen seines Sekretärs nur mit Vornamen wie Ada oder Maya verzeichnet waren, warteten vor seinem Schlafzimmer auf die Heimkehr des Helden vom Feindflug. Daß er nach dem Ende Österreich-Ungarns als bombastischer Dichter-Patriot mit Freischärlerbanden in das nichtitalienische Fiume, das den Italienern zu deren heller patriotischer Empörung bei den Friedensverhandlungen in Paris von 1919 nicht als Kriegsbeute zugestanden worden war, einmarschierte und es für eine Weile als ebenso bombastischer Diktator okkupierte, trug zu seiner Machoglorie bei. Die Schar der Frauen, die in seiner Residenz ein- und ausgingen, reichte von der jugendlichen Pianistin Luisa Buccera bis zu einer üppig-erotischen Kreolin namens Ambra. Mussolinis Gunst verhalf ihm schließlich zu offiziellem Nationalheldenruf, zum Rang eines Prinzen von Monte Nevoso, zu Wohlstand und zu den von einer herrschaftlichen Dienerschaft bevölkerten Besitzungen »Vittorale« und »Lo Schifamondo« am Gardasee, von denen eine besondere Verlockung für patriotisch lüsterne und prominentensüchtige Frauen ausging.

Was eine so erstaunliche Zahl von Mädchen und Frauen oft nur für den Augenblick eines orgiastischen oder enttäuschenden »coito«, für eine Nacht, für hektische Wochen, für tumultuöse Monate oder Jahre zu seinen sexuellen Partnerinnen, Sklavinnen und Opfern machte, hatte jedoch seine tiefsten Wurzeln woanders: in der poetisch verbrämten Triebhaftigkeit eines Eroberers mit untrüglichem Gespür für die Sehnsüchte und das unterdrückte Verlangen von Frauen seiner Zeit.

Die Sturzbäche seiner betäubend-erotischen Poesie waren nur Werkzeuge – so wie die Früchte einer fast unerschöpflichen sinnlichen Phantasie, die ihn besonders begehrte Frauen erst »nehmen« ließ, wenn er ihren nackten Leib mit Rosenblüten bestreut, ihren Schoß mit Orchideen umkränzt, ihre Brüste mit orientalisch duftenden Ölen gesalbt hatte. Werkzeuge waren auch seine schmalen Hände, die Frauenkörper zum Klingen brachten wie eine von Künstlerhand gespielte, lustvoll jubelnde Geige und den noch Jungfräulichen den Schmerz der Defloration nahmen, indem sie sie bis zum beginnenden Orgasmus reizten, bevor sein »Liebesspeer« in sie eindrang und ihr Schmerz in Lust unterging. Seine erstaunliche Virilität gab den Eroberungstricks die letzte Weihe.

Auf Clemenza Coccolina folgten schon bis zu seinem zwanzigsten Lebensjahr so viel halbwüchsige wie erwachsene Frauen, daß der niemals wirklich studierende Student D'Annunzio, der bei Verwandten, Freunden, Redakteuren und Regisseuren schnorrende Schuldenmacher D'Annunzio, der frenetische Schreiber von Artikeln, Bühnenstücken und Versen in Cafés wie dem »Grecco« in Rom nicht Zeit genug fand, sie alle in sein geheimes Notizbuch, später sein »libro segreto«, einzutragen. Man fand darin in wilder Folge mit vollen Namen oder Vornamen Theodolina Pomarici di Ciccarina (Lilia), eine Maurerstochter aus Pescara, Anna, Dalie, Valerie, Lila, Ida, Mathilde, Veronica, Maya, Mara, Ambra, Giselda Zucconi (Elda), die Tochter eines Garibaldi-Veteranen, und ungezählte Römerinnen, die er, so lange er sie begehrte und »beglückende Tode« in ihren Armen starb, mit Billetts der Anbetung überschüttete: »Meine Göttlichste, meine Angebetete, meine Himmlische, meine Schönste, meine Heilige...«

Im Frühjahr 1883, mit zwanzig, eroberte er die erste adelige Schönheit: Maria Hardouin di Gallese, Tochter des Duca di

Gallese im Palazzo Altemps zu Rom. Nach einer Nacht virtuoser Verführung in einem Haus von Freunden flüchtete die blondhaarige, blauäugige, bis dahin von Männern ferngehaltene und für den unberührten Eintritt in eine standesgerechte Ehe konservierte Schönheit mit himmlischen Brüsten und einem »in Flammen gesetzten Schoß« mit D'Annunzio nach Florenz. Beauftragte des Duca spürten beide in einem Haus auf, dem D'Annunzio den Namen »Haus der Stürme« gab. Maria wurde gewaltsam nach Rom zurückgebracht. Aber bei ihrer Heimkehr als Gefangene war sie bereits schwanger mit D'Annunzios erstem Sohn Mario Felice. Ein drohender Gesellschaftsskandal zwang den Duca, seine hörige Tochter in einer »eisigkalten Zeremonie« in der Kapelle seines Palazzos mit D'Annunzio zu verheiraten. Maria, die dem Poeten danach in billige Liebesquartiere in den Abruzzen folgte, ahnte nicht, welches Dasein sie erwartete. So lange die Schwangerschaft ihren Körper nicht entstellte, hielt seine Leidenschaft an. Doch dann verließ er sie unter dem Vorwand, in Rom Verse zur Vertonung durch Franz Liszt zu schreiben, der gerade in der italienischen Hauptstadt brillierte. Er schrieb tatsächlich Tausende glühender, romantischer Worte. Aber jede Nacht verbrachte er mit Sängerinnen, Tänzerinnen und – als sein Ruf als ausdauernder und trickreicher Liebhaber sich weiter verbreitete – in den Boudoirs römischer Damen. Marias Leben nach der Geburt Mario Felices wurde ein Kalvarienweg. In ihrer Verlassenheit schickte sie ihm Fluten von Briefen oder Telegrammen, in denen sie den fern von ihr nach immer neuen frustrierten Frauen fahndenden Nomaden um ein Wiedersehen, um Liebe, um die Umarmung wenigstens einer Nacht anflehte. Gelegentlich wurde sie durch huldvoll-herablassende Begegnungen mit D'Annunzio an den verschiedensten Orten, für ein paar Tage und Nächte besänftigt und verzieh ihm alle anderen Abenteuer, denen er sich hingab, sofern er sie nur nicht für immer verließ. Aber nach zwei weiteren Schwangerschaften, die ihn ihren »aufgeschwollenen« Körper wieder hassen ließen, ging Marias Odyssee 1897 zu Ende. Er trennte sich wortreich, aber mit unwiderruflicher Entschiedenheit von ihr, und sie versank in eine obskure Welt, in der sie sich und das verbliebene elterliche Erbe der Reform und Fürsorge für Homosexuelle hingab.

Zur Zeit der für ihn erlösenden, für Maria herzzerreißenden Trennung waren zehn Jahre vergangen, seit D'Annunzio 1887 eine andere Hauptgeliebte, Barbara Leoni, eine junge, in einer wohlhabenden Standesehe lebende Römerin, traf. Sie wurde durch ihn zur leidenschaftlichsten unter den Frauen, die er für kürzere oder längere Zeit an sich band – so leidenschaftlich, daß er von ihrer »sexuellen Gewalttätigkeit« sprach. Auch sie flüchtete mit ihm. Sie zogen durch leerstehende oder von Freunden und Bekannten gerade verlassene Villen Roms. Erotische Vereinigungen in Museen und Galerien erhielten durch die Gefahr der Entdeckung neue, perverse Reize.

Im April 1889 feierten sie das zweijährige Jubiläum ihrer ersten Begegnung durch eine orgiastische »Woche der Liebe« in einer Herberge in den Albaner Bergen. Wie ein »poetischer Vampir« begann D'Annunzio hier, jedes erotische Spiel, jede Zeremonie mit Rosen- und Margaritenblüten, jedes Detail von Barbaras schlafender oder in Orgasmen zuckender Nacktheit als Material für einen Schlüsselroman »L'Innocente« aufzuzeichnen, der 1892 erschien und seine Leserinnen nach dem großen Zauberer der Lust begehren ließ.

Unterdessen setzten sie ihre Liebesfeste in einem Zimmer an der römischen Via Gregoriana, danach in Faenza, Athen und schließlich in Neapel fort. Neapel wurde für Barbara zur erbarmungslosen Endstation, denn dort begegnete D'Annunzio 1892 der zwei Jahre älteren sizilianischen Prinzessin Maria Gravina Cruyllas di Ramacca. Seine feinen Sinne verrieten ihm sofort die erotische Unerfülltheit der scheuen, dunkelhaarigen Dreißigjährigen, die in einer von ihren Eltern verordneten Ehe mit einem neapolitanischen Grafen Anguissola di San Damiano wie eine Gefangene lebte. Maria Gravina erlag der Lüsternheit, die er in ihr weckte, so hemmungslos, daß sie zum Entsetzen ihrer Familie mit ihm in neapolitanischen Wohnungen, leeren Villen, in Parks und auf Schiffen zusammentraf.

»Ich bin die Beute einer unstillbaren Liebesglut«, klagte er über die Leidenschaft, die er selbst geweckt hatte. Maria Gravina wurde schwanger, und während er die Zeit ihrer »unästhetischen Monate« mit der Frau eines neapolitanischen Redakteurs Scarfolgio verbrachte, gebar sie ihm 1893 eine Tochter. Im gleichen Jahr erhob ihr Mann Anklage wegen Ehebruchs. D'Annunzio und Maria Gravina wurden zu fünf Monaten Haft verurteilt, aber eine zufällige Amnestie bewahrte sie vor dem Gefängnis.

Maria Gravina dachte in diesen stürmischen Monaten, ebensowenig wie Maria D'Annunzio, geborene di Gallese, dies vorher getan hatte, nicht daran, daß das Ende ihrer Beziehung bereits vorgezeichnet war. Sie folgte und verfolgte D'Annunzio noch sechs Jahre lang, verbrachte wie seine Frau gelegentliche Liebesnächte mit ihm und gebar einen Sohn. Schließlich drohte sie, das neugeborene Kind zu töten, falls D'Annunzio nicht für immer zu ihr zurückkehrte.

Es war eine leere Drohung, denn D'Annunzios nächste Hauptgeliebte war schon erobert, während er in Venedig für die Biennale des Jahre 1895 Kritiken und Verse schrieb. Er begegnete Eleonora Duse, der siebenunddreißigjährigen, einzigen erfolgreichen Rivalin von Sarah Bernhardt als Darstellerin von Ophelia, Elektra und Ibsens Nora, berühmt, reich und gefeiert. Den Akt der Eroberung der Duse zelebrierte D'Annunzio hinter der Bühne eines römischen Theaters. Er warf sich der Berühmten zu Füßen, küßte den Saum ihres Kleides und rief: »O göttliche Geliebte!«

Die zierliche, dunkelhaarige Diva, die als Kind eines Wanderschauspielerpaares in einem kleinen Hotel von Vigevano geboren und als Waise aufgewachsen war, hatte mit dem wilden Lebenshunger einer von Tuberkulose Bedrohten die Betten und Umarmungen vieler Männer und – on dit – auch Frauen gesucht. Aber der vier Jahre jüngere poetische Ekstatiker nahm sie neun Jahre lang als Beute seiner und ihrer Triebe. Sie lebten und liebten in Rom, in Paris, in Mailand, in Landhäusern von Florenz, in der Villa Borghese am Meer zwischen Nettuno und Anzio. Am Meer erwartete sie ihn mit einem bereitgehaltenen roten Seidenmantel, wenn er zu Pferde nackt ans Ufer ritt. Während sie zu Boden sanken, umschlang sie ihn und sich selbst mit dem flammenden Rot. Ihr Vermögen half ihm dafür zu Luxus und Verschwendung. Während ihrer Amerikatourneen tolerierte sie eine wachsende Zahl von Nebenfrauen, darunter die schamlos-exotische Amelie Mazzyer vom Pariser Montmartre. Die turbulent-ausschweifende Beziehung erhielt erst einen unheilbaren Stoß, als Eleonora Duse zum Objekt von D'Annunzios poetischem »Vampirismus« wurde und er die intimsten Details ihrer Beziehung in seinem 1900 erschienenen Roman »Il Fuoco«, der Schlüsselgeschichte eines jüngeren Liebhabers (D'Annunzio) und einer liebeshungrigen, aber alternden Frau (Eleonora), verarbeitete. Während der Rückkehr von einer transatlantischen Reise erfuhr »die Duse« schon in Paris durch den französischen Dichter Romain Rolland, daß ihr Geliebter in seinem Buch nicht vergessen hatte, die Altersfalten ihrer Haut und ihre erschlafft hängenden Brüste zu beschreiben.

Trotzdem rang sie sich erst vier Jahre später zur Trennung durch, als sie erfuhr, daß die Zahl der Frauen, die D'Annunzio während ihrer Abwesenheit in Florenz empfing, weit größer war, als sie erwartet hatte und auf ihrem Bett hinterlassene Paraphernalien ihrer Nachfolgerin unter D'Annunzios zeitgenössischen Hauptgeliebten, der jungen Marchesa Alessandra di Rudini Carlotti, fand.

Die Zahl seiner Abenteuer hatte einen so großen Umfang erreicht, daß sein Sekretär Antongino in seinen Notizen nur noch Vornamen oder einfach Ziffern angab. Seine Begründung dafür lautete: »Die Abenteuer D's nehmen zu große Proportionen an. Manchmal verkehrt er mit zehn Frauen zur gleichen Zeit.« Die Schicksale der Mehrzahl gingen in Anonymität unter. Aber Frauenfiguren wie Alessandra di Rudini Carlotti, Giuseppa Mancini Gräfin Urenzo, die Slawinnen Prinzessin Abameleck Chazareff, Natalie de Goloubeff (die auch den Namen Donatella trug), Salomea Kruscenick oder die Amerikanerin Romaine Brooks, die eine Villa wie ein Luxusgefängnis mietete, um D'Annunzio für sich allein zu haben, endeten nach verzweifelten und vergeblichen

Versuchen, den unersättlichen Rastlosen zu halten, in Tragödien und bitterster Verlassenheit.

Die Nachfolgerin »der Duse«, Alessandra di Rudini Carlotti, Tochter eines italienischen Ministers, wohlhabende Witwe des Marchese Carlotti und Mutter zweier Kinder, vergaß ihr Heim und ihre Kinder, als sie D'Annunzio begegnete. Sie opferte einen großen Teil ihres Vermögens, um drei leidenschaftliche Jahre zu genießen, die 1907, angeblich im Morphiumrausch, in einem Hospital zu Ende gingen. Von dem Bewußtsein begangener Sünden und dem Tod ihrer Kinder erdrückt, flüchtete sie in das französische Carmeliterkloster Scalze, wo sie 1930 starb.

D'Annunzio erweckte in ihrer Nachfolgerin, der stillen, graziösen, in ihrer gräflichen Ehe frustrierten Giuseppa Mancini dämonische Feuer der Leidenschaften. Aber schon nach zwei Jahren fand auch sie sich von ihm verlassen. Ihre Briefe und Telegramme, in denen sie ihn anflehte, zurückzukehren, ihre hektischen Bitten: »Ich liebe dich, ich liebe dich, ich liebe dich!« »Ich sterbe am Schmerz einer ungeheuren Liebe – komm, komm, komm! Habe Erbarmen!« blieben ohne Antwort. 1908 nahm eine psychiatrische Klinik sie auf, während D'Annunzio sich der sechsundzwanzigjährigen Natalie di Goloubeff zuwandte, die sich mit ihrem Mann, einem russischen Grafen, auf einer Reise durch Italien und Frankreich befand. Er genoß (nicht ohne Seitensprünge) die »kaukasische Diana« sieben Jahre lang, bis er sie 1915 dem Alkohol und der Armut überließ und selbst die Rolle des Fliegerhelden übernahm.

Niemand weiß, wie viele Erinnerungen er den Frauen seines Lebens noch gönnte, während er am Gardasee im Kampf mit dem verhaßten Alter, aber bis zuletzt von sexuellen Trieben beherrscht, umfangreiche Korrespondenzen führte, politischen Einfluß suchte und Texte voller erotischer Nostalgie schrieb. Zu zahlreich waren die Figuren, Namen, Kosenamen, Decknamen von Frauen, die er auch jetzt noch umgarnte und seinen Notizen anvertraute: Elena Sangro, Hermia, Leila-Simonetta, Maya, Titti. Er schrieb: »Ich bin krank . . . aber ich bewahre mir meine

Orgien und gedenke sie weiter zu genießen.« Vertraute vermittelten ihm unbekannte Frauen, deren noch neues Fleisch seine Phantasie und seine Sinne belebten, bis die letzten Jahre mit Clemátide kamen.

Am 1. März 1938 ereilte ihn – am Schreibtisch – eine Gehirnblutung, an deren Folgen er wenig später starb. Auch er also endete nicht durch die Folgen eines Adenoms der Prostata. Seine Kastanie hatte alle Stürme überdauert.

Von Herbert George Wells, der am 13. August 1946 im achtzigsten Lebensjahr nach letzten Besuchen seines unehelichen Sohnes Anthony und seiner temperamentvollen slawischen Geliebten Moura starb, meinte Bertrand Russell, der britische Philosoph und Racheengel für alle Konventionen seiner Zeit, er sei der fruchtbarste englische Schriftsteller des zwanzigsten Jahrhunderts. Er rühmte ihn aber auch als Wegbereiter der sexuellen Befreiung der Frau.

Es gab erhebliche Zweifel an der Selbstlosigkeit von Wells' Befreiertum, keine Zweifel aber an der Besessenheit und Zielstrebigkeit, mit der er seine Botschaft verfocht und dabei seiner eigenen Sexualität zu nie endender Befreiung verhalf.

Biographen suchten ohne viel Erfolg nach den Ursprüngen seiner eigenen Triebhaftigkeit. Sie fanden bestenfalls Andeutungen im Leben des mit Porzellan handelnden, vor allem aber in Pubs herumlungernden, Kellnerinnen unter die Röcke und in die Blusen greifenden Vaters Joseph Wells, der Herbert George 1866 in Bromley in Kent mit seiner bibelfesten, viktorianisch gesitteten Frau Sarah gezeugt hatte, als er einmal die verschlossene Tür zwischen ihren getrennten Schlafzimmern überwand.

Als der kleingewachsene Herbert George, oft nur von Brot und Käse lebend, tuberkulös hustend, als Tapezierer- und später Gärtnerlehrling auf der Besitzung eines Barons de Isle dessen Gäste beobachtete, während sie die Röcke gebückter Mägde über ihre nackten Hüften hoben, in sie eindrangen und nach ihren Brüsten griffen, waren seine Triebe schon mehr als wach, und er befriedigte seinen sexuellen »Drang« in Phantasien über Heften des

»Punch«, in denen weibliche Schenkel mit Spitzenstrumpfbändern abgebildet waren.

Sein »Drang« hatte ihn auch nach London begleitet, als er bei Mary Wells, einer Tante, an der Euston Road Unterschlupf fand, zum erstenmal regelmäßig Schulen besuchte, Bücher las und ein Stipendium für die Normal School of Science erwarb. Er trieb ihn durch die abendlichen Straßen der viktorianischen Hauptstadt, in der es »natürliche Befreiung der Triebe« nur gab, wenn man sich Mätressen und Huren leisten konnte oder aber – heiratete. Nur bei den halbnackten neogriechischen Skulpturen des Kristallpalastes fand er Frauen, die zwar steinern-kalt, aber »immer bereit« waren. In orgastischen Träumen ließen sie ihn Idealbilder einer »Venus Urania« erblicken, die er in der Wohnung seiner Tante unter den hochgeschlossenen und langen Kleidern seiner dunkelhaarig-schönen, sanftmütigen, als Fotografin arbeitenden Cousine Isabel vermutete, ohne ein einziges Mal ihre nackten Füße oder Arme sehen zu dürfen, wenn sie sich wusch.

Später, nach fünf Jahren als schlecht bezahlter Lehrer, vielen nächtlichen Visiten bei den steinernen Schönen des Kristallpalasts, heiratete er 1891, fünfundzwanzig Jahre alt und ohne wahre Liebe, Isabel, nur um endlich in den Besitz einer lebenden »Venus« zu gelangen.

Statt der fieberhaft erträumten Venus aber begegnete er schon in der Hochzeitsnacht einem tränenüberströmten, durch anerzogene Keuschheitsideale gefesselten Wesen, das sich ihm wie eine »zum Tode Bereite« hingab und bei aller gütigen Zuneigung niemals den Schock seiner ersten Besitzergreifung überwand.

Niemand weiß, welch weiteren Weg Herbert George eingeschlagen hätte, wenn nicht wenig später an einem Tag, an dem Isabel zu Besorgungen unterwegs war, ihre Laboratoriumsgehilfin unter dem Vorwand, ihm Tee zu bringen, sein Zimmer betreten, sich wortlos ausgezogen und herausfordernd nackt auf seinem Kanapee Platz genommen hätte. So erlebte er zum erstenmal, daß eine Frau ihn von seinem »Drang« erlöste und selbst den gleichen gesellschaftlich sündhaften »Drang« empfand. Auch lernte er, auf welche Weise sich weibliche Leidenschaft mit Händen, Lippen und Zunge erregen ließ und daß eine neue (noch verfemte) Erfindung, ein Pessar, vor Schwangerschaft bewahren konnte. »Es war«, notierte er danach, »das natürlichste Ereignis der Welt.« Die unmittelbare Folge war, daß er in »eine Erfahrungszeit wahlloser sexueller Beziehungen« eintrat.

Es war, als ob an einem Nachmittag ein Eroberer in ihm erwacht wäre, dem die überraschende Einsicht in eine weibliche Sexualität, die hinter künstliche Fetische der Keuschheit verdrängt wurde, den aggressiven Mut verlieh, Frauen, die seine Sinnlichkeit erregten und hinter deren Sittenfassade er die gleichen Begierden erwartete, offen zur »Umarmung« herauszufordern.

Später wirkte es erstaunlich, zu welchen Folgen solch aggressive Offenheit in seiner noch kleinen Umwelt von Lehrerinnen, Professorenfrauen, Studentinnen, Buchhalterinnen oder Bibliothekarinnen führte. Sie erlagen seinem stürmischen Werben in Vereinigungen, die er »Passagen« nannte. Kritiker behaupteten später, er habe fünf Jahre später an die hundert »Passagen« hinter sich gehabt, als Isabel in eine Scheidung einwilligte (allerdings ohne bis zu ihrem Tod das »Monster« vergessen zu können, das sich anschickte, die Welt der viktorianischen Moral zu erschüttern). Für ihn wurden alle »Passagen« zu Beweisen für die Unterdrückung weiblicher Empfindungen und des berechtigten weiblichen Verlangens nach Lust.

Als Isabel und er sich trennten, begann er, die gesellschaftliche Sünde anzugreifen, die für ihn in der Verehelichung von Menschen lag, denen nicht erlaubt wurde, vorher die Welt der Lust kennenzulernen und sich darauf vorzubereiten und ebenso die kirchliche Ideologie von der Unauflösbarkeit von Ehen, die in solcher Unwissenheit geschlossen wurden.

Als er am University Tutorial College der jungen Studentin Katherine Robbing begegnete, erinnerte sie ihn mit ihren Körperformen, ihren Gesichtszügen und ihrem vollen, prächtigen Haar so stark an seine Venusträume, daß er glaubte, sie biete alle Voraussetzungen für eine sexuelle eheliche Partnerschaft. Er nannte sie Jane, heiratete, und alles begann mit Stürmen der Leidenschaft, oft in jähen Ausbrüchen besonders seines Triebes, in Gärten, in Kellern, im Wald oder wo immer er sich gerade mit Jane befand.

Als er sich vom Lehrer zum Journalisten und Schriftsteller entwickelte und die ersten seiner später nahezu einhundert Bücher, »Der unsichtbare Mann« und »Krieg der Welten«, veröffentlichte, erntete er über Nacht zwar erbitterte Kritik, aber auch Erfolg, Ruhm und die Grundlagen seines Vermögens. Mit Jane bezog er eine neue Londoner Wohnung, erwarb einen Landsitz, »Easton Globe« in Essex, mit efeubewachsenem Haus, Gärten und eigenem Wald und begann zu begreifen, daß Jane allein seinen sexuellen Ansprüchen nicht gewachsen war.

Während er, wie ein Biograph unfreundlich meinte, von seinem »Drang« gehetzt wie eine »eingesperrte Ratte« auf seinem Landsitz umherirrte, schrieb er Bücher mit Titeln wie »Die Liebe und Mr. Levisham«, in denen unübersehbar und unüberhörbar die Forderung nach Freiheit der Liebe und Öffnung der Fesseln der Ehe erklang. Er bereitete damit auch den Ausbruch aus den Fesseln der eigenen ehelichen Welt vor.

Bücher, Artikel und das Aufsehen, das sie erregten, Empörung der Konservativen, Lobpreis und Zustimmung von Liberalen oder weiblichen Rebellen, sorgten dafür, daß dieser Ausbruch nicht lange auf sich warten ließ. Frustrierte, erlebnishungrige Leserinnen erwarteten ihn während seiner Lesungen und nach Versammlungen und Debatten. Journalistinnen, die ihn interviewten, stellte er gleich anschließend »im Bett auf die Probe«. Jetzt begann erst das wahre Leben von Herbert George Wells mit – so hieß es – »Hekatomben von schnellen Passagen« und großen sexuellen Abenteuern und Liaisons, die bis an das Ende seiner Tage kaum eine Unterbrechung erfuhren.

Zu Anfang tolerierte Jane nicht nur eine gehörige Portion seiner »Passagen«, selbst wenn deren Schauplätze die Londoner Wohnung, »Easton Globe« oder irgendwelche Cottages in der Nähe waren. Sie tolerierte auch junge oder jüngere rastlose Töchter aus Adels- und Bürgerhäusern, Feministinnen und Pseudofeministinnen, schriftstellerische Anfängerinnen, sozialistische Reporterinnen, welche offen die Begegnung mit Wells suchten.

Sie tolerierte Violet Page, ein sinnlich-üppiges Geschöpf, das so große Begierden in Wells erweckte, daß er glaubte, ohne sie nicht mehr schreiben zu können. Sie duldete Rosamund Bland und die Stürme der Leidenschaft, die Herbert George mit ihr durchlebte, so lange, bis eine Dorothy Richardson sie ablöste und Rosamund in die Ehe mit einem Unbekannten, später in den Alkohol flüchtete und unfähig blieb, ihre Erlebnisse mit Wells zu vergessen. Noch in späten Briefen erinnerte sie sich an berauschende Nächte und Gipfel der Ekstasen in den Sanddünen von Dymchurch.

Jane nahm auch die Liaison mit Dorothy Richardson hin, selbst als sie erfuhr, daß Dorothy schwanger wurde. Als Wells' Geliebte ein totes Kind zur Welt brachte und mit Gefühlen der Reue in die »freie Natur« flüchtete, um sich zu läutern, kehrte sie bald wieder zurück und erlag erneut der alten Leidenschaft. Nachdem Wells ihren Körper ausgekostet hatte und sich anderen zuwandte, nahm sie schließlich Rache, indem sie einen Roman schrieb, dessen Held an Wells erinnerte und dessen kleiner, kurzbeinig-gedrungener Körper unattraktiv, ja abstoßend war.

Jane tolerierte sogar Elisabeth von Arnim, eine deutsche Witwe aus Ostpreußen und zeitweilige Geliebte des Hauslehrers ihrer Kinder, die sich mit Wells in Londoner Appartements traf und nach einem Abstecher nach Amerika die stürmischen Vereinigungen mit ihm wieder aufnahm.

Aber schließlich nahm Janes Geduld ein Ende. Es geschah, als der Unersättliche 1906 in Amber Reeves, der Tochter eines liberalen neuseeländischen High Commissioner in London, eine neue Anwärterin auf sexuelle Befreiung fand. Amber, auch Medusa genannt, war eine echte Schönheit. Als Studentin politischer Wissenschaften hatte sie außer ihrem Körper auch geistige Anregungen zu bieten. Doch während Wells sie in Londoner Wohnungen oder auf dem Land, in Wäldern und Cottages in die Wunder der Sexualität einführte, rief Jane ihr plötzliches »Halt!«.

Unfähig, Amber zu entbehren, unfähig, ohne die Erfüllung seiner Triebe in ihrem Schoß und ihren Armen zu schreiben, flüchtete

Wells mit ihr nach Frankreich. Er mietete eine Villa in Le Touquet und versuchte Jane davon zu überzeugen, daß seine angegriffenen Lungen ein Leben im milderen französischen Klima verlangten.

Doch solche Vowände wirkten nicht mehr! Jane stellte dem völlig Überraschten Bedingungen. Nur nach deren Erfüllung war sie bereit, der Fortsetzung seiner Abenteuer weiter zuzusehen. Die erste Bedingung lautete, daß es bis zu ihrem Tod keine Scheidung geben würde; die zweite, daß ihr allein die Regelung seiner Verlagsangelegenheiten sowie die Kontrolle und Verwaltung aller Einkünfte und des Vermögens zustand. Dafür behielt er das Recht, in der Londoner Wohnung oder auf »Easton Globe« zu leben, zu arbeiten und versorgt zu werden. Die dritte Bedingung aber war, daß er Jane über jede größere Liaison unterrichtete, ihr, falls sie es wünschte, seine Geliebte vorstellte und, sofern diese ihr mißfiel, auf sie verzichtete. Seine »Passagen« konnte er nebenher betreiben.

In seiner Besessenheit für Amber akzeptierte Herbert George alles und jedes. Nach dem Urteil von Biographen tat er gut daran. In »Easton Globe« bchiclt er ein Refugium, wo er Zuflucht, Versorgung und Arbeitsfrieden fand, wenn er einer seiner chaotisch-verschlungenen Affären zu entrinnen suchte. Er bekam sozusagen einen »Felsen von Gibraltar«, an dem alle Forderungen und Belästigungen durch ehehungrige Geliebte zerschellten. Ungestört durch Auseinandersetzungen mit Verlegern, Zeitungen, Banken, Finanzbehörden, gut genährt und in Krankheitsfällen betreut, behielt er eine Operationsbasis, von der aus er seine Streifzüge zur sexuellen Frauenbefreiung unternehmen konnte, wann immer seine nach Befriedigung schreiende Sinnlichkeit es verlangte. Jane ihrerseits fand ihre eigene Art von Befriedigung darin, daß sie über alles, was Wells unternahm, unterrichtet war, und daß Frauen, die er ernsthaft begehrte und die es ihrerseits nach Wells gelüstete, um ihre Gunst und Zustimmung zu werben hatten.

So trat Herbert George in die (wenn man den Umfang seiner literarischen Arbeit betrachtete) staunenswertesten Jahrzehnte seines Lebens ein. Als Amber Reeves 1909 nach einer leidenschaftlichen Vereinigung, der offenbar kein Pessar gewachsen war, schwanger wurde, seinem Drängen auf Abtreibung widerstand und die Ehe forderte, lehnte er ab und empfahl ihr, mit einem Verehrer, dem Juristen Rivers Blanco-White, den sie nicht liebte, zu schlafen und ihn als offiziellen Vater zu heiraten. Dafür erbot er sich, ihr ein Cottage in Sussex zu mieten, um sie »nach der Geburt« weiter besuchen zu können.

Daraufhin drohte sie während der Heimfahrt von Frankreich nach England mit Selbstmord. Aber als sie von seinem Abkommen mit Jane erfuhr, brach sie zusammen, heiratete den Anwalt und brachte in Sussex ihre Tochter Ann Jane Blanco-White zur Welt. Ihr' Vater allerdings vergaß, so wie Liberale es an sich haben, seinen Liberalismus und sorgte durch seine gesellschaftlichen Beziehungen dafür, daß Wells in den ersten öffentlichen Skandal seines Lebens hineingeriet. Sein Londoner Club strich ihn von der Mitgliederliste. Blätter wie der »Spectator« klagten ihn an, im Gegensatz zu seinen literarischen Tiraden keine Frauenehre zu kennen, sondern nur die Befriedigung seiner maßlosen Triebe. Und Rivers Blanco-White schließlich stellte ihn – verspätet mit der Wahrheit konfrontiert – vor die Wahl zwischen einer Vaterschaftsklage oder dem Verzicht darauf, Amber jemals wiederzusehen.

Wells nahm die Niederlage hin. Doch in seinem nächsten Buch »Die leidenschaftlichen Freunde« hüllte er sich in das Gewand eines Märtyrers einer großen Sache und stürzte sich in die Arme einer Schar neuer Bewerberinnen. Die bedeutendste wurde die sechsundzwanzig Jahre jüngere, irisch geborene Rebecca West, die dem inzwischen Sechsundvierzigjährigen von 1913 bis 1923 (inmitten neuer Serien von »Passagen«) alle Lust bereitete, die er begehrte, aber schließlich echte Liebe für ihn empfand (die er weniger zu würdigen wußte) und durch Geist, Klugheit und Begabung selbst zu einer Schriftstellerin und Frauenrechtlerin wurde, die ihm an Ruhm und Bedeutung nahekam (was er eifersüchtig mißachtete).

Die beiden begegneten sich zum erstenmal, als sie sein Buch »Heirat« in der Zeitschrift »The Free Woman« besprach und ihn danach in »Easton Globe« zu einem Interview aufsuchte. Sie erregte seine sinnliche Begierde. Und da sie in ihrer Besprechung geäußert hatte, es gebe Umstände, unter denen man Sexualität leichtnehmen könne und von der Trennung der Partner nicht mehr Aufhebens machen müsse als über den Wechsel zwischen Frühjahr und Sommer, war Wells überzeugt, in Rebecca eine bequeme Gleichgesinnte gefunden zu haben. Sie erlag seinem Ansturm, über den Somerset Maugham einmal geurteilt hatte, entweder widerstehe man ihm oder man werde hoffnungslos mitgerissen.

So begann das zehnjährige Drama auf und ab wogender Leidenschaften, in dem Wells sich selbst einen Jaguar und Rebecca ein Pantherweibchen nannte. Schon 1914 sah er sich erneut mit einer Schwangerschaft konfrontiert. Wie Amber Reeves verweigerte Rebecca eine Abtreibung, und er kostete ihren jugendlichen Körper und ihre Sinnlichkeit aus, so lange sie seiner Vorstellung von Ästhetik noch entsprach. Als die Schwangerschaft sichtbar wurde, verfiel er, um einen neuen Skandal zu vermeiden, auf die Idee, Rebecca vor der Umwelt zu verstecken. Er quartierte sie unter anderen Namen in wechselnden Wohnungen ein. Als er nach Rußland reiste, um als sozialer Reformer über die Lage im Zarenreich zu berichten, gab er auch von dort aus briefliche oder chiffrierte telegrafische Anweisungen, wo und unter welchem Namen sie sich für die Zeit der Geburt niederlassen sollte.

Unterdessen aber begegnete er in Moskau einer slawischen Schönheit namens Moura Zabrewskaja-Budberg. Sie war zwei Jahrzehnte jünger als er, Exgattin eines russischen Botschaftsangehörigen in London und Gemahlin eines Barons Budberg. Mit ihr genoß er die Umarmungen, die er bei Rebecca wegen ihrer Schwangerschaft entbehren mußte. Rebecca dirigierte er schließlich in ein abgelegenes Haus in der Gegend von Hunstanton, wo sie ihren Sohn Anthony West zur Welt brachte, der niemals den Namen Wells erhielt.

Nach seiner Rückkehr versprach er ihr, begeistert über ihre nach der Geburt neu erblühte Schönheit und ohne ein Wort über sein

Abkommen mit Jane zu verraten, sie werde das Zentrum seines Lebens bleiben.

Biographen entdeckten in ihm auch keine Skrupel, als er sich 1917 ohne Rebeccas Wissen mit einer anderen jungen Schönheit, Enid Bughold, zusammentat, deren nur leicht retuschierte Gestalt er in einem Roman »National Velvet« zu Berühmtheit verhalf. Noch weniger war von Skrupeln die Rede, als er im Mai 1920 in New York der siebenunddreißigjährigen amerikanischen Pionierin für sexuelle Befreiung der Frauen und die Geburtenbeschränkung, Margaret Sanger, begegnete und eine durch Reisetermine bestimmte Serie von »Passagen« mit ihr begann.

Margaret Sanger hatte alles zu bieten, wonach ihn verlangte. Ihre erste Ehe war zerbrochen, weil ihr Ehemann den Beischlaf mit ihr nicht als »regelmäßige Mahlzeit« akzeptieren wollte – vielleicht aber auch, weil sie ihn zu den Männern zählte, deren Annäherung an Frauen den Versuchen von Orang-Utans glich, auf einer Geige zu spielen. Noch Jahrzehnte später belehrte sie ein junges Mädchen darüber, daß eine täglich dreimalige sexuelle Vereinigung für jede Frau das richtige Maß sei. Nach einer der ersten Nächte, die Wells mit ihr verbrachte, sandte er ihr ein Billett mit den begeisterten Worten: »Wundervoll, unvergeßlich!«

Aber es war nicht die Beziehung zu der für zahlreiche Frauen »heiligen Margaret«, die Rebecca West von Herbert George Wells trennte. Es lag auch nicht daran, daß Moura Budberg nach einem Weg durch Moskauer Gefängnisse in London eintraf, Wells wiederbegegnete und sie sich sofort »gegenseitig verführten«.

Es war eher ein neuer Skandal, den eine »Passage« mit einer Österreicherin, Verena Gatternigg, hervorrief, als sie mit der üblichen schnellen Beendigung der Beziehung nicht einverstanden war, in Wells' Londoner Wohnung eindrang und mit einem Rasiermesser einen Selbstmordversuch unternahm. Sie wurde zufällig entdeckt und in ein Hospital gebracht. Aber das Ereignis regte Journalisten zu neuen Berichten über Wells' Eskapaden an, und auch Rebecca wurde ins grelle Licht der Öffentlichkeit gezerrt, während sie nach einem erfolgreichen Roman »Die Heimkehr des Soldaten« begann, um eigene literarische Anerkennung zu kämpfen.

Entscheidend aber war, daß sie 1923 von dem makabren Abkommen zwischen Jane und ihrem Geliebten erfuhr und begriff, daß sie niemals das »Zentrum seines Lebens« werden würde. Nach einer letzten, für ihn immer noch leidenschaftlichen, für sie schmerzlichen Begegnung in Marienbad und Eastbourne gingen ihre Wege auseinander.

Den beinahe sechzigjährigen Wells erwartete bereits eine neue, bis zur Vulgarität erotisch-exotische Geliebte, Odette Keun. Die aus England ausgewiesene Tochter eines Holländers und einer Griechin mit einer undurchsichtigen Vergangenheit als Journalistin in der Sowjetunion lebte in Paris, in der Provence und auf Reisen. Als Wells sich in Genf aufhielt, sandte sie ihm ihr Buch »Unter Lenin« ins Hotel und bat um ein Interview. Das Interview endete im Bett, und Wells stürzte sich für neun Jahre in ein neues tumultuarisches Abenteuer.

Im südfranzösischen Grasse erwarb er ein Haus »Lou Pidou« eigens für Odette. Dort befreite sie ihn, wann immer er voller Begierde aus England eintraf, von seinen inneren »Zwängen«, bis selbst er eine Erholungspause in Essex benötigte. Doch sehr bald kehrte er wieder nach Grasse zurück. Dabei rechnete er niemals damit, daß Jane sterben und ihn im Chaos seines Lebens zurücklassen könnte. Aber 1927 traf das Unerwartete ein. Sein »Felsen von Gibraltar« starb an einem Karzinom, und während seines verzweifelten Bemühens, sich seine »Operationsbasis« mit Hilfe von Angestellten zu erhalten, konfrontierte Odette ihn mit der Forderung nach Heirat.

Unfähig, ohne sie zu leben und zu arbeiten, verbrachte er die folgenden sechs Jahre mit immer neuen Frankreichreisen, voller Versprechungen, Kämpfe, Versöhnungen, bis er der Unerbittlichen schließlich Janes Rolle anbot – die Rolle einer Ehefrau, die all seine Eskapaden duldete.

Odette jedoch wünschte alles oder nichts. Sie wies dem Überraschten die Tür, und er kehrte voller Zorn nach England zurück. Dort schrieb er ein Buch »A Propos of Dolores«. Es enthielt eine nach Rache dürstende literarische Nachbildung Odettes, die in dem Buch durch Mörderhand zugrunde ging. Das war das Ende der Beziehung.

1934, inzwischen achtundsechzig Jahre alt, traf Wells von neuem mit Moura zusammen, die nichts von ihrem explosiven Temperament verloren hatte. Sie übernahm einiges von der Rolle der toten Jane – nur mit dem Unterschied, daß sie auch seine Geliebte war und blieb.

Als 1946 Wells' Ende kam, durfte man von ihm sagen, daß seine Prostata ungeheure Leistungen vollbracht hatte, ohne ihn bis zu seinem Tode jemals im Stich zu lassen.

Er starb nach längerem Geplänkel mit Diabetes und einem Lungenemphysem an einem Karzinom der Leber.

Es war die Frage, ob sich die Kastanie König Edwards VII. von England, des 1841 geborenen und 1901 gekrönten ältesten Sohnes der britischen Königin Victoria, an Leistung und Ausdauer mit derjenigen Herbert George Wells' messen konnte.

Als er im Mai 1910 verschied, war er neunundsechzig Jahre alt und hatte, so lange er lebte, nichts versäumt, um von Kiplings »Dingsda« Leistungen zu verlangen, und er hatte sie bekommen.

Für die Königin war ihr Ältester, der sich während seiner endlosen Wartezeit auf den Thron Albert Edward Prince of Wales nannte und in der königlichen Familie den ein wenig infantilen Namen »Bertie« behielt, ein »Kreuz ihres Lebens«. Sie beurteilte ihn nacheinander als häßlich, zurückgeblieben, langsam, als Schüler unfähig, als Oxford-Student drittklassig, als Offizier bestenfalls geeignet, eine Uniform mit Würde zu tragen, nicht aber ein Regiment zu führen. Schließlich, seit seiner Offizierszeit in den irischen Kasernen von Curragh, betrachtete sie ihn als sittlichen Schandfleck für die Würde des Herrscherhauses.

Der Sachverhalt, der die Königin zu solcher Haltung veranlaßte, war einfach. Offiziersgenossen hatten dem neunzehnjährigen Kronprinzen, der in den muffigen Gemäuern von Buckingham, Windsor oder Balmoral zu vorehelicher Keuschheit erzogen worden war, ein erfahrenes zeitgenössisches Callgirl namens Nellie

Clifden ins Kasernenbett gelegt. Bertie hatte an der sexuellen Aufklärung, die sie ihm zuteil werden ließ, so viel Gefallen gefunden, daß er sie mehrere Nächte lang in sein Bett schmuggeln ließ, bis Lord Torington, ein Höfling, der über die kronprinzliche Moral wachte, die Affäre der Königin und deren Prinzgemahl Albert verriet.

Victoria war hinter den Fassaden der nach ihr benannten britischen Moral eine Heuchlerin, die nur schwer eine Nacht ohne die Vereinigungen mit Prinz Albert ertrug und Schwangerschaften ebenso wie Maßnahmen der Empfängnisverhütung als Beeinträchtigungen ihrer sexuellen Lust beklagte. Nach Lord Toringtons Meldung besaß sie jedoch die Stirn zu erklären, fortan werde sie nicht mehr imstande sein, den Kronprinzen »ohne Schaudern« anzusehen. Der Prinzgemahl, der sich an den sexuellen Ansprüchen seiner Gemahlin erschöpfte, mit nur zweiundvierzig Jahren 1861 starb und der Königin lediglich seine Nachthemden zur Umarmung hinterließ, konnte es sich nicht erlauben, hinter deren moralischer Entrüstung zurückzustehen. Er erklärte, die Verführung Berties durch Nellie Clifden sei der größte Schmerz, der ihm in seinem ganzen Leben zugefügt worden sei.

Die Königin und der Prinzgemahl beschlossen, den Kronprinzen so lange von jedem offiziellen Auftritt fernzuhalten, bis er Reue zeigte und sexuelle Moral bewies. Sie verschwendeten dabei keinen Gedanken auf die peinliche Frage, wieviel Lustbedürfnis die Königin ihrem Ältesten vererbt haben könnte.

Daß Bertie von diesem Zeitpunkt an eine unerschütterliche Opposition gegen alle Versuche entwickelte, ihn zur Tugend anzuhalten, war eine nur zu natürliche Reaktion. Während eines Besuches in Paris erklärte er Kaiser Napoleon III., der Verkörperung eines hemmungslos lustvollen Lebens, er wünsche sich, nicht Victorias und Alberts, sondern Napoleons Sohn zu sein. Sein Entschluß, die Kronprinzenzeit, aber auch das erhoffte spätere Leben als König vor allem den Vergnügungen mit Frauen zu widmen, stand fest. Daran hielt er sich bis an sein Lebensende.

Als Victoria auf die Idee verfiel, den Kronprinzen so schnell wie möglich mit einer repräsentativen, intelligenten und als tugendhaft gerühmten dänischen Prinzessin Alexandra (genannt Alix) zu vermählen, erwies sich dies als Fehlstrategie. Die Heirat fand ohne Begeisterung Berties im Mai 1863 statt, und Alexandra brachte, wie es sich für eine tugendhafte Kronprinzessin gehörte, nacheinander fünf Prinzen und Prinzessinnen zur Welt. Sie fand jedoch so offensichtlichen Gefallen an den erotischen Künsten von Nellie Clifdens Schüler, daß sie sich mit kluger Ehediplomatie fünfzig Jahre damit begnügte, ihren »Cowboy-Reiter« nur einige Monate im Jahr allein zu genießen. In der übrigen Zeit erlaubte sie ihm freie Jagd.

Ein mehr oder weniger adeliger Londoner Club von Genießern, Geldmachern, Spielern, Flaneuren und Freunden der Pferdewetten, »Marlborough-House-Set« genannt, galt als ein Pfeiler jeder kronprinzlichen Jagdsaison. Angeblich sorgte der Club für willige und erfahrene Mädchen, und die Mitglieder liehen (mit heuchlerisch geschlossenen Augen) auch die eigenen Frauen untereinander aus. Die Existenz dieses »Set« gestattete es Albert Edward, Londoner Nachmittage im Boudoir einer Lady der Gesellschaft zu verbringen, die Abende in der Wohnung einer Mätresse, die Nächte mit wechselnden Tänzerinnen, Schauspielerinnen, Sängerinnen und schnell vergessenen »Schönen der Nacht«.

Der »Set« war so sorgfältig organisiert, daß es bei dem Gesellschaftsspiel der Lust nur selten zu Indiskretionen kam wie im Falle einer Lady Mordaunt, die ein blindes Kind zur Welt brachte und darin eine Strafe Gottes für ihre eheliche Untreue sah. Sie nannte Albert Edward als Teilhaber ihrer Sünden. Doch Albert schaffte den Zwischenfall durch den – geglaubten oder nichtgeglaubten, aber nun einmal kronprinzlichen – Schwur aus der Welt, niemals Lady Mordaunts Liebhaber gewesen zu sein.

Seine wichtigsten Jagdgründe befanden sich, nächst Bad Homburg, Monte Carlo oder Cannes, in Paris, in Pariser luxuriösen Hotels, Theatern, Varietés, Restaurants, Séparées, türkischen Bädern und Bordellen. Eines der eleganten Bordelletablissements »Le Chabanais« rühmte sich noch lange Zeit eines besonderen Sessels, in dem (Wahrheit oder Legende) der Kronprinz Platz zu nehmen pflegte, während ausgewählte Spezialistinnen des Cunnilingus den »kleinen Tod« zelebrierten.

Zu den Frauen, die aus den Reihen mehr oder weniger schnell vergessener Begegnungen hervorragten, gehörten Louise Weber oder »La Goulue«, die wildeste Cancantänzerin von Paris, und Giulia Barucci. Sie nannte sich selber die größte Hure des Jahrhunderts und ließ bei der ersten Vorstellung vor dem Kronprinzen ihre Kleider mit der Bemerkung fallen, sie zeige ihm das Kostbarste, das sie zu bieten habe.

Zu den Professionellen, mit denen er sich für mehr oder weniger lange Zeit liierte, zählte Cora Pearl, die aus dem britischen Devonshire stammende, in Bordellen großgewordene Geliebte des französischen Prinzen Murat, des angeblich langweiligen, aber spendablen Kronprinzen von Holland, Willem von Oranien, und (mit hoher Wahrscheinlichkeit) Kaiser Napoleons III. Es wurde berichtet, daß sie sich Albert Edward zum Auftakt ihrer intimen Beziehungen auf einem mächtigen Silbertablett, nackt und nur mit Petersilie bestreut, servieren ließ.

Eine andere »Gastgeberin« war Caroline Otero, Tänzerin, Sängerin und spanisch geborene Messalina mit steilen Brüsten und einem nach einer rüden Vergewaltigung als Kind gebrochenem Becken, dessen Vernarbungen ihren Klienten angeblich besondere Lust verschafften. Sie war zu anderen Zeiten eine Geliebte Albert von Monacos, Leopolds II. von Belgien, Zar Nicolaus' II. von Rußland und des unansehnlichen (aber mit behaupteten acht Orgasmen pro Nacht zur Spitzenklasse der Genießer zählenden) französischen Politikers Aristide Briand.

Zu Albert Edwards Favoritinnen gehörte lange Zeit auch Lillie Langtry, eine zehn Jahre jüngere goldblonde Schönheit von der Insel Jersey. Durch eine berechnende Heirat mit einem unglücklichen, später in den Hintergrund rückenden britischen Seemann namens Langtry war sie Engländerin und ein gesuchtes Malermodell geworden. So hatte sie sich den Weg auf Londoner und New Yorker Bühnen geöffnet und dort sowohl Bernard Shaws wie Mark Twains Bewunderung erweckt. Die Intensität ihres Verhältnisses zu Albert Edward verriet sich in einem Streitgespräch zwischen den beiden, das der Amerikaner Michael Sheeter festhielt. Darin beklagte sich Albert Edward: »Ich habe so viel Geld in dich investiert, daß man ein Schlachtschiff dafür kaufen kann...« Lillies kühle Antwort lautete: »Und du hast so viel Sperma in mich hineingespritzt, daß das Schiff darauf schwimmen könnte.«

Gegen 1890 wurde nach einem untergründigen weiblichen Rivalenkampf eine um zwei Jahrzehnte Jüngere, Daisy Brooks, für acht Jahre Albert Edwards Hauptgeliebte. Er gab ihr schließlich den Namen »Daisy wife«. Sie erschütterte – so wie schon vorher eine amerikanische Tänzerin namens Chamberlain – selbst Alexandras Ehediplomatie und erweckte in ihr nur mühsam verborgene Anwandlungen von Eifersucht. Sie fühlte sich erleichtert, als Albert Edward sich von Daisy Brooks trennte, weil Daisy unpassende Neigungen zum Sozialismus entwickelte und Albert Edward von der Zukunft der sozialistischen Lehre zu überzeugen suchte.

Als Königin Victoria sich im Januar 1901 endlich zum Sterben legte, kam Albert Edward nur mit Verspätung an ihr Sterbebett, weil er ein Treffen mit einer neuen schönen Geliebten, Agnes Keyser, um keinen Preis versäumen wollte. Seine letzte Vorzugsgeliebte – nun als König Edward VII. – wurde eine dreißig Jahre Jüngere, Alice Keppel, von der Winston Churchill zynisch als »erster Lady des Schlafzimmers« sprach. Ihre Beziehung war so leidenschaftlich und eng, daß Alexandra sie auf einem entsagenden Höhepunkt ihrer Diplomatie als »zweite Gemahlin« akzeptierte und sogar an Albert Edwards Sterbebett rufen ließ.

Auch Albert Edward blieb ein Beispiel für die Unzulänglichkeit der Theorien über eine sündhafte Entstehung des Prostataadenoms. Allen Eskapaden zum Trotz blieb er davon verschont. Er starb an einer chronischen Bronchitis, aus der eine tödliche Lungenentzündung entstand.

Eine amerikanische Picasso-Biographin, Arianna Stassinopoulos Huffington, meinte 1988: »Als Troubadour der Sehnsucht..., die Grenzen des menschlichen Sex zu erforschen, strahle Picasso eine rohe, von Zwängen befreite Sexualität aus.«

Es war wohl so, denn der schon zu Lebzeiten zum künstlerischen Mythos des zwanzigsten Jahrhunderts erhobene Maler proklamierte selbst, jede sexuelle Berührung müsse mit Rasierklingen gespickt sein. Damit meinte er Gewalt und Schmerz.

Sofern man Psychogeschichten folgt, war dem 1881 in Málaga geborenen, schon als Kind auffallend begabten Sohn des mittellosen Kunstlehrers und Malers José Ruiz Blasco in seinem Leben nur einmal eine zarte Liebeserfahrung beschieden. Als dreizehnjähriger Schüler in La Coruña, wohin es seinen verschuldeten Vater auf der Suche nach besseren Verdienstmöglichkeiten verschlug, verehrte er Angeles Mendez Gil, die gleichaltrige Tochter einer halbadeligen Familie. Die beiden wechselten gefühlvolle Briefe. Er zeichnete in seine Schulhefte die Initialen APR oder Angeles Pablo Ruiz – Traumsignale der Liebe und zukünftigen Bindung. Angeles Eltern jedoch sorgten dafür, daß das Mädchen in einem klösterlichen Institut von Pamplona von dem armseligen malenden Schulmeisterssohn getrennt wurde und getrennt blieb.

Nach psychologischer Deutung war in dieser gewaltsamen Trennung der Ursprung für die Entwicklung des kleingewachsenen, schwarzäugigen Jungen zu dem Mann zu suchen, der später unfähig zu jeder tieferen seelischen Zuneigung gegenüber Frauen war und in nackter Sexualität den einzigen Sinn der Beziehungen zwischen Mann und Frau erblickte.

Nach der Verbannung von Angeles Mendez Gil füllten sich die Ränder seiner Schulbücher mit Skizzen von Sexualakten, darunter dem Abbild zweier Esel während der Kopulation. Daneben schrieb er als Ankündigung seines zukünftigen Credos: »Ohne viel Hallo – hebt die Eselin ihren Schwanz. Ohne viel Pardon – treibt der Esel seinen Nagel in sie rein.« Wenig später zeichnete er Herkules, ohne Feigenblatt, sozusagen als männliche Absichtserklärung für die Zukunft.

Bordelle waren anregende Aufenthaltsorte für Künstler, und Pablo Ruiz, der seine Zeichnungen und Malereien mit dem Mädchennamen seiner Mutter, Picasso, signierte und bald Pablo Picasso hieß, begann seine Bordellvisiten mit vierzehn – in Rosita del Oros schmutzigem, stinkendem, mit Obszönitäten ausgemaltem Etablissement in Barcelonas Barrio Chino.

Für Wochen lebte er in Freudenhäusern, einmal in Carcolina, einmal in Madrid, wo die Weiber nach seinem früherfahrenen Urteil »heißer waren als türkische Huris«, einmal im Pariser »Calle de Londra« in der Rue de Londres. Vor allem aber in Barcelona, wo er nicht aufhören konnte, gerade aktuelle Sensationen wie »la belle Chelita« zu zeichnen, die sich auf der vorgeblichen Suche nach einem Floh auszog und ihn veranlaßte, ihre Nacktheit in allen Details bis auf Fältchen unter ihren Brüsten oder Warzen in der klaffenden Spalte ihrer Vagina festzuhalten. Sich selbst zeichnete er, tief in den weiblichen Leib vergraben, als Symbol besitzergreifender männlicher Lust.

Als er 1900 und 1901 – neunzehn Jahre alt – mit mehr oder weniger leeren Taschen in Paris eintraf, fand er zeitweilige Unterkunft bei spanischen Anarchisten, Nihilisten oder Verehrern Nietzsches, die ihn mit dem »Willen zur Macht« vertraut machten. Es bereitete ihm wenig Mühe, einen Platz im Bett Germaines, der Geliebten eines spanischen Malerfreundes, oder deren Schwester Antoinette zu finden und die Befriedigung zu spüren, die er sein Leben lang beim Frauentausch unter Freunden empfand. Es erforderte auch keine Anstrengung, sich bei einem Malermodell, Odette, einzuquartieren, von ihr sein spanisch gefärbtes Französisch zu lernen, ihre Lustschreie und ihr flehendes »encore, encore...« zu hören, das seine Machoinstinkte weiter beflügelte. Aber es blieben obdachlose Zeiten genug, in denen er den Weg in die vertrauten Gassen der Bordelle fand und Studien weiblicher Nacktheit mit der Aufforderung unterzeichnete: »Wenn du ficken willst, dann tue es.«

Erst als er 1904 zu einem neuen (und diesmal endgültigen) Anlauf nach Paris zurückkehrte, kam ein Hauch von Ordnung in seine zigeunerhafte Obdachlosigkeit. Er fand ein Wohnatelier im Bateau-Lavoir, in dem schon Renoir gearbeitet hatte, und während der ersten Tage im August flüchtete eine gleichaltrige, schöne, »statuenhafte« Frau, Fernande Olivier, vor einem Gewitterguß in seine Behausung. Von ähnlich sexueller Triebhaftigkeit wie er selbst, schlief sie noch am gleichen Tag mit ihm, und er hielt den Akt in einer Zeichnung fest, in der er befriedigt zwischen ihren Beinen lag.

Wenige Tage später hielt Fernande, die leidenschaftliche Tochter eines jüdischen Hutmachers, mit langem dunklem Haar und grünen mandelförmigen Augen Einzug in das Bateau-Lavoir.

Sie wurde die erste der sieben »Hauptfrauen« seines Lebens, die jeweils für mehr oder weniger lange, sich manchmal überschneidende und von zahlreichen »Nebenfrauen« begleitete Perioden mit ihm lebten – so lange es ihm gefiel.

Fernande spielte ihre zügellose Rolle sieben Jahre lang. Dies war ihr erlaubt, weil ihre Erscheinung und ihr elegantes Französisch in Picassos Umgebung Neid über seine Fähigkeiten als Eroberer erweckten.

In ihre Zeit fielen erste Höhepunkte seiner künstlerischen Entwicklung, ein Teil seiner »blauen Periode«, seine Begegnung mit Braque und Matisse, der Verkauf der ersten dreißig Bilder an den Kunsthändler Vollard und sein Durchbruch zum Kubismus mit dem Bild »Les Demoiselles d'Avignon«, dessen revolutionäre barbarische Destruktivität seinen Weg zu Ruhm und unermeßlichem Reichtum einleitete.

Das beschleunigte allerdings auch den Prozeß, in dem Fernandes Reize sich für ihn erschöpften. Allzu langes Zusammenleben mit einer Frau wurde für ihn zur Unmöglichkeit. Auch Serien von Nebenabenteuern mit Erscheinungen wie Marcelle Dupré vom Montmartre, Alice Princet, der Frau eines Malerfreundes, und einigen Dutzend anderen, deren Namen untergingen, genügten nicht, um seine Begierden zu befriedigen.

Seine zweite »Hauptfrau« begegnete ihm 1912 in der Kneipe »Eremitage« am Boulevard de Clichy. Marcelle Humbert, ein Gegensatz zu Fernande, klein, fast kindhaft zart, still und bescheiden, aber mit der todesbewußten hungrigen Sinnlichkeit der Tuberkulosekranken, war die Freundin des erfolglosen Malers Markus. Markus arbeitete als Journalist, um Geld zu verdienen und Marcelle vor den Härten des Lebens zu beschützen. Aber Picasso, der Eroberer, entführte sie ihm als neues Spielzeug der

Lust, dem er den Namen Eva gab – ein Maskottchen seines beginnenden Reichtums in neuen Ateliers dicht am Boulevard de Clichy, später in der Rue Schoelcher und in Salons, in denen man den wilden Mann des synthetischen Kubismus und seine Puppe bestaunen wollte. 1914 lag Marcelle, durch Picassos Leidenschaften verbraucht und verbrannt, sterbend in einem Hospital in Auteuil. Er besuchte sie zwar am Krankenbett. Aber seine Nächte in der Rue Schoelcher verbrachte er mit Gaby Lespinasse, einer Nachbarin, einer üppigen Negerin aus Martinique, die seinen tyrannischen Ausbrüchen entfloh, mit jungen Bäuerinnen, die er auf Märkten auflas, beschlief und malte, mit gelben Kindfrauen aus Indochina oder Salondamen, die sich als Modell auszogen und von ihm sinnliche Raserei erwarteten.

Nach Marcelles Tod fand er 1917 die dritte »Hauptfrau«, eine Ballettänzerin Olga Koklowa, Tochter eines russischen Obersten. Es geschah in Rom, als er einen Freund aus der eleganten, intellektuellen Welt Frankreichs, Jean Cocteau, nach Italien begleitete, um einen Bühnenvorhang für die Ballets Russes zu kreieren. Bald nach der Ankunft schrieb er, er kenne alle Römerinnen und ließ offen, inwieweit er nur die üppigen exotischen Huren in überquellenden Bordellen meinte.

Olga war eine mittelmäßige Tänzerin und mittelmäßige, sommersprossige Schönheit. Aber aus irgendeinem Entschluß des Augenblicks heraus nahm er sie mit nach Paris. Mit ihr bezog er ein neues Atelier in der Rue La Boëtie und heiratete. Anscheinend trieb ihn dazu die Idee, mit der aristokratischen Russin, ihren Manieren und seinen jährlichen Einkünften von eineinhalb Millionen Francs auch die Aristokraten von Paris, Biarritz, Juan-les-Pins, Cap d'Antibes oder Cannes zu erobern.

Aber es war anzunehmen, daß auch der Ruf sexueller Unersättlichkeit, der slawischen Frauen zu Recht oder zu Unrecht folgte, ihn verleitete, und Olgas unerfahrene, aber explosionsbereite Leidenschaft enttäuschte ihn nicht. Doch für ihn erlosch das russische Feuer, als sie schwanger wurde, ihre festen Brüste sich in blauadrige Bälle verwandelten und sein erster Sohn Paulo geboren wurde.

Aus Enttäuschung erwuchs ein Widerwille, den er zum erstenmal in Bildern »herausschrie«. Frauen, unter ihnen Olga, nahmen groteske Formen mit entstellten oder schrumpfenden Brüsten, gewaltigen Sexualorganen und hypertrophischen Schenkeln an.

Olgas Nachfolgerin traf er 1927 in der Gegend der Galerie Lafayette. Der mittlerweile Sechsundvierzigjährige stieß auf die siebzehnjährige blonde, sportliche Schönheit Marie-Thérèse Walter. Sie hatte eine schwedische Mutter, einen unbekannten Vater, wenig Schulbildung und verstand von Malerei nichts. Aber er stürzte sie und sich selbst in einen Vulkan neuer Leidenschaft.

Laut Arianna Stassinopoulos Huffington war der Vulkanausbruch der bis dahin zügelloseste seines Lebens – ohne jegliche Schranken und Tabus. Marie-Thérèse war zu jedem Experiment bis zum Sadismus bereit, und die Sexualität wurde endgültig zu Picassos zentralem Thema.

Er kaufte seinem ergebenen Geschöpf eine Wohnung in der Rue La Boëtie. Er erwarb ein Schloß »Boisgeloup« im normannischen Gisors. Dort spielten sie sadomasochistische Spiele und erforschten die äußersten erreichbaren Grenzen der Lust.

Während Olga und Paulo mit einer Bedienstetenschar in Dinard luxuriöse Ferien verbrachten, lebte Marie-Thérèse in einem Jugendlager in der Nähe und erfuhr mit Picasso Ekstasen, die Frankreichs Justiz noch mit Zuchthausstrafen bedrohte.

Doch sieben Jahre später war auch dieser Vulkan erloschen. Marie-Thérèse gebar ihre Tochter Maya und wurde eine reizlose Mutterfigur, auch wenn er die unheilbar an ihn Gefesselte, die sich 1977 in ihrer Garage selbst tötete, bis zu ihrer letzten Begegnung im Jahre 1958 in einer inzwischen erworbenen Villa »La Californie« bei Cannes in einem Wechselbad menschlicher oder beschämender Behandlung duldete – vielleicht wegen Maya, vielleicht weil er Marie-Thérèse benutzen konnte, um ihre Nachfolgerin zu kränken.

Die Nachfolgerin traf er zur Zeit von Mayas Geburt in Saint-Germain-des-Prés. Es war Dora Maar, geborene Markovitch, eine aparte Mischung französisch-jugoslawischer Gene mit blau-schwarzem Haar, dunklen, leidenschaftlichen Augen, eine Male-rin und Fotografin aus dem Umfeld des Surrealismus von hoher politischer, künstlerischer, philosophischer Intelligenz.

Als er sie 1936 in Saint Tropez in die Welt seiner Sexualität entführte, erlebte er, was ihm bei seinen vorangegangenen Frauen noch nicht widerfahren war. Zwar verfiel auch sie der Gewalt seiner Sinnlichkeit. Aber sie bewahrte sich ihre Persönlichkeit, ihre eigenen Ideen über Synthesen zwischen Malerei und Foto-grafie, die Selbständigkeit ihres Denkens und nahm teil an der Entstehung von Picassos Monumentalgemälde »Guernica«, auf dem er ein Menetekel des Spanischen Bürgerkrieges von 1936 bis 1939, einen Luftangriff auf die Stadt Guernica, zu einem Anti-kriegsmonument gestaltete.

Solch weibliche Selbständigkeit wurde zu Doras Schicksal, zum Quell von Picassos Willen, sie nicht nur im Bett, sondern auch außerhalb bis zur Willenlosigkeit zu unterwerfen. Er lehrte sie, daß sie nicht allein mit ihm lebte, sondern nur Teil eines »Ha-rems« war, den er in Mougins bei Cannes – dem Platz, an dem er später den letzten Landsitz seines Lebens »Notre-Dame-de-Vie« erwarb – versammelte. Es war ein Triumph seiner Machonatur, die einzige Frau, die bis dahin versucht hatte, ihr Selbst zu bewahren, zu zermürben, bis er sie 1944 seinem Psychiater Lacan und dessen Elektroschocks überließ. In Bildern, in denen er sie als »Weinende Frau« darstellte, spiegelte sich der ganze Schmerz einer gequälten Kreatur. Sie endete unter Laienschwestern des Ordens Saint-Sulpin, aber überliefert blieb ihr Ausspruch, nach Picasso gebe es für sie nur noch Gott.

Dora Maars Nachfolgerin wurde Françoise Gilot, die 1943, mit zweiundzwanzig Jahren, dem »herrlich-schrecklichen« Charme des Dreiundsechzigjährigen erlag. Die ursprünglich zur Anwältin bestimmte Tochter eines erfolgreichen Pariser Geschäftsmannes war eine begabte Malerin. Sie war gebildet und mit Picassos Kunst vertraut. Er begegnete ihr im Restaurant »Catalan«, und als sie ersten Einladungen in sein Atelier in der Rue des Grands-Augu-stins folgte, erwartete er sie allein und küßte sie auf den Mund.

Später zeigte er ihr in seinem Schlafzimmer einen Bildband über den Marquis de Sade. Beim nächsten Besuch führte er sie in ein Dachzimmer, von dem aus man eine Mauer mit einem aufgemalten zwei Meter langen Penis sah und griff nach ihren Brüsten.

Aber es dauerte bis 1944, bevor er ihre Zurückhaltung überwand. Danach verfiel sie einer mysteriösen Hingabe, die viele Jahre andauerte, bevor sie langsam und nur unter lange nachwirkendem Schmerz erlosch.

Vielleicht wäre sie einen anderen Weg gegangen, wenn sie schon gewußt hätte, daß Picasso in der Zeit, in der er sie eroberte, nicht nur mit Doras Schicksal spielte, sondern auch sonst keine erreichbare Partnerin für seine Leidenschaften entbehrte. Er hatte während der deutschen Besetzung Frankreichs keine Einschränkungen erlitten, die mit den Schicksalen anderer auch nur im entferntesten vergleichbar waren.

Im Zeichen des Abzugs der geschlagenen Deutschen hatte er sich der noch zukunftsgläubigen Kommunistischen Partei Frankreichs angeschlossen. Junge weibliche Mitglieder der Partei wie Geneviève Laporte umwarben ihn wie einen Gott.

Françoise Gilot gebar 1947 Picassos Sohn Claude und 1949 ihre Tochter Paloma. Sie war schon durch viele Höhen und Tiefen gegangen, als eine gynäkologische Krankheit sie daran hinderte, weiter seine »ungeheuren sexuellen Bedürfnisse« zu erfüllen. Schließlich war sie nicht mehr imstande, die Rücksichtslosigkeit zu ertragen, mit der er Ersatz für sie fand. 1953 besaß sie als einzige seiner Frauen die Kraft, ihn zu verlassen. Er quittierte ihren Entschluß und ihren weiteren Weg mit dem hassenden Ausbruch: »Ich kann es besser ertragen, eine Frau zu Grabe zu tragen, als sie mit einem anderen Mann glücklich zu sehen.«

Die nachfolgende Klage des Dreiundsiebzigjährigen: »Ich bin ohne Frau«, war ohne Grund, denn er erlebte weiterhin Prozessionen von Frauen, gleich, ob in Paris oder auf dem Lande. Sein Sohn Paulo sprach von den »Huren für Papa«.

In Cannes vor allem bereitete sich eine junge Verkäuferin, Jacqueline Roque, deren Laden er öfter besucht hatte, mit ebensoviel hemmungsloser Hingabe wie brennendem Ehrgeiz darauf vor,

Einzug in »La Californie« und später »Notre-Dame-de-Vie« zu halten – wenn es sein mußte, auch als »Fußmatte« von »Monseigneur Picasso«.

Als »Fußmatte« wurde ihr schließlich der Eintritt gewährt. Sie widerstand Mißachtungen, übersah die »Huren« und beobachtete bei Picasso die ersten Anzeichen einer Ermattung, die ihr den Weg eröffnete, eine unentbehrliche Sklavin zu werden – unentbehrlich für die Zubereitung von Picassos geheimgehaltenen Kräutertees, seiner Karottensuppen und für die Pflege der Katzenfelle als Mittel gegen rheumatische Schmerzen.

Ihre Geduld als »Fußmatte« trug Früchte, als Olga Koklowa (immer noch als ungeschiedene Madame Picasso) 1955 in Cannes verstarb und den Weg für eine neue Heirat freimachte.

Jacqueline wartete und duldete noch drei Jahre, bis Picasso, nun siebenundsiebzigjährig, sie im Zeichen wachsender Müdigkeit heiratete. Sie zog als neue Madame Picasso in sein Schlafzimmer ein und übernahm gleichzeitig die Funktionen einer Pförtnerin, die darüber bestimmte, für welches weibliche oder männliche Wesen sich das elektrische Tor von »Notre-Dame-de-Vie« öffnete. Er haßte sie dafür und »massakrierte« ihren Leib in destruktiven Bildern, bis sich 1964, in seinem dreiundachtzigsten Jahr, in ihm ein Phänomen ankündigte, das seine Nächte schlaflos machte und Liebesakte zu seiner wütenden Empörung ihrer Lust beraubte.

Das Adenom der Prostata hatte ihn ereilt.

Er empfand das Adenom als einen ungeheuren Anschlag auf die Unsterblichkeit seines Mannestums und sein Anrecht auf ewige Lust – einen Anschlag, von dem die Welt niemals erfahren durfte. Aber im November 1966 trat er mit Jacqueline unter größter Geheimhaltung eine Reise nach Paris und in die chirurgisch-urologische Abteilung des Amerikanischen Krankenhauses in Neuilly an.

In Verkleidung bestiegen sie den Pariser Zug – nicht in Cannes, sondern auf dem kleinen Bahnhof von Saint Raphael, wo Picasso weniger bekannt war. Nicht als Picasso traf er in Neuilly ein, sondern als Monsieur Ruiz. Die Urologen unternahmen eine vollständige transurethrale Prostatektomie.

Picassos einziger bekanntgewordener Ausspruch über die Operation:»In Paris durchbohrte man mich…«, enthielt einen Kern medizinischer Wahrheit, aber er war zugleich erfüllt von einem machtlosen Groll über die Verletzung seiner Geschlechtsorgane. Im Dezember kehrten er und Jacqueline auf die gleiche Weise wie bei der Hinfahrt, verkleidet und im Schlafwagen unter falschem Namen, nach »Notre-Dame-de-Vie« zurück.

In Telefonaten mit Freunden oder Quasifreunden versäumte er nicht, Kopulationen zu erwähnen und seine ungebrochene Kraft von Jacqueline bestätigen zu lassen. Aber zugleich gab er sich einem Rausch hin, in dem malerische Akte an die Stelle von Liebesakten traten.

In den fünf Jahren, die ihm blieben, malte und zeichnete er über eintausend Bilder und Skizzen – mehr als in irgendeiner vergleichbaren Periode seines Daseins. Wie von künstlich aufgepeitschten Sinnen getrieben, malte er in einer »Handschrift«, die sich zwischen vulgären Ornamenten und Pornographie bewegte. In seinen Radierungen häuften sich Bordelle, Voyeure, Peepshows, kopulierende Paare, weitgeöffnete Schenkel.

Am 5. April 1973 – schon durch Herzversagen und Atemnot gezeichnet – telefonierte er mit dem Maler Edouard Pignon, der eine Ausstellung von Aktbildern vorbereitete. »Nur weiter«, keuchte er, »erspare ihnen nichts … Male Nackte, Nackte und nochmals Nackte. Zeige ihnen Berge von Brüsten und Hinterteilen …«

Drei Tage später, am 8. April, in seinem einundneunzigsten Lebensjahr, hörte sein Herz zu schlagen auf.

Erst zukünftige Biographen werden über den Rang des 1903 im belgischen Liège geborenen Erzählers Georges Simenon entscheiden. Sie werden beurteilen, ob André Gide im Recht war, als er Simenon den bedeutendsten Erzähler der französischsprachigen Welt nannte. Sie werden darüber befinden, ob diejenigen im Recht sind, die sich damit begnügen, Simenon angesichts seines Œuvres von vielen hundert, meist in wenigen Tagen oder Wochen geschriebenen Romanen und Erzählungen als den fruchtbarsten Schriftsteller des zwanzigsten Jahrhunderts zu bezeichnen, dessen Tausende von Figuren von dem vermutlich unvergänglichen Pariser Kriminalkommissar Maigret bis zu ungezählten männlichen und weiblichen Protagonisten einer vorwiegend bürgerlich-kleinbürgerlichen Welt dieses Jahrhunderts reichen.

Gewiß allerdings ist, daß Georges Simenon zu den Repräsentanten einer fast faunhaften Sexualität gehörte. Dies wurde nur in Grenzen durch sein erzählerisches Werk selbst deutlich, dessen erotischer Gehalt bei aller Breite nur von Andeutungen, atmosphärischen Elementen und einem begrenzten sexuellen Vokabular, etwa des »Eindringens« in die Frau, des »miteinander Treibens«, des »Sich-Vernügens«, des »Sich-Zurückziehens« lebt.

Simenons Sexualität zeigte sich in seinem Leben selbst. Sie wurde später durch zwei »Enthüllungs«bücher seiner zweiten Frau Denise, »Un oiseau pour le chat« und »Le phallus d'or«, in ein grelles Licht gerückt. Nicht weniger grell war seine Erwiderung auf Denises Elaborate in eigenen »Intimen Memoiren«, in denen er 1981 eine umfangreiche, zuweilen schwer faßbare Lebensbeichte ablegte. Nicht zuletzt entstand das Bild eines ungeheuren Sensualisten durch Interviews, journalistische oder ärztliche Diskussionen und glaubhaft-unglaubhafte Statistiken über sexuelle Begegnungen mit rund zehntausend Frauen sowie das Bekenntnis seines Bedauerns, unter den Millionen und Abermillionen Frauen dieser Erde nicht noch mehr in ihrer natürlichen Nacktheit und ihren sexuellen Reaktionen begegnet zu sein.

Dieses Bekenntnis kommentierte er mit den Worten: »Ich erlaube mir darauf hinzuweisen, daß ich ganz normale Neigungen habe und nicht der einzige bin, der seit den frühesten Jugendtagen von zwingenden sexuellen Bedürfnissen erfüllt ist . . . Es war ein Hunger auf alle Frauen, denen ich begegnete, und eine Bewegung ihrer Hüften genügte, um bei mir fast schmerzhafte Erektionen zu erzeugen. Es gibt nichts Herrlicheres als die Haut und das Fleisch einer Frau, und es gibt keine großartigere Verbindung zwischen zwei Wesen als die Paarung ... Niemals habe ich Liebe und Gefühle mit Sexualität verwechselt. Mich treibt keine Neurose, sondern gesunde Notwendigkeit, und ich habe mein ganzes Leben lang fanatisch die Frau gesucht – die wirkliche Frau, so wie sie die Natur geschaffen hat.«

Der kleinbürgerlich-katholischen Welt, in welche Simenon als Sohn eines herzkranken, mit nur vierundvierzig Jahren sterbenden belgischen Buchhalters sowie einer harten, gefühlsarmen Mutter hineingeboren wurde, entrückte er schon 1916 als Dreizehnjähriger, als eine Magd ihm unter dem Vorwand, seine von Dornen blutigen Schenkel zu waschen, die Hosen auszog und im nächsten Augenblick »über ihm« war. Von da an verbrachte er jede Nacht in ihrer Kammer zwischen ihren Beinen und Brüsten.

Er lernte die »erotischen Urgewalten« kennen, die in ihm lebten, gab seine Rolle als Ministrant der Kapelle des Hospitals »De Bavière« in Liège auf und verließ seine Schule, das katholische Collège Saint Servais.

Er wurde Konditorlehrling, Buchhandlungsgehilfe und 1918 Reporter einer Klatschspalte »hors du poulaiur« der »Gazette de Liège«. Diese Position half ihm, in die Betten unzufriedener Frauen provinzieller Industrieller und Politiker zu gelangen und andere Frauen in belgischen und französischen Stundenhotels zu »nehmen«. Er machte die Erfahrung, daß die Erfüllung seiner Triebe sich bei professionellen Huren am reibungslosesten vollzog. Sie forderten kein Vortäuschen von Gefühlen.

Psychologen mögen später vielleicht eine Erklärung dafür finden, weshalb er sich 1920/21 als Achtzehnjähriger mit einer Malerin, der schlichten, etwas älteren Tochter eines Kunsttischlers in der Rue Louvrez von Liège, Régine Renchon, in »freier Liebe«, aber bürgerlich verlobungsbereit, zusammentat, obwohl sie keine besonderen sinnlichen Leidenschaften in ihm erweckte.

Die Beziehung mit Régine oder »Tigy« blieb bestehen, während er sich als Besatzungssoldat in Deutschland in schnellen »Stehakten« übte, nach seiner Entlassung die Sterbestunde seines Vaters mit einer Verwandten in einem Stundenhotel in Antwerpen verbrachte und mit einem väterlichen Erbstück, einer Uhrkette, die erste (aber nicht letzte) Negerin seines Lebens bezahlte, bei der er weder dem eigenen Trieb noch der Neugier auf die Reaktionen ihres »schwarzen Fleisches« widerstehen konnte.

Die Beziehung blieb auch bestehen, als sich 1922 ein inzwischen übermächtiger Traum, nach Paris zu ziehen, erfüllte – zuerst als Sekretär eines Pariser Schriftstellers, dann eines Marquis de Tracy. Nach seiner Ankunft begann er ein alltägliches sexuelles Leben, das er dem Amerikaner Charles H. Salzberg später so beschrieb: »Ich verließ die Arme einer Frau um 11 Uhr vormittags und besuchte ein paar Minuten später eine andere. Am Nachmittag ging ich zu einer Prostituierten auf der Straße oder in ein Bordell – zweimal nacheinander.«

In Pariser Cafés knüpfte er andere Frauenbekanntschaften und schrieb (bis 1931) eintausend Geschichten und Reportagen für »Le Matin« und halbseidene Blätter wie »Sans Gêne« oder »Frou-Frou«, außerdem (ebenfalls bis 1931) einhundertundachtzig Groschenromane unter Pseudonymen von Jean du Parry bis Georges Sim.

Es blieb unter solchen Umständen psychologischem Rätselraten überlassen, weshalb er bei so viel Freiheit 1923 Régine Renchon heiratete und gelassen ihren drohenden Schwur vernahm, sie werde Selbstmord begehen, falls er sie jemals betrüge.

Schon auf einer ihrer ersten gemeinsamen Ferienfahrten nach Entretat in der Normandie schlief er mit Régine (mit einem Hauch von Exhibitionismus) unter den beobachtenden Augen der Bauern in offenen Strohschobern. Gleichzeitig »trieb er es« ohne Tigys Wissen mit einem jungen Bauernmädchen namens Boule, das ihnen als Dienstmädchen in die erste, noch kleine Pariser Wohnung am Place des Vosges folgte. Während Régine in einem Atelier arbeitete, machte er Boule zu seiner immer bereiten Geliebten und bemerkte später dazu: »Während der ersten Jahre haben Boule und ich Tigy zuerst halb, dann zu dreiviertel, dann zu neun Zehntel betrogen« (was immer das bedeuten mochte).

Es blieb ein weiteres Mysterium in Simenons Leben, auf welche Weise er Régine siebzehn Jahre lang betrog, bevor sie ihn 1940 zum erstenmal in Boules Armen überraschte. Es waren siebzehn bewegt-tumultuarische Jahre, in denen er außer den Geschichten und Groschenromanen sechsundsiebzig »Maigrets« und einige ernsthafte Romane schrieb, die bei einem ebenso ernsthaften Pariser Verleger, Gallimard, erschienen. Es waren Jahre des Aufstiegs zu erstem schriftstellerischem Ruhm und Reichtum durch seine Bücher, deren Übersetzungen bis in abgelegene Erdenwinkel wie Hindustan und durch die ersten von fünfzig Verfilmungen seiner Romane durch Regisseure wie Jean Renoir und mit Schauspielern wie Charles Laughton, Jean Gabin, Simone Signoret oder Alain Delon.

Es waren auch Jahre in einer ersten luxuriösen Wohnung am Boulevard Richard Wallace, mit einem amerikanischen Chrysler, mit Diners bei »Maxim's«, Glücksspielen in Deauville oder Cannes, mit Maßanzügen aus London, Krawatten aus Mailand, Golfspiel, Boxen und Tauchen in Paquerolle. Jahre schließlich mit eigenen Segeljachten, der »Ginette«, auf der er Frankreichs, Belgiens, Hollands Kanäle befuhr, und der »Ostrogoth«, die ihn bis nach Lappland hinauftrug. Am Ende Jahre der Reisen »durch die Welt«, durch Ägypten, Afrika und Amerika, mit Monaten auf Tahiti und in New York.

Simenon allein wußte, wie viele der Frauen seines Lebens er in den Pariser Jahren in eleganten Treffpunktvillen in der Gegend der Rue Valéry, in Garderoben und Kulissen des »Moulin Rouge« oder der anderen Cabarets und Nachklubs, unter den gelangweilten Damen der Bourgeoisie, der Finanz und Politik, unter Schauspielerinnen und Komparsinnen, Drehbuchschreiberinnen, Scriptgirls und Regieassistentinnen der Filmateliers, unter gestrandeten Emigrantinnen, Anarchistinnen, Sozialistinnen aus Polen, Rußland, Rumänien, schließlich unter Spielerinnen, Hochstaplerinnen, Glückssucherinnen der Casinos und Prostituierten aus ganz Frankreich und den Kolonien fand und »nahm«. Nur ein so reiches Aktionsfeld machte eine »Statistik« wie die seine glaubhaft.

In Fécamps, während die »Ostrogoth« gebaut wurde oder später dockte, mußten Frauen und Witwen von Seeleuten oder Fischern, Sekretärinnen von Werften und Reedereien für ihn ebenso bereit gewesen sein wie die Professionellen der Hafengassen oder Opiumraucherinnen, bei denen er lernte, daß die Droge weibliche Lust ins Ungemessene steigere, den männlichen Orgasmus aber dämpfe oder lähme.

Als ihn Überdruß am städtischen Luxus befiel und einer Begeisterung für alte Schlösser und Landsitze Platz machte, bezog er 1938 ein Gut »La Richardière« nicht weit von La Rochelle, danach (im Zeichen des beginnenden Zweiten Weltkrieges) ein Gut bei Vauvant, sodann (abgelegen von Kriegsstürmen) die Besitzungen »Fonteney-le-Comte« und »Saint Mesmin-le-Vieux« im entlegenen Rocage.

1940, als Régine ihn zum erstenmal mit Boule überraschte, schrieb er: »Während unseres gemeinsamen Lebens hatte ich Régine fast jeden Tag betrogen, oft mehrmals am Tag, nicht nur mit Boule, sondern mit Hunderten von Frauen. Es waren so unendlich viele, sogar unter Régines engsten Freundinnen, daß ich eine Generalbeichte ablegte...«

Régine, die ihm nicht lange zuvor seinen ersten Sohn Marc geboren hatte, beging nicht den einst angedrohten Selbstmord. Sie entschied, vielleicht unwillens, den Lebensstil aufzugeben, an den sie sich gewöhnt hatte: »Vor der Öffentlichkeit können wir Mann und Frau bleiben. Aber in Wirklichkeit werden wir niemals mehr etwas anderes sein als Kameraden.« Sie war sogar tolerant oder resigniert genug, um Boule, die stets bereits Geliebte, in ihrer Umgebung zu erdulden.

So darf man annehmen, daß der durch seine Beichte Sanktionierte von 1940 bis 1945 genoß, was immer seine ländlichen Besitzungen an Frauen zu bieten hatten, bis er sich, obwohl sein persönliches Leben und seine Arbeit vom Krieg kaum berührt wurden, entschied, das von Ungewißheit bedrohte Frankreich und Europa zu verlassen und mit Régine, Marc und Boule in französisch sprechende Gebiete Kanadas auszuwandern.

Mit seiner bis dato letzten Sekretärin Odette fuhr er nach Paris, zog mit ihr ins Hotel »Claridge« und erhielt mit Hilfe seiner amerikanisch-kanadischen Verleger die nötigen Visa. Von Southampton aus reisten die Simenons über den Atlantik – in die noch bewegtere zweite Periode seines Lebens. Nur Boule blieb wegen einer Verzögerung in der Erteilung ihres Visums zurück und folgte später nach.

Die neue Periode begann damit, daß Simenon sich (während Régine und Marc ein Haus in Saint-Marguerite-du-Lac-Masson bei Montreal bezogen) mit Verlegern traf und nicht vergaß, sich bei ihnen nach zugänglichen Frauen in Kanada zu erkundigen. Er erfuhr, daß letztere in Montreal »noch zahlreicher« seien als in Paris.

Das später kaum noch begreifliche Drama der neuen Periode begann jedoch erst, als er auf der Suche nach einer französisch-englischen Sekretärin nach New York reiste und in »Brussel's« Restaurant eine in Quebec geborene Exbotschafts- oder Konsulatssekretärin namens Denise Quimet traf.

Ihm selbst, der sich so sehr in das seelische Leben der Helden seiner Bücher versenkte, fiel es noch in seinen »Intimen Memoiren« offenbar schwer zu erklären, was ihn, der so sicher zwischen Gefühl und Sexualität zu unterscheiden glaubte und so fanatisch nach der wirklichen natürlichen Frau suchte, während dieses Treffens in Emotionen, Illusionen und Entscheidungen hineintrieb, welche die nächsten zwanzig, ja fünfundzwanzig Jahre seines Daseins beeinflußten und formten.

In Denise Quimet begegnete er einem siebzehn Jahre jüngeren, kleinen, schmalen, seiner Lieblingsvorstellung von »molligen« Frauen in jeder Beziehung widersprechenden Wesen. Während des Treffens sprang sie zwischen wahren, halbwahren oder phantasievollen Erzählungen über ihre Jugend in einer kanadischen Bürgerfamilie, über ihren Beinamen »Diva« (der sich daraus herleitete, daß sie vom Theater, von Reichtümern, vom Leben in der High-Society geträumt hatte), offenherzigen Geschichten über ihre sexuelle Reife mit nur neun Jahren, aber gleich darauf über Keuschheit bis zum einundzwanzigsten Lebensjahr hin und her. Sie plauderte über zahlreiche Liebhaber, darunter einen Lord, die ihr glühende Briefe geschrieben, sie aber wieder verlassen hatten. Unvermittelt nannte sie Simenon Jo anstelle von Georges, weil sie in Philadelphia einen Liebhaber namens George gehabt haben wollte, an den sie nicht erinnert werden möchte.

Schließlich bezeichnete sie sich unter Tränen als Hure, die von jedem Mann verlassen würde und die eigentlich selbst ihrem Leben ein Ende setzen müßte.

Beide waren angetrunken, als Simenon die Kanadierin aus »Brussel's« Restaurant durch die Nacht in sein Hotel an der Park Avenue brachte.

Seine spätere Deutung, er sei in dieser Nacht von einer Woge des Mitgefühls für ein unglückliches Geschöpf erfaßt worden und habe beschlossen, ihr zu dem vorenthaltenen Lebensglück zu verhelfen, schien biographischen Kritikern absurd. Gleiches galt für seine Deutung der leidenschaftlichen Liebesakte dieser Nacht, bei denen er sich auf Denise stürzte, als sie nackt, schmal, zart, mit der großen rote Narbe einer Ovarialoperation, vor ihm lag, frenetische Lustschreie ausstieß und »Ich liebe dich« rief.

Was ihm selbst fünfundzwanzig Jahre später als eine Verirrung erschien, die im weiteren Verlauf »beinahe sein Leben zerstörte«, war ihm in der Schicksalsnacht in New York offenbar noch ebensowenig bewußt wie die Wahrscheinlichkeit, daß die Frau, der er auf seine Weise zu Frieden und Glück verhelfen wollte, von psychotischen Gespenstern begleitet sein könnte.

Er bot Denise, bevor sie sich trennten, eine Doppelposition als Sekretärin und Geliebte an und wartete in Saint-Marguerite-du-Lac-Masson voller Unruhe darauf, ob sie sein Angebot annahm und in das gleiche Haus einzog, in dem Régine, Marc und Boule lebten. Sie erschien, und sie blieb.

In den ersten amerikanischen Jahren Simenons und Denises von 1945 bis 1950 hielten sich die Gespenster ihres Lebens noch mehr oder weniger im Hintergrund. Abwechslungsreiche Reisen, die beide durch das unbekannte Amerika unternahmen, festliche Aufenthalte auf Haziendas in Mexico, Wochen in Luxushotels oder Villen in Florida, auf Kuba, in Arizona, New Mexico, Texas und Kalifornien sorgten anscheinend für ihre »Verdrängung«.

Wie tief eine besessene Sexualität in dieser ungewöhnlichen Verbindung und Simenons Selbstbildnis als Glücksbringer wirksam waren, zeigte sich – zumindest laut Simenon – in täglichen sexuellen Vereinigungen des Paares über mehr als zwanzig

Jahre, in gemeinsamen Besuchen von Bordellen in Havanna, im mexikanischen Nogales und an anderen Plätzen, in Denises Beteiligung an Liebesspielen zu dritt und zu viert, in ihrer Verkuppelung Simenons mit weiblichen Reisebekanntschaften unter ihren lüstern erregten Augen, in ihrer Anregung Simenons zum Spiel mit mexikanischen Kinderhuren. Daß Simenon sich in dieser Zeit als Glücksbringer und Glücksempfänger fühlte, sprach daraus, daß er in wenigen Jahren sechsundzwanzig Romane schrieb, darunter so ernsthafte Bücher wie »Der Schnee war schmutzig«.

Vielleicht bemerkte er 1949/50, als Denise einen Sohn, Johnny, zur Welt brachte und Régine sich von ihm scheiden ließ, Wolken am Himmel seiner Träume. Denise beließ Régine nach seiner Schilderung zwar den Namen Simenon, aber für sich beanspruchte sie fortan, die »einzige Madame Georges Simenon« zu sein, und versuchte ohne sein Wissen, Régines Lebensversicherung zu ihren eigenen Gunsten zu ändern. Aber vielleicht vermutete er darin nach wie vor die Folgen langer Mißachtung und ein Streben, Sicherheit zu erringen.

Simenon gab ihrem Drängen nach, näher bei New York zu sein. Er zog mit ihr, Johnny und den Anfängen einer bald unsinnig großen Bedienstetenschar auf die Farm »Shadow Rock« in Connecticut. Als ein Arzt, dem Denises wachsende Rastlosigkeit auffiel, ihm empfahl, mit ihr regelmäßig ins »Plaza«-Hotel und andere Zentren des New Yorker Gesellschaftslebens zu ziehen, folgte er dem Rat. Der New Yorker »Storck Club«, »Sardi's«, »Twenty One«, »Copacabana« und andere Treffpunkte der Gourmets, Mode- und Kosmetiksalons wurden zu Schauplätzen für Auftritte der Simenons.

Es gab eine Unterbrechung in Denises innerer Unruhe, als sie 1953 ihre Tochter Marie-Jo gebar. Aber dann nahm das Auf und Ab zwischen einer für sie anscheinend unerträglichen Abgelegenheit der Farm und dem New Yorker Trubel seinen Fortgang. Dabei beobachtete Simenon eines Tages, daß Denise im »Plaza« Zimmereinrichtungen und Telefone sterilisieren ließ, so als handele es sich um eine billige, schmutzige Herberge.

Dachte er, der sich in seinen Romanen mit so viel Psychologie und Psychopathologie beschäftigte, nicht an Zwangsneurosen? Oder war er wie die meisten seiner Romanhelden schon ein Objekt des Verdrängens, der Unterwerfung unter die Übermacht des Lebens? Willig folgte er neuen Formen der Sexualität, die (nach seinen eigenen Worten) Denise in neu eröffneten Callgirl-Institutionen entdeckte, deren Vermittlung sie übernahm. Mit Zügen des Voyeurismus machte sie ihn in Hotels, Bars, Restaurants auf Frauen aufmerksam: »Warum schläfst du nicht mit der?« und schlug Brücken zu den Damen.

Der Glaube an seine Rolle als Glücksbringer erhielt offenbar neuen Auftrieb, als die Königlich Belgische Akademie ihn in ihre Reihen aufnahm und zusammen mit Denise zu einer Europareise an Bord der »Ile de France« einlud. Sie führte von Le Havre nach Paris, nach Brüssel und später nach London und Rom – durch eine glänzend illusionäre Welt voller Eleganz, Verschwendung und neuer Höhen erotischer Ausschweifung und Intimität.

In Simenons Lebensbeichte erschienen neue Dreiecksspiele. Denise wirkte als Callgirl-Scout in den Telefonbüchern von Paris, Brüssel, London, Mailand und Rom. Sie begleitete ihn zu Visiten in den Garderoben der Stripteasetänzerinnen. Gemäß einem Bericht des Amerikaners Charles H. Salzberg kam es vor der Rückreise über Le Havre nach New York in Simenons Appartement des Hotels »George V.« zu Spielen mit drei Callgirls, während Denise das Kofferpacken beaufsichtigte. Laut Simenon war dies »Sexualität in ihrer natürlichsten Form«.

Nach der Rückkehr auf die »Shadow-Rock«-Farm erfaßte ihn eine neue Welle literarischer Fruchtbarkeit. Bis 1955 entstanden sechzehn Romane, darunter »Maigrets«, aber auch erzählerische Literatur wie »Der große Bob«.

Doch die Erinnerung an Europa erfüllte ihn anscheinend mit dem Wunschbild, Europa und Europa allein werde Denise auf Dauer glücklich machen.

So verließ er mit ihr, den Kindern, Zofen, Kindermädchen und Sekretärinnen Amerika und reiste, wiederum an Bord der »Ile de

France«, nach Le Havre und von dort über Paris nach Cannes an die Côte d'Azur. Aber eine Villa »La Gatounière« in Mogins bot Denise offenbar nicht genug Ablenkung, nicht genug Erfüllung in der Rolle der Madame Simenon. Dem nächsten Haus, »Golden Gate«, das Raum für Empfänge von zweihundert Gästen bot, erging es ähnlich.

Bald waren sie in Flugzeugen unterwegs, um aus der Luft in der französischen Schweiz einen würdigen Wohnsitz zu finden. Dabei kaprizierte sich Denise schließlich auf Lausanne, wo der letzte spanische Königshof und andere Expotentaten der »großen Welt« residierten. Sie entschied sich – immer laut Simenon selbst – für ein Schloß »Echandens« als Wohnsitz und beschäftigte Antiquitäten-Spezialisten für die luxuriöse Neueinrichtung. Anscheinend zum erstenmal mit Anzeichen von Resignation zog sich Simenon in eine Arbeitsklause zurück, in der er 1956/58 mehr als zwanzig Romane, darunter so eindrucksvolle wie »Der Neger« und »Der Präsident«, schrieb.

»Echandens« blieb, trotz der Geburt seines letzten Sohnes Pierre, eine Enttäuschung. So begann Simenon 1960 mit dem letzten, beinahe gigantesken Versuch, doch noch das Traumziel Glück zu erreichen. In Epalinges erbaute er ein Haus von monumentalen Dimensionen, für das er später selbst die sarkastische Bezeichnung »Bunker« fand – eine alles überragende, prestigiöse Märchenburg für Denise. Aber die Wirklichkeit holte ihn unbarmherzig ein. Zwar hielt Denise Einzug in das neue Reich der Superlative und der verschwenderischen Eleganz mit Zimmerfluchten, einem Rolls Royce nebst einer dazugehörigen Autoflotte sowie einer wachsenden Dienstbotenschar vom Küchenchef über Chauffeur und Gärtner bis zu Zimmermädchen und überflüssigen Sekretärinnen für Denise. Aber ihre Rastlosigkeit nahm, wenn man Simenons Lebensbeichte folgte, neue, unberechenbare Formen an, und der große Strom der Sexualität ging einem für Simenon anscheinend schwer begreiflichen Ende entgegen.

Später beschrieb er Szenen, in denen er auf der Suche nach der üblichen »Vereinigung« Denise in einem Zimmer fand und ihre Frage »Was willst du?« mit »Ich will dich . . .« beantwortete. Von ihrer Seite kam nur die Erwiderung »Dann mach' schnell«, während sie sich auszog, ihn auf dem Teppich empfing und eine Sekretärin zuschauen ließ. Das Ende kam, als sie sich in einer Anwandlung von Verlorenheit aus eigenem Entschluß in die psychiatrische Klinik »Prangis« bei Lausanne begab. Simenon besuchte sie, legte sich zu ihr und drang auf seine gewohnte Weise in sie ein. Aber er bemerkte von ihrer Seite keine Reaktion mehr, so als lebe sie in einer anderen Welt.

Niemand konnte schließlich an der vielleicht bittersten Ironie in Simenons Leben vorübergehen. Sie lag darin, daß nicht er die wahre, die natürliche Frau fand, nach der er – seinen eigenen Worten gemäß – sein Leben lang gesucht haben wollte. Es war Denise, die ihn unbewußt mit Teresa, der dreiundzwanzig Jahre jüngeren kommenden Geliebten und Begleiterin in Simenons drittem Lebensabschnitt zusammenführte.

Denise war auf der Suche nach einem weiteren Zimmermädchen, als Simenons italienischer Verleger Mondadori ihr eine junge Italienerin venezianischer Herkunft – eben Teresa –, mit offenem Gesicht, hellen Augen, kastanienfarbenem Haar, französisch sprechend und von warmherziger Heiterkeit, empfahl.

So war Teresa nach Epalinges gelangt, und Simenons erste Begegnung mit ihr hatte beinahe »stilgerecht« die Form einer sexuellen Vereinigung angenommen. Als er die Italienerin zum erstenmal bei der Arbeit über einen Friseurtisch gebeugt sah, überfiel ihn sein so häufiges sexuelles Verlangen. Er trat hinter sie, hob ihren Rock und »drang in sie ein«, ohne daß sie wegen der Schnelligkeit ihres eigenen Orgasmus dazu kam zu protestieren. Sie berichtete zwar Denise über den Vorfall und bot ihr an, sofort das Haus zu verlassen. Aber Denises gleichgültige Antwort lautete: »Warum? Wenn es Ihnen Spaß macht . . . voilà«, und sie blieb.

Teresa durchschaute bald das unglückliche Schicksalsnetzwerk, das über Epalinges lag. Während Denise selbst der pompösen Welt entglitt und die erwachsenen oder heranwachsenden Kinder das Haus verließen, begann Teresa Simenons Bett zu teilen. Jedoch nicht nur das. Von ihr empfing er zum erstenmal seit Boule frauliche Wärme. Über seine Begierde hinaus wartete er Abend für Abend auf sie und empfand Verlorenheit, wenn sie am Morgen sein Bett und seine Arbeitsklause verließ. Sie nahm still, geduldig und ohne Ansprüche die Leitung von Epalinges in die Hand.

Als Simenon offenbar nach einer neuen Flucht Denises in eine Klinik beschloß, das mit so viel Illusion erbaute architektonische Monster aufzugeben, erledigte sie, was dabei zu erledigen war, von der Entlassung des Personals bis zum Verkauf von fünf überzähligen Autos.

Sie begleitete ihn aus dem »Bunker« in eine Wohnung in einem Lausanner Hochhaus, dann in ein kleines rosafarbenes Häuschen in der Avenue de Figuiers und übersah stillschweigend, daß er, auch jetzt noch lebenslangen Gewohnheiten folgend, eine Madame Claude in Lausanne aufsuchte, die ihren Klienten Begegnungen mit Frauen vermittelte.

So war Teresa denn auch an seiner Seite, als seine Prostata ihm 1971 in seinem siebenundsechzigsten Lebensjahr ankündigte, daß das Roulette gegen ihn entschieden hatte und daß für ihn die Stunde des Adenoms gekommen war. Teresa begleitete ihn im Sommer in die urologische Abteilung der Klinik »Bois Cerf« in Lausanne.

Simenon war von Furcht vor einem Erliegen seiner sexuellen Potenz, dieser großen Kraftquelle seines Daseins, erfüllt. Später notierte er: »Es geschah, daß ich nachts sechsmal oder öfter aufstehen mußte ... Während meines ganzen Lebens hatte ich insgeheim über Prostatakrankheiten sprechen hören. Ich wußte, daß viele Männer, die älter wurden, sich früher oder später einer in früheren Jahren besonders schmerzhaften Operation unterziehen mußten und daß sie danach häufig impotent wurden ... Mein Sexualleben besaß zuviel Bedeutung für mich, als daß mich ein solcher Ausblick nicht mit Angst erfüllt hätte.«

Während Teresa in einem Empfangszimmer wartete, diagnostizierte der Lausanner Urologe Amsler ein Prostataadenom, das spätestens in ein bis zwei Jahren operiert werden mußte. Simenon wagte bei dieser ersten Begegnung »aus Angst vor einer bejahenden Antwort« nicht, sich zu erkundigen, ob er durch den Eingriff seine Potenz verlieren würde. Später bemerkte er dazu:»Ich würde erst einige Zeit danach erfahren, daß die modernste Operationsmethode dem Patienten nichts von seiner Zeugungskraft nahm – im Gegenteil.«

Teresa begleitete ihn eineinhalb Jahre danach, 1973, als Amsler die Operation für nicht länger aufschiebbar hielt, in das»Bois Cerf«. In diesen anderthalb Jahren war sie mehr geworden als seine Geliebte und Vertraute. Sie war auch die einzige Pflegerin, auf die er sich in Krankheitsfällen verließ und der er erlaubte, ihn zu berühren.

Sie wartete daher nicht nur, während Amsler das Adenom unter Lumbalanästhesie transurethral entfernte. Simenon verlangte von entrüsteten Klosterschwestern auch, daß Teresa ein Bett in seinem Zimmer erhielt und Tag und Nacht bei ihm blieb. Schon eine Woche später verließen beide das»Bois Cerf«.

Sie fuhren zur Erholung in eine Hotelklinik»Valmont« oberhalb von Montreux, und Simenon notierte:»Welch ein Glück, daß der prostatische Alptraum endgültig vorüber ist.«

Er behielt recht damit. Er war vorüber und kehrte niemals mehr zurück. Als Simenon sich neun Jahre später, im Dezember 1982, in seinem achtzigsten Lebensjahr, einer neuen Operation unterzog, ging es nicht mehr um ein Prostataadenom. In sieben Stunden entfernte der Lausanner Neurochirurg Nicolas de Tribolet eine ausgedehnte, aber gutartige Gehirngeschwulst.

Schon am 17. Dezember fuhr Teresa ihn in das kleine Haus an der Avenue de Figuiers zurück, und seine Söhne Marc und Johnny, die ihn dort besuchten, schlossen Wetten auf seine Unsterblichkeit ab. Allerdings forderten sie dabei das Schicksal zu sehr heraus. Im September 1989 starb Georges Simenon in seinem kleinen Haus, sechsundachtzig Jahre alt, den stillen Tod, den ein gnädiges Alter bereithält.

Dem radikalen französischen Republikaner und seit 1917 französischen Ministerpräsidenten Georges Benjamin Clemenceau, der sich während des Ersten Weltkrieges im Kampf mit dem nachbismarckschen kaiserlichen Deutschland und der folgenden Ent-

245

machtung des besiegten Gegners durch den Versailler Friedensvertrag den Namen eines »Tigers« erwarb, wurde im Laufe seines
Lebens alles erdenkliche an politischen und nationalen Leidenschaften, Zynismen und Schonungslosigkeiten nachgesagt. Niemand aber hätte jemals behauptet, der 1841 in der Vendée geborene, ursprünglich als Arzt in Nantes promovierte, auf der Höhe
seines Lebens gedrungene, kahlköpfige, schnurrbärtige, meist in
dunkles Tuch, feste ländliche Stiefel und graue Handschuhe ge-
kleidete »Tiger« habe seine Kräfte in den Armen und Schößen von
Frauen vergeudet und dem Kampf um eine sichere Zukunft Frankreichs gegen die deutschen »Boches« vorenthalten.

Das bedeutete nicht, daß der Atheist und erbitterte Feind jedes
politisierenden und moralisierenden »Pfaffentums« ein Verfechter der Enthaltsamkeit gewesen wäre. In seinen früheren Jahren,
zumal in Nantes, als ein noch schlanker, dunkelhaarig-bärtiger
junger Mann, hatte er sich an allen Wochenenden mit »gewissen
Geschöpfen« auf dem Schloß »La Vachonière« eines angeheira-
teten impotenten Onkels vergnügt, dessen Hoden (was sie laut
Clemenceau »niemals hätten tun dürfen«) beim Springreiten am
Sattelknauf seines Pferdes unheilbaren Schaden genommen hatten. Er, einige Freunde und »Mademoiselles« hatten dem unheilbar Blessierten durch Liebesspiele in seinen dämmrig erleuchteten Treibhäusern einen unzulänglichen voyeuristischen Ersatz
für das Verlorene verschafft.

Später, 1865, nach einiger Zeit als Assistent seines ärztlichen
Vaters, hatte Clemenceau sich dem politischen Journalismus zugewandt. Als Reporter der Zeitung »Paris Temps« war er nach
New York gereist, um die amerikanische Demokratie zu studie-
ren. Sie hatte den geborenen Anhänger autokratischer Macht
wenig beeindruckt (»unter all diesen ›...kratien‹ ist eine soviel
wert wie die andere – nämlich nichts«). Wohl aber beeindruckte ihn die Zufallsbegegnung mit drei namentlich unbekannt
gebliebenen amerikanischen Damen, Inhaberinnen einer Höheren Mädchenschule in Stanford in Connecticut. Sie engagierten ihn als Französischlehrer. Noch im hohen Alter berichtete er mit Augenzwinkern, daß er die Stanford-Mädchen zwar

»ein wenig Französisch« gelehrt, ihnen vor allem aber »Reiten«
beigebracht habe (und sein Augenzwinkern ließ offen, ob er
darunter die sexuelle Position »Frau auf Mann« verstand).

Am Ende war eine knapp achtzehnjährige Reiterin, Mary Plum-
mer, seinem sardonischen Charme erlegen. Mary und Georges
hatten 1868, nach komplizierten doppelten Aufgeboten in Marys
Heimatstadt Springfield und in La Réorthe im französischen
Kanton Sainte Hermine, geheiratet. Sie hatte ihm einen Sohn und
zwei Töchter geboren. Aber nach wenigen Jahren waren die
beiden – er mit einunddreißig, sie mit fünfundzwanzig – für
immer auseinandergegangen, weil Mary Plummer-Clemenceau
die Überzeugung gewann, daß er weder mit ihr noch mit ihrem
Bett, sondern mit Frankreich verheiratet war.

Mary war seine einzige Ehefrau geblieben, und wenn sein langjähriger Sekretär Jean Martet später von Zeit zu Zeit auch Bon-
mots über Frauen aufzeichnete, die über Clemenceaus zynische
Lippen kamen, so bedeutete das nicht, daß er dem Beispiel Scharen anderer Politiker gefolgt wäre und sich Mätressen zugelegt
hätte.

Er konnte über den Maler Claude Monet klagen, er verwandle
Frauen in Monster mit abscheulichen Ärschen und fetten Schen-
keln, die jeden Geschmack an Liebe und Bett verdürben, und auf
Martets Frage: »Sie sind also für die sexuelle Liebe?« antworten:
»Aber sicher. Sind Sie vielleicht für die Urzeugung?«

Aber die Stürme des politischen Lebens ließen in seinem Pariser
Haus an der Rue Franklin oder in einem Landhaus in Saint-Vin-
cent-sur-Jard keinen Platz für Frauen, denen er jede Fähigkeit zu
nützlicher Teilhabe an politischen Kämpfen absprach.

Dennoch: Clemenceau stand im einundsiebzigsten Lebensjahr,
als er Ende 1911 in der Pariser Nationalversammlung vor einem
Senatskomitee für Auswärtige und Militärische Angelegenheiten
eine zornbebende Attacke gegen die mangelhafte militärische
Vorbereitung Frankreichs gegenüber Deutschland ritt. Dabei
verspürte er einen unwiderstehlichen jähen Harndrang, der ihn
zwang, seine Rede zu unterbrechen, die Tribüne zu verlassen und
die Toilette aufzusuchen. Nachdem er seine Ansprache unter

Geflüster und Getuschel seiner Anhänger und Gegner wiederaufgenommen hatte, dauerte es nur zwanzig Minuten, bis Unterbrechung und Toilettenbesuch sich wiederholten und er sich »mit zornig geballten Fäusten« in die Rue Franklin fahren ließ.

In den mehr als drei »politischen Jahrzehnten« seit 1879 hatte ihn sein (wie er sich mit dem spezifischen Zynismus des einstigen Mediziners ausdrückte) »Kadaver«, abgesehen von einem Anflug des Altersdiabetes, niemals im Stich gelassen – am wenigsten seine Blase. Er hatte Wahlkämpfe um Sitze in Abgeordnetenkammer und Senat gewonnen oder verloren und dabei Redeschlachten von vielen Stunden Dauer ohne jede vesikale Unterbrechung ausgetragen. 1884 wurde er in endlose Debatten gegen die Kolonialpolitik der gerade amtierenden Regierung Ferry und für die Konzentration aller Kräfte auf die Rüstung gegen Deutschland verstrickt und debattierte zuweilen, wutentbrannt und ohne jegliche Unterbrechung, fünf oder sechs Stunden lang. Zwischen 1886 und 1889 hatte er sich mit Gusto in die endlosen Schlammschlachten für die Ernennung des republikanischen Generals Georges Boulanger, auch »General revanche« genannt, zum Kriegsminister gestürzt und das Debakel von Boulangers Versagen und Selbstmord am Grab seiner Mätresse mit eiserner Standfestigkeit überdauert.

Als ihn nun die ersten lähmenden Blasenattacken überfielen, erblickte er darin eine intolerable Heimtücke des Schicksals gegen ihn und die französische Nation. Später stellte sich heraus, daß er schon seit längerer Zeit »Vorwarnungen« erhalten hatte, wenn er nachts drei- oder viermal das Bett verlassen und sein bäuerliches Nachtgeschirr benutzen mußte. Sie hatten ihn an seine Zeit als reitender Gehilfe seines Vaters in der Vendée und an mehr oder weniger glückliche Katheterisierungen prostatakranker Bauern erinnert. Doch er hatte die Warnungen mißachtet und seinem Arzt Florand gegenüber verschwiegen. Wider besseres Wissen hatte er gehofft, »die Sache werde nicht ernsthaft sein«. Doch nun war ihm klar, daß die Sache mehr als ernsthaft war.

So beorderte er Florand zu sich und befahl ihm: »Stecken Sie mir Ihren Finger in den Hintern und sagen Sie mir, wie dick das Ding

ist. Mehr brauche ich nicht zu wissen. Dann suchen Sie mir einen Chirurgen für die Operation, die es ja heutzutage geben soll.«
Florand fand ein schon weit auswucherndes Prostataadenom. Bleich vor Schreck unterrichtete er Clemenceau über die tödlichen Risiken, die noch mit jeder Prostataoperation verbunden waren. Er empfahl ihm, sich aus der Politik zurückzuziehen und auf ein Katheterleben vorzubereiten. Solcher Rat war jedoch nicht in Clemenceaus Sinn. Er erwiderte, er hege nicht die Absicht, als Halbkrüppel tatenlos zuzusehen, wie Frankreich zum zweitenmal in einer Generation besiegt werde. Er ziehe es vor, während einer Operation zu sterben. »Also: Wer ist der beste Chirurg?«
Nach einigem Zögern nannte Florand Freyer in London. Clemenceau aber fragte gereizt, ob es unbedingt ein Engländer sein müsse und fuhr sarkastisch fort, er wisse es zwar zu schätzen, daß sein eigener Arzt ihm wenigstens keinen »Boche« empfehle. Aber Frankreich habe die Chirurgie großgemacht und besitze immer noch die besten Chirurgen der Welt. Florand wagte darauf hinzuweisen, daß Freyer sich auf die Erfahrung von eintausend oder mehr Operationen stützen könne, während die Zahl der Eingriffe in Paris noch sehr gering sei. Doch Clemenceau beharrte auf seiner Forderung nach einem Chirurgen französischer Nation.
Dem von Zweifeln gepeinigten Florand kam am Tage danach einer jener Zufälle zu Hilfe, mit denen die Straßen der Geschichte gepflastert sind. Er traf den Gynäkologen Samuel Pozzi, mit dem Arsène D'Arsonal dem Nutzen von Wechselströmen in der Chirurgie nachgegangen war. Pozzi erzählte ihm von einer erfolgreichen Prostatektomie, die ein junger französischer Chirurg namens Antonin Gosset zwei Monate zuvor an einem seiner Freunde, dem achtzigjährigen Archäologen Froehner, unternommen hatte. Vielleicht, so meinte er, erinnere Florand sich an berühmte Polemiken, die Froehner mit dem verstorbenen Gustave Flaubert über dessen Roman »Salammbô« ausgetragen hatte. Obwohl es Gossets erste Prostatektomie gewesen war, fühlte Froehner sich befreit und geheilt.

Florand erinnerte sich weder an Froehner noch an Polemiken über »Salammbô«. Ebensowenig hatte er von Antonin Gosset gehört. Aber Pozzi versicherte ihm, einer seiner ärztlichen Kollegen, Professor Edmond Labbé, gehöre wie Clemenceau dem französischen Senat an. Labbé habe sich persönlich vom Erfolg der Operation an Froehner überzeugt und sei sicherlich imstande, auch Clemenceau zu überzeugen. Am folgenden Tage begleitete Florand Labbé in die Rue Franklin, und Clemenceau bekam seinen Chirurgen französischer Nation.

Als er Gosset zu sich bestellte, war dieser achtunddreißig Jahre alt und operierte in einer katholischen Privatklinik in der Rue Georges Bizet. Er stammte aus der Hafenstadt Fécamp, hatte bei prominenten Pariser Chirurgen, aber auch bei dem Deutschen Czerny in Heidelberg gearbeitet und um 1901 seine erste ärmliche Praxis in einem alten Haus der Geburtsstraße Baudelaires, der Rue Hautefeuille, eröffnet.

Seine Begegnung mit der Prostatachirurgie verdankte er einer Studienfreundschaft mit Robert Proust. Während Proust seine perineale Prostataoperation entwickelte, hatte Gosset ihm assistiert. An Sonntagen waren sie auf Dörfer in der Umgebung von Paris gefahren, um die Leichname mittellos Verstorbener billig »einzukaufen« und an der Prostata der Toten zu experimentieren.

Doch früher als der Freund hatte Gosset die Grenzen der perinealen Operation erkannt und sich Freyers Methode zugewandt. Er fühlte sich jedoch noch unsicher, als er in der Rue Franklin eintraf. Florand, der ihn begleitete, hatte ihm mitgeteilt, daß Clemenceau in sein zweiundsiebzigstes Jahr ging und sein Herz »nicht mehr besonders frisch« sei. Das trug nicht dazu bei, Gosset zu ermutigen, und er war darauf vorbereitet, dem Gefürchteten noch einmal die Risiken der Operation zu schildern.

Doch Clemenceau ließ ihn gar nicht zu Wort kommen, sondern erklärte: »Ich habe Sie rufen lassen, weil ich mich operieren lassen werde. Ich will von Ihnen nicht hören, daß der Eingriff gefährlich ist. Er wird gemacht. Es paßt mir nicht, daß mir meine Blase zu schaffen macht, wenn ich auf der Rednertribüne stehe.«

Damit erledigte er jede Diskussion. Wenige Tage später erschien er in Gossets Klinik an der Rue Georges Bizet. Ihm mißfielen die Jesus-Bilder an den Wänden (»Muß man ihn denn an jede Wand hängen?«). Doch dann ergab er sich ohne weitere Fragen den vorbereitenden Prozeduren.

Obwohl Gosset die Nacht vor der Operation schlaflos verbracht hatte, verlief sie ohne Zwischenfälle. Diese stellten sich erst nachher ein. Die »Hölle« der ersten anderthalb Wochen und eine Blaseninfektion überstand Clemenceau mit stoischem Ingrimm. Aber dann wurde sein Kreislauf zusehends schwächer. Gosset fand ein Ödem der Lungenbasis. Er ließ den Kranken aus dem Bett heben und aufrecht in einen Stuhl setzen, damit er besser atmen konnte. Clemenceau war noch Arzt genug, um zu wissen, was das bedeutete. So begann er mit den Fäusten auf seine Schenkel zu schlagen und in trotziger Auflehnung zu schreien: »Ich will nicht krepieren ... Ich will nicht krepieren!«

Er »krepierte« in der Tat nicht, sondern erholte sich im Verlauf von fünf Wochen so weit, daß er in die Rue Franklin zurückkehren konnte. Zum Abschied erklärte er Gosset: »Daß Sie mich operiert haben, war für Sie ein riskantes Geschäft. Jetzt, wo ich wieder gesund werde, denkt kein Mensch daran, daß Sie es waren, der mich gesund gemacht hat. Wenn ich aber gestorben wäre, würden Scharen von Narren krakeelen, Sie hätten mich umgebracht.«

Einige Wochen darauf erschien er zum erstenmal wieder im Senat, bereit, seinen Kampf um die Bewaffnung Frankreichs mit noch größerer Hartnäckigkeit als zuvor aufzunehmen. Seine sozialistisch-pazifistischen Gegner, die nicht mit seiner Rückkehr gerechnet hatten, riefen ihm voller Zorn und Zweifel zu, ob er wirklich »wieder in Ordnung« sei. Er antwortete: »Ihr könnt, wenn's recht ist, ein Saalfenster öffnen. Dann werde ich den Leuten in der Straße auf die Köpfe pissen – damit ihr's glaubt!«

Er ahnte in diesem Augenblick nicht, wie sehr es ein Glücksfall war, zwei Jahre vor Ausbruch des Ersten Weltkrieges und sieben Jahre vor dessen Ende im Jahre 1919 von seinem Adenom befreit zu werden – sieben Jahre auch vor der Friedenskonferenz in Paris, auf der er den erbittertsten Kampf seines Lebens gegen eine Wiederauferstehung der besiegten Deutschen führte. Unter den anderen für den Ausgang der Konferenz entscheidenden europäischen Mitgliedern des »Rates der Vier« in Paris, dem britischen Premier David Lloyd George und dem Italiener Orlando, erwies er sich (trotz eines kommunistischen Attentats während der Konferenz) als der zwar älteste, aber unerschütterlichste, durch keine Blasenkomplikationen mehr behinderte Streiter für einen Punischen Frieden.

Connaisseurs der Geschichte und der Medizin betrachteten es als Delikatesse, daß keiner der entscheidenden europäischen Akteure der Pariser Konferenz – mit Ausnahme des Italieners Orlando – einer Konfrontation mit seiner Prostata entrann. Lloyd George, dem Jüngsten, wurde nur eine längere Frist gewährt. Ihn ereilte das Debakel zwölf Jahre nach der Unterzeichnung des Vertrages von Versailles und rund neun Jahre nach dem Oktobertag des Jahres 1922, an dem er – so wie vorher Clemenceau – von Rivalen gezwungen wurde, die Bühne alliierter Weltkriegstriumphe zu verlassen, auf der er seit 1916 als radikal-liberaler Ministerpräsident Großbritanniens in einer Koalition mit den Konservativen und mit rastlos-ingeniöser Energie agiert hatte.
Der Engländer John Maynard Keynes war in seinen berühmtberüchtigten Anmerkungen über die Akteure von Paris einschlägigen Hinweisen über Lloyd George nicht ausgewichen. Er bemerkte, Lloyd Georges gewaltige sexuelle Ausstrahlung habe ihm schon früh in seinem heimatlichen Wales den Namen eines Ziegenbocks verschafft. Zweifellos wußte er, worüber er schrieb. Lloyd Georges seit 1887 angetraute Gemahlin, »Dame« Margaret, eine Walliser Farmerstochter, puritanisch-methodistisch, matronenhaft und durch und durch walliserisch, hätte Näheres darüber zu sagen gehabt, wenn Stolz ihr nicht in den meisten Fällen den Mund verschlossen hätte.
Als Margaret den halbwaisen, von einem verwandten, bildungshungrigen Schuhmacher aufgezogenen David Lloyd George in dem Walliser Dorf Llanystumdwy ehelichte, hatte der kleinge-

252

wachsene, aber stämmige junge Mann mit leuchtend blauen Augen, »verführerisch-sprechenden Händen«, »verführerischen Waden« und der Sprachgewalt eines Volkstribuns, für den Zäune nur dazu da waren, um sie niederzureißen oder darüber hinwegzuspringen, gerade eine Praxis als politisierender Advokat in Criccieth eröffnet. Es wurde nie wirklich klar, was Margaret und ihn zur Heirat bewog – wirtschaftliches Kalkül auf seiner Seite und auf ihrer Seite der Ehrgeiz, die Gattin eines Advokaten zu werden oder aber ein methodistischer Schwächeanfall gegenüber seinen Künsten der Verführung. In gewissen Grenzen hatte Margaret auch seine liberale Feindseligkeit gegen Großgrundbesitzer, »royal flunkies« des britischen Adels, konservative Ausbeuter des kleinen Mannes, ja, gegen wallisische Kirchenfürsten (sofern sie nicht methodistisch waren) hingenommen. Aber seit 1890, nach Lloyd Georges lautstarkem Einzug als Angehöriger der Liberalen Partei in das Londoner Unterhaus, hatte ihre Anteilnahme an seiner Karriere ein Ende gefunden. Politik, die über die Grenzen von Wales hinausreichte, gehörte nicht in ihre Vorstellungswelt. Für sie war London eine durch und durch fremde, wahrscheinlich auch sündhafte Stadt.

Nur widerwillig war sie Lloyd George an die Themse gefolgt und mit noch tieferer Abneigung hatte sie ihn 1908, in seiner ersten Regierungsfunktion als Finanzminister, nach Downing Street No. 11 begleitet. Downing Street No. 10 schließlich, das ihn 1916 als Premierminister aufnahm, blieb für sie ein Gegenstand nie erlahmender Aversion. Sie hielt sich nur so lange in London auf, wie es unvermeidlich war und überließ Lloyd George während ihrer langen Aufenthalte in Wales einer Haushälterin, Sarah Jones, die ihn voller Hingabe (und voll bitteren Zorns auf »Dame« Margaret) »vor Verwahrlosung und Hunger bewahrte«.

Margaret ihrerseits kehrte nach Criccieth jedesmal mit der Überzeugung zurück, gegen ihren Willen in eine fremde oder gar feindliche Londoner Welt verbannt und zu Unrecht mit Klagen Lloyd Georges bedacht zu werden, die in seinen hinterlassenen Familienbriefen zuweilen explosive Formen annahmen. Im August und September 1897 etwa beschwor er Margaret: »Du wirst meinen Weg durch Abwesenheit nicht ändern ... Gib den infernalischen Methodismus auf, der ein Fluch für alles Gute in Deinem Wesen ist und denke darüber nach, wie Du Deinen Mann vernachlässigst ... Denke nach ...«

Etwas später schrieb er: »Ich bin sehr enttäuscht ... Ich erwarte einen warmherzigen Brief, aber wie fröstelt es mich, wenn ich lese: ›Wenn Du wünschst, daß ich (nach London) komme, laß' es mich wissen. Ich werde gehorchen, wenn Du befiehlst.‹«

»Dame« Margaret aber blieb Walliserin für immer und ewig und zugleich eine methodistische Ehefrau, in deren Vorstellungswelt die Auflösung auch einer zu Dissonanzen verurteilten Ehe niemals einen Platz erhielt.

Doch hinter den Fassaden von Lloyd Georges Ehe gab es noch andere als walliserisch-britische, provinzlerisch-hauptstädtische Konflikte. 1897 warfen Ereignisse in Montgomeryshire und Criccieth ein grelles Licht hinter die ehelichen Fassaden.

Catherine Edward, die Frau eines Arztes aus Montgomeryshire, beschuldigte Lloyd George vor Gericht, der Vater ihres jüngsten Kindes zu sein. Lloyd George entrann zwar einer Verurteilung, weil er beschwor, niemals sexuelle Beziehungen zu Catherine unterhalten zu haben. Doch wenn man Nachforschungen des Historikers Taylor folgt, leistete er einen Falscheid und bekannte sich Margaret gegenüber ohne Skrupel dazu. Als sie ihn auf seinen Wunsch zur Gerichtsverhandlung begleitete, erkundigte sie sich: »Willst du vielleicht einen Meineid schwören?« Seine Antwort lautete: »Natürlich. Und du begleitest mich vor Gericht, damit sie sehen, daß du an mich glaubst.«

Es war nur ein Beispiel dafür, wie sehr seine Sexualität ihn dazu trieb, nicht nur ständig nach dem zu suchen, was er »sexuelle Passagen«, sexuelle Abenteuer nannte, sondern die Ehe mit Margaret als wohlberechnete Tarnung zu benutzen.

Die Zahl der kürzer oder länger dauernden »Passagen«, die seinen Walliser wie Londoner Weg begleiteten, waren zweifelsohne Legion. Um so erstaunlicher war, daß ihn von 1911 bis zum Ende seiner Tage wie ein stetiges Element die Figur einer

»Hauptgeliebten« begleitete. Diese Frau war Frances Stevenson. In seinen zahllosen, oft leidenschaftlichen Liebesbriefen gab er ihr getarnte Kosenamen wie »MDP« (meine geliebteste Pussy) oder bedachte sie mit Walliser Zärtlichkeiten »cariad bach aswyl« (liebstes kleines goldenes Herz), »cariad byth byth oedd« (geliebt für immer und ewig), »melyn cariad, gyd« (mein goldener Schatz).

Vielleicht war es auf Frances' Seite nicht ohne Bedeutung, daß ihre Mutter die italienisch geborene Augustine Armarino war, die 1871 auf der Flucht aus dem zwischen Franzosen und Deutschen umkämpften Paris nach England gelangt war und den Schotten Stevenson geheiratet hatte. Augustine hatte zwar ihrer 1888 geborenen Tochter aufreizendes Radfahren, bei dem ihre schönen Beine sichtbar wurden, und die Lektüre von H. G. Wells' Roman »Ann Veronica« verboten. Außerdem hielt sie Frances an, schlichte Kleider zu tragen und Make-up zu meiden.

Doch wahrscheinlich war ihr Horror vor allem erotisch Wirkenden nur eine Fassade vor verborgenen eigenen Leidenschaften, die sie gegenüber der britischen Umwelt aufrichtete.

Frances jedenfalls hatte ihre Belehrungen vergessen, sobald sie eine »klassische Schülerin« der Clapham High School, des Holloway College und später Lehrerin einer Boarding School in Wimbledon geworden war. Zweiundzwanzig Jahre alt, aber mit dem Aussehen einer Siebzehnjährigen, hatte sie sich frei gefühlt, sich selbst elegante Gewänder genäht, »Ann Veronica« (und anderes) gelesen und Neigung zu männlicher Gesellschaft verspürt, als sie im Juni 1911 Lloyd George zum erstenmal begegnete.

Es war ein Zufall, herbeigeführt durch eine wallisische Hausmeisterin der Schule in Wimbledon. Sie nahm die stets neugierige Frances mit zu einem Blumensonntag in einer Walliser Kapelle am Oxford Circus. Lloyd George, gerade Finanzminister und im übrigen Streiter für Krankenversicherung, Altersversorgung und sonstige Reformen, hielt dort eine Ansprache an seine Landsleute. Er tat es mit den leuchtend blauen Augen, durch die er als Politiker »in die Seelen der Massen hineinblicken« konnte.

Frances notierte: »Ich verfiel der Magik seiner Persönlichkeit, hörte seine silberne Stimme und geriet in seinen Orbit, obwohl er walliserisch sprach und ich noch nicht einmal verstehen konnte, was er sagte.«

Es war keine einseitige Affäre. Lloyd George hatte auch Frances bemerkt. Um sie kennenzulernen, wählte er einen der Wege der Lockung und Verführung, die ihm nur allzu vertraut waren. Er entschied, daß die Schulleistungen seiner jüngsten Tochter Megan mangelhaft waren und daß sie für die kommenden Ferien eine Privatlehrerin brauchte. Für ihn war es kein Problem, die Schule in Wimbledon zu veranlassen, Frances Stevenson für eine persönliche Vorstellung in Downing Street No. 11 zu beurlauben. Dort saß sie Lloyd George zum erstenmal gegenüber.

Noch Jahrzehnte später schrieb sie: »Alles, was ich von ihm sah, blieb für mich unvergeßlich: das sensible Gesicht, die Augen, in denen soviel Einsicht in die Natur des Menschen lag, seine großen Brauen, sein dichtes Haar, sein schönes Profil, die gerade Nase, das wohlgeformte Kinn und eine Haut, so jung und frisch wie diejenige eines Kindes. Und da war noch etwas anderes, das ich niemals bei einem anderen Mann bemerkte: ein unwiderstehlicher Magnetismus, der mein Herz springen ließ ... Ich verließ Downing Street noch mit der Meinung, eine unabhängige Frau zu sein. In Wahrheit war ich schon an ihn gefesselt – für den ganzen Rest meines Lebens.«

Die ersten Akte des folgenden lebenslangen Dramas von Liebe und Lust waren das Werk eines Meisterregisseurs der Eroberung und der Tarnung seiner Eroberung vor der Umwelt. Im Sommer 1911 arrangierte Lloyd George Frances' Arbeit als Lehrerin in Criccieth und präsentierte sie »Dame« Margaret als Pädagogin (und nichts weiter), während er ihr schon die ersten Briefe der Leidenschaft schrieb, die Sarah Jones als geheime Botin überbrachte und an deren Ende er Frances jedesmal mahnte, sie zu verbrennen. Die folgenden Londoner Monate nutzte er, um Frances – meist in Begleitung Megans als noch ahnungslosem Chaperon – in seinem Ministerium und beim Essen mit politischen Genossen bekanntzumachen. Er bezog sie in politische

Geheimnisse ein und überließ ihr ministerielle Reformentwürfe zur Übersetzung ins Französische.

Jahrzehnte später erinnerte sie sich: »Immer größer wurde seine Macht über mich ... Er gab mir die Überzeugung, daß ich unentbehrlich für sein Leben war ... Ich glaubte, daß alles, was ich je tun könnte, nur dazu da war, um dem Mann zu dienen, dessen Leben ich voller Sehnsucht teilen wollte, und ich fühlte vollständiges Vertrauen in seine Macht, mich zu beschützen.«

Sie verlor dieses Vertrauen auch dann nicht, als Lloyd George ihr im folgenden Jahr eine Biographie des irischen Politikers Parnell »zur Fortbildung« ans Herz legte. Es war die tragische Geschichte eines Mannes, der seine politische Karriere zerstört hatte, als er sich von seiner Frau scheiden ließ, um seine Geliebte Kitty O'Sheen zu heiraten. Frances verstand die Botschaft, die Lloyd George ihr durch das Buch zukommen ließ, noch bevor er selbst ihr erläuterte, daß kein Mann der Öffentlichkeit wie er das Recht habe, seine Lebensaufgabe für eine noch so geliebte Frau zu opfern, und eine Geliebte nicht auf Heirat hoffen dürfe, solange eine Ehefrau noch lebte.

Frances' Reaktion war so, wie der infernalische Kenner von Frauen es erwartete. »Ich«, so erinnerte sie sich später, »gehörte ihm schon viel zu sehr, um daran zu zweifeln, daß es wirkliches Glück auch ohne Heirat gab.«

In seinen lebenslangen Seiltänzen zwischen Ehe, politischer Karriere und Befriedigung seiner Sexualität hatte Lloyd George sein Meisterstück vollbracht. In den ersten Januartagen 1913 verließ Frances die Schule von Wimbledon, meldete sich als Lloyd Georges Sekretärin in Downing Street No. 11, und am 21. Januar verbrachten Lloyd George und »Pussy« ihre erste stürmische Liebesnacht. Daß es ein Zusammentreffen zweier leidenschaftlicher Kreaturen und der Auftakt zu einem lebenslangen Drama voller Liebe und Erotik war, verriet sich in der präzisen Fixierung des Datums in Frances' Aufzeichnungen und ihrer Deutung dieses Datums als Zeitpunkt ihrer »Hochzeit mit David Lloyd George«. Die geheimen Briefe, die fortan – von Frances' Seite mit klar lesbarer Feder, von seiten Lloyd Georges mit schwer zu entzifferndem Bleistift geschrieben – gewechselt wurden, blieben Zeugnisse der Leidenschaft. Da schrieb Lloyd George zwei Jahre später, im April 1915: »Mich dürstet nach unserem Zusammensein...«

Im August 1915: »Meine Leidenschaft für Dich ist eine verzehrende Flamme...«

Im Juni 1916: »O Darling ... Wenn nötig, werde ich Dich durch die Tore der Hölle tragen – in das strahlende Licht der Welt ...«

Im Juli 1917 von einem Frontbesuch in Frankreich: »Je t'aime plus que tout le monde. Ich kann nicht länger damit warten, Dir zu sagen, daß ich Dich immer heftiger begehre ... Ich bin einfach krank vor Sehnsucht danach, Dich bei mir zu haben.«

Im August 1918 aus Sussex: »Ich bin voller Eifersucht auf das Huhn, das Du mit Deinen glänzenden Zähnen, die ich so leidenschaftlich liebe, gegessen hast. – Ich schicke Dir ein ganzes Meer von Liebe...«

Im September 1918: »Ich sah Dich im Geiste heute zweimal vor mir. Einmal in einem lichten Morgengewand auf dem kleinen Sofa. Das andere Mal in Rosa mit dem süßesten, von Blond umrahmten Gesicht, das ich je in einem Kissen sah.« – »Ich beneide die Erkältung, die Dich befallen hat. Ich wünschte, ich wäre an ihrer Stelle. Dann könnte ich mich in der Stille der Nacht zu Deinen Lippen schleichen, ihre Fülle und die Perlen Deiner Zähne genießen, die Spitze Deiner Zunge spüren und immer wieder die Fülle Deiner Lippen.« – »Ich habe mich leidenschaftlich in eine gewisse Frau verliebt. Ich sah sie gestern in der verführerischsten Stellung auf einer Liege. Ihr Lächeln, ihr Hals – eine einzige Provokation ...«

Mitte März 1919 nahm die Korrespondenz zwar ein plötzliches Ende, und es herrschte briefliches Schweigen bis zum Juli des gleichen Jahres. Dies aber nicht, weil die Liebesbeziehung eine Abkühlung erfahren hätte. Sie bedurfte einfach keines Briefwechsels mehr, weil von März bis Juni 1919 die Pariser Friedenskonferenz tagte, mit deren Friedensdiktat für Deutschland vom 28. Juni der Erste Weltkrieg zu Ende ging. »Pussy« verbrachte die ganze Zeit als Lloyd Georges Sekretärin mit in Paris. Sie residierte im Hotel

»Majestic« nicht weit von Lloyd Georges Quartier in der Rue Nitôt entfernt. Sie sahen sich täglich. Wales war so weit entfernt wie selten zuvor, und »Pussy« erlebte Höhepunkte ihres Daseins als (im Zeichen französischer Weitherzigkeit in Liebesdingen) kaum verborgene Geliebte des britischen Premiers, aber auch als seine engste Vertraute in Stunden der Zweifel, die ihn im Kreis der Mitsieger, besonders Georges Clemenceaus und des amerikanischen Präsidenten Woodrow Wilsons, immer häufiger befielen.

Während des Krieges hatte sein aggressives und ideenreiches Temperament nichts versäumt, was England und sein Empire im Kampf gegen Deutschland und seine Verbündeten stärken, Haßgefühle gegen das imperiale deutsche Kaisertum wachhalten und die britische Kampfentschlossenheit aufpeitschen konnte. Er war Teilhaber an Geheimabkommen mit Frankreich, Italien, Rumänien, Japan und (bis zu dessen Ausscheiden als Alliierter nach Lenins bolschewistischer Revolution von 1917) dem zaristischen Rußland, welche die Aufteilung deutscher Besitztümer, vor allem seiner Kolonien und seiner Hochseeflotte, sowie die Bezahlung deutscher Kriegsentschädigungen in unvorstellbarer Milliardenhöhe zum Ziele hatten. Noch während der letzten britischen Parlamentswahlen des Krieges, im November 1918, hatten er und seine liberale Regierungskoalition mit den Konservativen durch aggressive Parolen wie: »Wir werden die deutsche Zitrone ausquetschen, bis ihre Kerne quietschen...« agiert.

Doch seit er in Paris erlebte, mit welchem Erfolg Clemenceau dem kranken und in idealistische Völkerbundsideen versponnenen Präsidenten Wilson ein Zugeständnis nach dem anderen über Besetzungsaktionen deutscher Gebiete, deutsche Entwaffnung, ungeheure deutsche Reparationszahlungen bis zur Höhe von 200 Milliarden Dollar abgewann, verfolgte ihn die Furcht, Deutschland könne eine Unterschrift des Friedensdiktats verweigern und auch England zwingen, den Krieg fortzusetzen, bis ganz Deutschland besetzt war. Noch beklemmender war für ihn der Gedanke, das besiegte Deutschland könne sich dem Bolschewismus Lenins anschließen und ein Bündnis mit der neuen Sowjetunion gegen die westlichen Sieger eingehen. Entsprechend trat er – mit wenig Erfolg – gegenüber Clemenceau und Wilson für Milderungen der Friedensbedingungen ein. Er verspürte erst eine gewisse (aber nur gewisse) Erleichterung, als Deutschland den Friedensvertrag von Versailles am 28. Juni 1919 unterschrieb.

Das Verhältnis zu »Pussy« aber hatte durch ihre ständige »trostreiche« Anwesenheit, durch ihre »Arme, in die er sich flüchten konnte«, neue Intensität gewonnen, als er mit ihr aus Paris nach London zurückkehrte und die Zeit der Liebesbilletts wieder begann.

Im Juli 1919 schrieb er: »Nachdem ich Deine Worte voller leidenschaftlicher Liebe empfing, umarmte ich Dich (im Geiste) und bedeckte Dein Gesicht mit endlosen Küssen: Deine Wangen, Deine Augen, Deine süßen Lippen – oh, Pussy...«

Im August 1921, während eines Besuches in Wales, hieß es: »Die Polizei« (er meinte »Dame« Margaret) »ist heute besonders eifrig... Aber meine Liebe steht hoch über jeder Bewachung.«

Er war der erste Politiker unter den Siegern, der im Januar 1922 – von neuen Besorgnissen über die schon spürbaren Auswirkungen von Versailles verfolgt – zu einer internationalen Konferenz aufrief, die das Problem der deutschen Wiedergutmachungsleistungen einer Prüfung unterziehen, eine neue Wirtschaftsordnung anstreben und dazu auch die besiegten Deutschen und die Sowjetunion einladen sollte. Als Konferenzort schlug er Genua vor.

Auf einer Vorkonferenz in Cannes gewann er zwar Frankreichs nunmehrigen Außenminister Briand für eine französische Teilnahme in Genua, indem er ihm einen neuen Sicherheitspakt mit England als Partner versprach. Aber Clemenceaus Nachfolger Poincaré entließ Briand und verlangte, daß der Pakt nicht mehr nur Frankreich, sondern auch das neue Polen und die neue Tschechoslowakei als Verbündete Frankreichs im Rücken Deutschlands einbeziehen müsse.

Vorwärtsgetrieben durch seine Ängste erkaufte Lloyd George Frankreichs Teilnahme in Genua durch die Erfüllung von Poincarés Forderung. Ja, er ging noch weiter und entsprach einem weiteren Verlangen der Franzosen, das – genau betrachtet – bereits einem Grabgesang für seine Ziele in Genua gleichkam. Poincaré forderte nämlich, daß der Versailler Vertrag und auch seine Bestimmungen über deutsche Reparationen kein Gegenstand der Verhandlungen sein dürften.

Lloyd Georges Wille zum Erfolg ließ ihn hoffen, er könne den französischen Starrsinn durch seine Redegewalt »erweichen«. Doch seine Hoffnungen scheiterten bereits an der Frage einer Konferenzbeteiligung der Sowjetunion. Frankreich stimmte Verhandlungen mit sowjetischen Abgesandten nur unter der Bedingung zu, daß die Sowjetunion alle Kriegsverschuldung des nicht mehr existierenden zaristischen Rußland an die westlichen Alliierten sowie die Pflicht zur Rückzahlung anerkannte. Die sowjetischen Abgesandten lehnten solche Verpflichtung ab und schlossen am 16. April in Rapallo völlig überraschend ein Abkommen mit Deutschland, in dem beide Parteien auf Ersatz ihrer beiderseitigen Kriegskosten verzichteten, diplomatische Beziehungen aufnahmen und ein erstes Handelsabkommen trafen.

Lloyd George führte einen verzweifelten Kampf um die Rettung der Konferenz – ohne Frances in seiner Nähe zu wissen. Briefe eilten in immer kürzeren Abständen zwischen Genua und London hin und her. Dabei zählte er die Tage und Wochen: »Eine neue Woche unserer Trennung ist vorüber. Ich bin glücklich, daß sie zu Ende ist ... Du bist das süßeste Geschöpf der Welt – oh, Pussy ...«

Im Mai rang er immer noch mit den französischen Abgesandten, aber gleichzeitig mit wachsenden Widerständen und Intrigen der konservativen Mehrheit seiner Londoner Koalition. Sie forderte ein Ende in Genua, eine Aufgabe seines »unsinnigen Traums« und die Rückkehr an seinen Platz in England. An »Pussy« schrieb er: »Sobald ich zurück bin, befriedige ich Dich mit all meiner Manneskraft. Ich sehne mich, es Dir zu zeigen ...«

Es blieb eine offene Frage, was ihn kurz danach zur »Aufgabe von Genua« und zur Heimkehr trieb: die Aussichtslosigkeit weiterer

Verhandlungen, das immer ungeduldigere konservative Drängen oder seine sexuelle Rastlosigkeit.

Dabei ahnte er noch nicht, daß seine Tage als »siegreicher britischer Premier des Weltkrieges« gezählt waren. Das Ende kam im Oktober. Seine Wurzeln befanden sich in der Türkei und in Griechenland, für das Lloyd George während des ganzen Krieges »althumanistische« Begeisterung und Fürsorge gezeigt hatte. Im August 1920, als – im Nachklang des Versailler Friedensdiktats – auch Deutschlands Kriegsverbündeter, das Osmanische Reich und sein Überbleibsel, die Türkei, in Sèvres einen Frieden diktiert bekam, hatte er beträchtlich zu dessen Diktat und zur Abtretung großer urtürkischer Gebiete an Griechenland beigetragen. Jetzt übernahm in der Türkei ein General, Kemal Atatürk, die Macht. Im August 1922 vertrieb er die griechische Armee aus allen okkupierten türkischen Gebieten.

Lloyd George – ohne kampfbereite Truppen im östlichen Mittelmeer – unternahm hektische Versuche, in Malta, Frankreich, ja Rumänien, Jugoslawien und britischen Dominien Waffenhilfe für Griechenland zu mobilisieren. Niemand fand sich bereit, so kurz nach Kriegsende noch einmal zu den Waffen zu greifen, um das Diktat von Sévres zu verteidigen. Am wenigsten die prominenteste Figur der Londoner Konservativen, Stanley Baldwin. Er hatte gern am Ruhm des Sieges, den Lloyd George organisiert hatte, teilgehabt, aber niemals die rastlose Natur der »Walliser Hexe« akzeptiert. Jetzt erklärte er, England habe lange genug Krieg geführt. Es wünsche Ruhe und Stabilität.

Am 11. Oktober 1922 erlagen die Griechen der türkischen Überlegenheit, und am 20. Oktober organisierte Baldwin in einer geheimen konservativen Parteikonferenz den Austritt der konservativen Mehrheit aus der Regierungskoalition Lloyd Georges. Drei Tage später, am 23. Oktober, verließ Lloyd George Downing Street No. 10 und zog in eine Wohnung an der Addison Road. Seine Zeit als Premier Großbritanniens war zu Ende.

Er war nicht der Mann, der eine ungewöhnliche Karriere aufgab, ohne um die Rückkehr an die Macht zu kämpfen. Doch es dauerte nahezu neun Jahre, bevor er noch einmal seinen Fuß auf die

Schwelle zur Macht setzen konnte. Neun leidenschaftliche, aggressive Jahre, die mit Auftritten im Parlament gefüllt waren, bei denen er Schwächen seiner Gegner und Rivalen erbarmungslos enthüllte, für Baldwin aus seinem überquellenden Sprachschatz Bezeichnungen wie »rückgratlose Molluske« fand und Führer der aufsteigenden Arbeiterpartei nach Art Ramsey MacDonalds als »zitternde Helden in sozialistischen Versammlungshallen« oder »Feiglinge vor den Geldbaronen der Londoner City« titulierte. Voller Ideen überschüttete er Ideenlose mit Initiativen für die Bekämpfung des wirtschaftlichen Niedergangs und der Arbeitslosigkeit, die England seit 1922 heimsuchte. Er lebte zur gleichen Zeit weiter das stürmische Dasein des Mannes, der Kraft aus dem Beweis seiner sexuellen Potenz zog und für den dabei – erwiesene »Passagen« unbeachtet – Frances Stevenson die große, beherrschende Geliebte blieb.

Wieder waren Proben aus seinen Briefen unvergängliche Beweise. Mai 1923: »Mein Mädchen mit dem süßesten Gesicht … Noch nie empfand ich so brennende Sehnsucht, Dich zu umarmen …«

Juni 1925: »Mehr und mehr finde ich das Leben ohne Deine … Begleitung unerträglich.«

August 1925: »Ich las Deinen Bericht über Tennisspiel, Golf und Bäder. Ich lächle im Gedanken an den Augenblick, in dem ich mein schlank getrimmtes Mädchen wiedersehe. Aber bitte, Liebling, behalte Kurven und Rundungen. Ich habe mich nie für den neuen mageren Typ der Frau begeistert. Du kennst die Venus, die ich begehre.«

August 1926: »Schone Deine Kräfte, denn Du wirst sie brauchen, wenn wir uns wiedersehen.«

August 1927: »Frances Stevenson ist und wird immer die Süßeste von Davy Lloyd bleiben.«

Januar 1929: »Ich liebte Dich niemals tiefer als jetzt. – Das aufregendste, liebste und liebenswerteste Mädchen, dem meine letzten Gedanken bei Nacht und die ersten am Morgen gelten.«

August 1930 (nachdem die nun vierzigjährige Frances dem Siebenundsechzigjährigen insgeheim eine Tochter Jennifer geboren hatte, die – von Frances adoptiert – erst Jahrzehnte später erfuhr, daß Lloyd George ihr Vater und nicht ein Patenonkel war): »Meine süßeste kleine Mutter ...«

Seine Liberalen zerfleischten sich seit seinem Sturz in Meinungsfehden. Baldwin, dem es hinter seiner arroganten Fassade an jeglicher Fähigkeit fehlte, den wirtschaftlichen Abstieg zu bremsen, behauptete seine Position als Premier nur bis 1924. Er verlor sie an MacDonald, dessen Partei 1924 zum erstenmal 191 Parlamentssitze errang. Auch MacDonald verfügte zwar über ein großes Reservoir an gewerkschaftlichen und pazifistischen Phraseologien, doch dem wirtschaftlichen Zerfall stand er ebenso ohne Initiativen gegenüber.

Nach neun Monaten überließ er Baldwin wieder für fünf Jahre das Feld. Der Intrigant erwies sich abermals als unfähig zu wirtschaftlichen Reformen. 1929, im Schatten der heraufziehenden Weltwirtschaftskrise, zog MacDonald (nun dank der Stimmen von mehr als zwei Millionen ahnungslosen Arbeitslosen) noch einmal in Downing Street No. 10 ein. Er war jetzt ein leidender Mann mit Anzeichen der Alzheimer-Krankheit.

1931 sah er sich in wachsender Hilflosigkeit einer Katastrophe gegenüber. Als sich ein Budgetdefizit von 130 Millionen Pfund ergab und die Sterlingreserven dahinschmolzen, ließen seine Berater ihm nur zwei Möglichkeiten: entweder eine scharfe Kürzung aller Staatsausgaben einschließlich (ein Angsttraum für MacDonalds gewerkschaftliche Vorstellungswelt) der Arbeitslosenunterstützungen oder eine Beleihung der überseeischen Besitzungen durch amerikanische Banken. Doch auch solche Darlehen waren ohne Kürzung der britischen Ausgaben – darunter wiederum für Arbeitslose – nicht erhältlich.

Dies war eine Situation, in der man sich im Kreise um MacDonald an Lloyd George, den Nothelfer von 1916, erinnerte, der nicht nur vor Ideen sprühte, sondern auch stets bereit gewesen war, radikale Maßnahmen zu ergreifen, selbst wenn er dafür mit Feindseligkeiten überhäuft wurde.

Im Juli kam es zu Begegnungen zwischen Abgesandten MacDonalds und Lloyd George. Darauf folgte ein Treffen mit MacDonald selbst. Für Letzteren war es kein leichter Gang zu dem Spötter über die »zitternden sozialistischen Helden«. Aber der Gedanke, Lloyd George und seine verbliebenen Liberalen in die Regierung aufzunehmen und ihm die schwersten Entscheidungen aufzubürden, schien MacDonald verlockend genug, um dafür erlittene Kränkungen zu vergessen.

Am 20. Juli 1931 kam es zu einer Übereinkunft, nach der Lloyd George als Reformator der Wirtschaft in eine neue Regierung MacDonald eintreten sollte. Das Schicksal jedoch hatte es anders bestimmt.

Am Abend des 23. Juli, während Lloyd George sich mit Frances in seiner Wohnung aufhielt, überfielen ihn die schockierenden Symptome einer totalen Harnsperre durch ein Prostataadenom.

Es blieb ein Geheimnis, ob und wie lange er schon warnende Symptome verspürt, aber aus Mannesstolz und unter dem Druck seiner sexuellen Leidenschaften verschwiegen hatte.

Frances' verzweifelte Versuche, an diesem Abend und in der folgenden Nacht Lloyd Georges Arzt, Bertram Dawson, zu alarmieren, scheiterten. Der Leibarzt der Könige Edward VII., George V., der Königinnen Alexandra und Mary befand sich auf seinem Landsitz in Penn. Lloyd George erinnerte sich: »Furchtbare Nacht der Qualen … Ich hätte niemals geglaubt, daß ich sie überstehen könnte, ohne in Panik zu verfallen. Wenn dies nicht geschah, dann nur durch die Tapferkeit einer Frau, die mich daran hinderte, in Abgründe zu stürzen …«

Erst am 24. Juli erhielt Frances eine Verbindung zu Sir Thomas Carey Evans, einem ärztlichen Schwiegersohn Lloyd Georges, der sich aus dem Konflikt zwischen Lloyd George und »Dame« Margaret heraushielt. Evans diagnostizierte ein langsam gewachsenes Prostataadenom und verschaffte dem gepeinigten Kranken durch Katheterisierung Erleichterung, bis am 25. Juli Dawson, von seinem Landsitz kommend, in der Addison Road eintraf. Er rief sofort den irischen Urologen Swift Joly, einen Nachfahren Peter Freyers im St. Peter's Hospital, zu Hilfe.

Joly, dessen Vorname Swift (»schnell«) und seine Gewohnheit, Briefe mit »In Eile, Ihr ...« zu unterzeichnen, in kuriosem Gegensatz zu seiner langsamen Bedächtigkeit standen, ließ keinen Zweifel daran, daß Lloyd George nur durch eine sofortige Prostatektomie zu helfen war.

Rätselhaft blieb, daß danach noch vier Tage bis zum 29. Juli verstrichen, bevor Joly im Beisein Dawsons und einiger Assistenz in Lloyd Georges Schlafzimmer eine suprapubische Operation unternahm.

Später wurde angenommen, daß Lloyd George sich in den vier Tagen mit aller Kraft gegen die Operation wehrte und sich an die desperate Hoffnung klammerte, mit einem Katheter im Leib auszuharren, bis seine Teilhabe an der neuen Regierung gesichert war. Doch am 29. Juli mußte er sich nach Blasenblutungen der Operation beugen, allerdings unter der Bedingung, daß sie nicht in einem Hospital, sondern so geheim wie möglich in seiner Wohnung stattfand.

Unterdessen war »Dame« Margaret, von Dawson informiert, in London eingetroffen, um als Ehefrau ein Recht auf alleinige Anwesenheit im Krankenzimmer anzumelden. Gegen Lloyd Georges Proteste wies sie Frances aus der Wohnung, verbot ihr jeden Besuch, jedes Telefonat, jeden Blumengruß, jede geschriebene Nachricht. Nur Sarah Jones wurde erlaubt zu bleiben.

Swift, sein Anästhesist Sir Francis Shipway, der Radiologe Howard Humphris, ein Assistent und eine Schwester atmeten auf, als Lloyd George »unter Äther« war und die Operation beginnen konnte.

Sie verlief ohne Komplikationen. Beim Erwachen aber befand Lloyd George sich in der »nachoperativen Hölle«, die bei suprapubischen Operationen zu erwarten war. Seine flehende Bitte, Frances zu ihm zu lassen, sie sei die einzige, die ihm Erleichterung verschaffen könne, fand jedoch bei »Dame« Margaret kein Gehör. In welcher Verfassung er sich befand, verriet ein unter der Bettdecke geschriebener Brief an Frances, den Sarah Jones aus der Wohnung schmuggelte.

266

Darin hieß es: »Darling, welch eine irrsinnige Welt. Hier liege ich und gehe durch die qualvollste ... Erfahrung meines ganzen Lebens. Dabei werde ich der Hilfe und des Trostes des einzigen Menschen beraubt, der mir während des Fegefeuers Stütze sein könnte. Dies alles, obwohl dieser Mensch mit liebendem Herzen nur wenige Meilen entfernt ist und danach verlangt, bei mir zu sein. Ich könnte zum Bolschewiken werden ...«

Drei Tage später erhielt Frances eine andere geschmuggelte Botschaft: »Dawson warnt mich vor jedem Gedanken an das, was mich (nächst Dir) am furchtbarsten bewegt. Er erlaubt mir nicht, etwas Politisches zu lesen. Dabei müßte ich um der politischen Zukunft willen kämpfen bis zuletzt.«

Die Situation schien ihm noch unerträglicher, als Joly am 16. August einem Irrtum erlag. Er glaubte den Harnröhrenkatheter entfernen zu können und den normalen Harnweg zu öffnen. Aber die Blase entleerte sich nur durch die Bauchwunde, und Lloyd George wurde von der panischen Angst erfaßt, die Operation sei ein Desaster und ein neuer Eingriff werde ihn der letzten politischen Hoffnung berauben.

Tatsächlich verzögerte sich der Heilungsverlauf, und als Lloyd George am 25. August soweit wiederhergestellt war, daß Joly ihm, in Begleitung »Dame« Margarets und Dawsons, die Übersiedlung in ein Landhaus in Churt in Sussex erlaubte, war sein politisches Schicksal entschieden und die letzte politische Chance seines Lebens zerstört.

Ramsey MacDonalds Regierung und die eigene Arbeiterpartei hatten sich am 24. August in der Frage der Kürzung der Arbeitslosenunterstützung so hoffnungslos zerstritten, daß MacDonald keine Rettung mehr in einer Koalition mit einem gesunden, geschweige denn einem auf längere Zeit rekonvaleszenten Lloyd George und dessen Liberalen sah. Unter der beschämenden Bedingung, daß er selbst Premierminister blieb, ergriffen er und seine unmittelbaren Anhänger die Flucht in eine nationale Koalitionsregierung mit den Konservativen Baldwins. Baldwin hatte ohne Zögern den Weg der Rückkehr zur Macht betreten und machthungrig, aber kurzsichtig wie immer, die wahrscheinlichen Chancen wirtschaftlicher Initiative durch Lloyd George zerstört.

Es war nur noch ein Nachhall hilflosen Zorns, als Lloyd George in Churt, noch mit den Nachwehen der Operation kämpfend, das weiße Haar im Sommerwind flatternd, ausrief: »Es ist alles vertan!« Er wußte, daß seine politische Ära zu Ende war.

In der Folge beugte er sich Dawsons Weisung, die Zeit seiner Erholung nicht im winterlichen England zu verbringen, sondern eine Seereise in das wärmere Klima Ceylons anzutreten. Er beugte sich auch der Forderung »Dame« Margarets, ihn auf der Reise zu begleiten. Vielleicht verbarg sich dahinter ihre irrige Hoffnung, den durch die Operation möglicherweise für immer von seinen sexuellen Begierden Befreiten von London, von England, von Frances Stevenson zu trennen und endgültig nach Wales heimzuholen.

Lloyd George jedoch hegte andere Pläne. Zwar beschloß er, London als dauernden Wohnsitz aufzugeben und vor dem Parlament nur noch Gastrollen als zorniger alter Mann zu spielen. Aber er wählte das Haus in Churt und eine dazugehörige Farm zum Sitz für den Rest seiner Tage. Auch wenn er für Frances einige Zeit lang ein Cottage im nahegelegenen Worplesdon einrichten ließ – schließlich rang er sich zu der Entscheidung durch, daß sie in Zukunft als »zweite Ehefrau« in Churt leben, Jennifer großziehen, mit ihm zusammen die Farm bewirtschaften und ihm, unterstützt durch einige militärische Berater, bei der Niederschrift seiner Erinnerungen an den Weltkrieg helfen würde.

Während seiner fernöstlichen Reise, die – vom November 1931 bis Januar 1932 – über Marseille, Port Said und andere Zwischenstationen nach Colombo und zurück führte, war jeder Hafen Schauplatz kommender und gehender geheimer Briefe von und nach Churt. Leidenschaftliche, sehnsuchtsvolle Botschaften mit der nie verstummenden Anrede »My beloved darling«, jetzt aber auch – Jennifer einschließend – mit »My two pets« oder »Meine Liebsten, die ich niemals hätte verlassen sollen« schwammen über die Ozeane und kreuzten sich mit Frances' Antworten und Berichten über die Situation in England. Sonst beschäftigte ihn nur die Rückkehr zu voller Gesundheit und – Manneskraft.

Er verglich sich mit Prostataoperierten, die er an Bord aufspürte oder über die er auf irgend eine Weise erfuhr. Er schrieb: »Sir Owen Seaman« (einstmaliger Redakteur der Londoner Zeitschrift »Punch«) »ist auf dem Schiff. Swift Joly operierte ihn eine Woche nach mir … Aber er bewegt sich bei weitem nicht so leicht wie ich.« Oder: »Ich erfuhr, daß Macnamara« (ein früherer Arbeitsminister) »nach einer Prostataoperation verstorben ist. Ich hätte niemals gedacht, daß sein Tod mich so erschüttern würde. Was ist nur geschehen? Ich muß wissen, warum er starb.«

Er vergaß derweil nicht Injektionen tierischer Sexualhormone, die durch den Pariser Chirurgen Serje Voronoff in Mode kamen, und kurz vor der Rückkehr berichtete er Frances mit einem Ausdruck des Triumphes: »My darling, alle sind erstaunt über meine Gesundung. Ich bin jünger als je zuvor.«

Danach begann die »Endzeit« seines Lebens.

Seine Memoiren als britischer Premier und Sieger des Ersten Weltkrieges sowie eine Abrechnung mit Versailles, die er in sieben umfangreichen Bänden mit Tausenden von Seiten schrieb, wurden zeitlose historische Dokumente.

Trotzdem fand er noch Zeit, um besonders leidenschaftliche Attacken für einen britischen New Deal sowie einen Nationalen Wirtschaftsrat zu reiten. Seine ungebrochene Vitalität trieb ihn 1935 zum Kampf für radikale Sanktionen des Völkerbundes gegen Mussolini nach dessen Angriff auf Äthiopien. Nach einem Erkundungsbesuch bei Hitler in Berchtesgaden und einer vorübergehenden Selbsttäuschung über dessen staatsmännische Fähigkeiten entwickelte er sich zum zweitenmal seit dem Ersten Weltkrieg zum Streiter für die militärische Erstarkung Englands und eine Machtübernahme durch Churchill. Nur Dawson of Penn hinderte ihn daran, in Churchills Kriegskabinett einzutreten.

Es gehörte zu den Absurditäten seiner Verstrickungen in Liebe und Leidenschaft, daß er nach dem Rückzug in die Abgeschiedenheit von Churt Frances beinahe an einen der militärischen Berater, Oberst Tweed, verlor. Anders als »Dame« Margaret hatte »Pussy« ihre Teilhabe an Londons politischem und gesellschaftlichem Leben geliebt und fühlte sich für eine Weile nach Sussex verbannt. Sie hatte alle Prominenz gekannt, die Lloyd Georges Wege kreuzte. Ihr war erlaubt worden, Churchill »Winston« zu nennen und sich in den Zirkeln des Prince of Wales zu bewegen. Nun war London fern, und Lloyd George vergrub sich immer tiefer in die ungeheure Arbeit an den Erinnerungen. So geriet beider Leben in eine rund zweijährige Krise, die sich im Verstummen des so langen und so leidenschaftlichen Briefwechsels widerspiegelte. Doch schließlich zeigte Lloyd George, daß er noch genügend Vitalität besaß, um Frances einem viel Jüngeren zu entführen und für sich zurückzugewinnen.

1937/38, während einer Reise nach Jamaica und Antibes, lebten die hingebungsvollen Briefe wieder auf. Von seiner Seite: »Meine teuerste jamaikanische Geliebte« oder (Jennifer einschließend) »Meine geliebten unartigen Mädchen«. Von Frances' Seite: »Mein eigenster geliebtester Mann«.

Als »Dame« Margaret am 30. Januar 1941 starb, verhinderten Schneestürme in Wales, daß Lloyd George sie vor ihrem Tod noch einmal sah. Ihr Tod beseitigte die Begründung für seine These, wonach ein Politiker vor dem Tod seiner Ehefrau keine Geliebte heiraten könne. Am 23. Oktober 1943 ehelichte er »Pussy« – allen Drohungen seiner Tochter Megan, sie werde nach einer solchen Eheschließung niemals mehr ein Wort mit ihm wechseln, zum Trotz.

Frances lebte weiter an seiner Seite und pflegte ihn, als er – zum Earl Lloyd George of Dwyfor erhoben – am 26. März 1945 seinen letzten Atemzug tat. Nur zwei Wochen vorher war sein Arzt, nunmehr Lord Dawson, nachdem eine Prostatektomie in seinem einundachtzigsten Lebensjahr erfolgreich gewesen war, dem »hartnäckigsten Feind seines Lebens«, einer chronischen Bronchitis, erlegen.

Das Prostataadenom, das den kaiserlichen deutschen Generalfeldmarschall des Ersten Weltkrieges und zweimaligen Reichspräsidenten jener Weimarer Republik, die aus der Niederlage des deutschen Kaiserreiches im Jahre 1918 hervorging, Paul von Beneckendorff und von Hindenburg, kurz Hindenburg, in seinen letzten Lebensjahren befiel, gehörte zu den Geheimnissen, die seine Umgebung ebenso zu bewahren suchte wie die geistige Dementia, die ihn zum Werk- und Spielzeug eben dieser Umgebung machte.

Einige Generationen mußten vergehen, bevor diejenigen Deutschen, die sich ihrer Geschichte bewußt waren, in ihrer Mehrheit erkannten, daß Hindenburg niemals die bewundernswerte, ehrfurchtgebietende, rettende Figur gewesen war, zu der sie von 1914 bis 1934 mit oft blinder Hingabe aufgeblickt hatten.

Der noch unbekannte siebenundsechzigjährige General von Hindenburg, der (weil »kein Krieg in Sicht schien«) seit 1911 im hannoveranischen Ruhestand gelebt hatte, war im August 1914, als in Westeuropa die zur schnellen Beendigung des Krieges erdachten deutschen Offensivpläne gegen Frankreich und England zu scheitern drohten und zaristische Armeen auf ostpreußischen Boden vordrangen, zum Befehlshaber der 8. Ostpreußischen Armee ernannt worden. In den ersten Septembertagen waren die Russen bei Tannenberg geschlagen. Über Nacht wurde Hindenburg zum »Retter des Vaterlandes« und zu der überdimensionalen Gestalt emporpropagiert, die er für den Rest seines Lebens blieb.

Nur wenige wußten, daß der dem preußischen König- und Kaisertum bis zur Vasallentreue ergebene antipolitische, antiintellektuelle, antirepublikanische Posener Offizierssohn, Junker und Teilnehmer der Deutsch-Österreichischen und Deutsch-Französischen Kriege von 1866 und 1870/71 so gut wie nichts zu dem »Wunder von Tannenberg« beigetragen hatte, sondern die Entscheidungen seinem ideenreichen, ehrgeizigen Generalstabschef Ludendorff und dem ersten Generalstabsoffizier Hoffmann überließ. Der Chef des deutschen Feldeisenbahnwesens, General Wilhelm Groener, erinnerte sich später: »Bei dem Kaiser-Vortrag, bei dem die Wahl Hindenburgs zum Oberbefehlshaber der 8. Armee erfolgte, war ich anwesend und kann bezeugen, daß der einzige Grund für seine Wahl der Umstand war, daß man von seinem Phlegma absolute Untätigkeit erwartete, welche Ludendorff völlig freie Hand ließ.« Hoffmann – manchmal über das Ziel hinausschießender Sarkast – meinte bei einer privaten Führung durch das Hauptquartier: »Hier schlief der General vor der Schlacht, hier schlief er nach der Schlacht, hier schlief er während der Schlacht.« Später äußerte er: »Mit so wenig eigener geistiger und körperlicher Anstrengung ist noch nie ein Mann berühmt geworden.«

Da war es aber schon geschehen. Das »Berliner Tageblatt« verkündete: »Der Sieger von Tannenberg ist der General von Beneckendorff und von Hindenburg. Wieder hat er seinen erprobten Degen in die Hand genommen und gegen die Russen geschwungen. Das deutsche Volk hat einen neuen Heerführer geboren.«

Im November 1914 wurde Hindenburg – unentwegt begleitet von Ludendorff – Oberbefehlshaber aller deutschen Armeen der Ostfront und Generalfeldmarschall, und bald erhob sich das erste Hindenburg-Denkmal am Lützow-Ufer in Berlin. Ihm folgten, während der Krieg im Westen zum Stellungskrieg wurde und Rußland neue, gewaltige Armeen aufbaute, hölzerne Türme, die Hindenburgs grauhaarig-quadratischen Kopf ohne Hinterhaupt mit gestriegeltem Schnurrbart auf großem schwergewichtigem Körper präsentierten – zum kostenpflichtigen Einschlagen von Nägeln für den sicheren Sieg und zur Ausgestaltung Hindenburgs zu einem eisernen, unbesiegbaren Titanen.

Die größte und dauerhafteste, später kaum noch faßbare Legende – geboren sowohl aus der ahnungsvollen Furcht der Deutschen, daß der Erste Weltkrieg nicht mit einem Sieg, sondern mit einer Niederlage enden könnte, wie aus dem anerzogenen Glauben an militärische Größe – war auf dem Weg. Vom Volksglauben getragen wurde Hindenburg, nachdem auch Italien und Rumänien in den Krieg gegen Deutschland und Österreich-Ungarn eingetreten waren, Haupt der obersten deutschen Heeresleitung, Befehlshaber über alle militärischen Operationen, zugleich Diktator der deutschen Rüstung und Wirtschaft und schließlich auch der Politik. Oft ohne zu verstehen, was vor sich ging, tat er, was Ludendorff später mit den Worten beschrieb: »Vier schwere Jahre hindurch ... hat er all das getan, was ich ihm sagte.« Die Legende diente zur autoritären Erzwingung eines »Hindenburg-Programms«, das alle wirtschaftlichen deutschen Kräfte überspannte und erschöpfte, zur Proklamation eines scheinbar unabhängigen Polen in der vergeblichen Hoffnung auf (junkerhaft verachtete) polnische Freiwillige, zur Eröffnung eines unbeschränkten U-Boot-Krieges, der zum Kriegseintritt Amerikas gegen Deutschland führte, für die Aufstellung immer neuer schwer begreiflicher Kriegszielprogramme wie etwa der dauernden Besetzung belgischer Gebiete als Zugang zu den Weltmeeren, schließlich zu einem folgenschweren Friedensdiktat für das von sozialistischen Revolutionen geschüttelte Rußland und zum Sturz des deutschen Reichskanzlers Bethmann-Hollweg, der an einen Verständigungsfrieden dachte. Da aber hatte die oberste deutsche Heeresleitung bereits den Höhepunkt ihrer Macht überschritten. Die deutsche Niederlage unter der französischen, britischen, amerikanischen Übermacht rückte unaufhaltsam näher.

Eine deutsche Frühjahrsoffensive im März 1918 brachte noch einmal größere Durchbrüche an erstarrten Fronten. Hindenburg erhielt das Eiserne Kreuz mit Goldenen Strahlen, das bis dahin nur dem preußischen Marschall Blücher nach der Schlacht bei Waterloo verliehen worden war, und er erging sich wie ein »aufgezogenes Uhrwerk« in Phraseologien über »harte Zeiten«, aber den »sicheren Sieg«. Mehr als ein Jahrzehnt später widersprach er sich selbst gegenüber dem Weimarer Reichskanzler Brüning mit den dubiosen Worten, er habe damals nicht mehr an einen Sieg geglaubt, aber Ludendorff nicht dessen Pläne verderben wollen.

Doch am 29. September gab Ludendorff selbst den Kampf verloren und forderte via Hindenburg von dem schockierten deutschen Reichskanzler Graf Hertling das sofortige Ersuchen um Waffenstillstand bei dem amerikanischen Präsidenten Wilson. Wie wenig Hindenburg den vollen Ernst der Lage begriff, zeigte sich, als er noch von Friedensverhandlungen sprach, bei denen französische Gebiete zu Deutschland geschlagen werden müßten, anderenfalls Deutschland den Krieg fortsetzen werde.

Die amerikanische Antwort machte klar, daß es einen Waffenstillstand nur gegen sofortige Räumung aller besetzten Gebiete durch Deutschland, ohne eine Gelegenheit zur Fortsetzung des Krieges geben würde. Am 26. Oktober quittierte Ludendorff seinen Dienst und ließ Hindenburg in tiefer Verwirrung und ohne seinen »Ideenträger« zurück. Er sah sich konfrontiert mit einem verzweifelt um Waffenstillstand ringenden Kanzler, einem empört-ratlosen Kaiser und den ersten Wogen einer Revolution, die sich in Deutschland nach Jahren der Opfer, des Hungers und der ständigen Versicherung des Sieges vor allem unter Arbeitern und Soldaten regte, Nahrung durch Besatzungstruppen aus dem kommunistisch-revolutionären Rußland erhielt und sich auf erschöpfte Truppen im Westen ausdehnte. Am 9. November riet Hindenburg seinem »allergnädigsten Herrn und Kaiser«, der im Hauptquartier der Obersten Heeresleitung im belgischen Spa Zuflucht suchte, sich nach Holland zu begeben, falls seine Sicherheit nicht mehr garantiert werden könne. Am folgenden Morgen war er erstaunt darüber, daß sein Vorschlag bereits befolgt worden war. Seine Rolle bei der Flucht seines Kaisers hinterließ in ihm für den Rest seines Lebens ein so tiefes Schuldgefühl, daß er nach 1925 und 1932, als er zum Präsidenten der ersten deutschen Republik aufstieg, den Kaiser in Holland um Genehmigung dieses Schrittes bat und die Rückkehr Deutschlands zur Monarchie preußischen Stils Traum und Trauma seines Daseins blieb.

Es war ein Glück für ihn, daß er in der großen Wirrnis, in der ihm laut den Äußerungen eines hohen Stabsoffiziers die Positionen der deutschen Einheiten nicht einmal mehr gemeldet wurden, in General Groener einen Nachfolger Ludendorffs und einen neuen Ideenträger fand. Groener erblickte die Zukunftschancen eines vorerst nicht mehr monarchistischen, sondern republikanischen Deutschland und eines Kerns seiner Armee in der Erfüllung aller Waffenstillstandsbedingungen der Alliierten. Er sah sie in der Rückführung aller noch geordneten Truppen nach Deutschland, aber auch in der Niederschlagung aller revolutionären Bewegungen radikal-sozialistischer Prägung und der Herstellung allgemeiner Ordnung. Dabei war er auch bereit zu einer Zusammenarbeit mit den gemäßigten deutschen Sozialdemokraten unter Friedrich Ebert, die sich anschickten, die Hauptlast der Überführung Deutschlands in eine demokratische Republik ohne kommunistische Züge zu tragen. Groener, der Hindenburgs Charakter und Grenzen, aber auch seinen Wert als Mythos kannte, entschloß sich, der »Retter-des-Vaterlandes«-Legende eine neue Richtung zu geben und Hindenburg nicht nur als Vaterfigur für die Rückführung der deutschen Truppen zu nutzen, sondern auch zu einem Hilfsangebot an die sonst so mißachteten Sozialdemokraten zu bewegen – einem Hilfsangebot zur Niederschlagung der Revolution und zur Sicherung einer konservativ-bürgerlichen Zukunft. Später bemerkte er: »Feldherr ist er (Hindenburg) nicht, und vom Staatsmann besitzt er nicht die geringste Ahnung. Aber ich habe bewußt den Ruhm des alten Hindenburg aus politischen Gründen verbreitet. Es kam mir darauf an, die Waffe blank ... zu halten.«

Unter solchen Auspizien war es nicht schwer, den dreiundsiebzigjährigen Hindenburg auf Groeners Linie zu bewegen, nicht schwer, ihn zum neuen »Retter« des geschlagenen, von Chaos und Zerfall bedrohten Vaterlandes zu propagieren, ihn von neuen Hauptquartieren in Kassel und Kolberg aus zum vermeintlichen Lenker der Heimkehr der deutschen Armee und der Rückkehr von Ruhe und Ordnung zu machen. Als Ebert (seit dem 11. Februar 1919 – noch nicht durch Volksabstimmung, aber durch eine verfassunggebende Nationalversammlung – erster Präsident der Deutschen Republik) sich vor der Unterzeichnung des Versailler Friedensvertrages am 23. Juni 1919 nach Kolberg wandte, um eine ausdrückliche Stellungnahme der Obersten Heeresleitung für die Unausweichlichkeit dieser Unterzeichnung zu erbitten, nahm Groener es auf sich, telefonisch die gewünschte Erklärung abzugeben, während Hindenburg das Zimmer verließ und sich der historischen Verantwortung entwand.

Danach ersuchte Hindenburg den Reichspräsidenten, ihn aus dem Dienst zu entlassen. Er erhielt diese Entlassung mit überströmendem Dank und Preis und zog sich im Juli nach Hannover zurück, auch dort von öffentlichem Jubel empfangen und von der Stadt mit einer Villa als Wohnsitz auf Lebenszeit beschenkt. Die Transformation vom geschlagenen zum neuen »Retter des Vaterlandes« und zum unfreiwilligen Geburtshelfer der deutschen Republik war dank Groener vollzogen.

Was der Feldmarschall a.D. selbst über die Republik und ihren Ursprung dachte, verriet er – bewußt oder, wie spätere Historiker meinten, wieder einmal unbewußt –, als er Ende des Jahres 1919 vor einem ehrerbietigen Untersuchungsausschuß des neuen Reichstages Fragen nach der Ursache der deutschen Niederlage mit der Verlesung von Erklärungen aus der Feder Ludendorffs beantwortete. Der Wahrheit entgegen verkündete er: »Die deutsche Armee ist von hinten erdolcht worden. Den guten Kern des Heeres trifft keine Schuld ... Wo die Schuld liegt, ist klar erwiesen.« In Memoiren, die zwei militärische Autoren, Hoeztzsch und Mertz von Quirnheim, für ihn schrieben, wiederholte er das unwahre Verdikt, diesen Ursprung der »Dolchstoßlegende«, die wenige Jahre später zu einem der wirkungsvollsten Propagandaelemente der nationalsozialistischen Partei Adolf Hitlers wurde.

Fortan wurde der »greise, getreue Eckehart« der Deutschen in Hannover zu einer Hoffnung der Konservativen aller Richtungen, welche die Niederlage und die Begründung der Republik unbeschadet überdauert hatten, aber nicht bereit waren, die von Sozialdemokraten und der katholischen Zentrumspartei getragene Republik sowie das Erbe des verlorenen Krieges zu akzeptieren. Bald planten sie, die ungewöhnliche Position, welche die Nationalversammlung dem Reichspräsidenten als Gegengewicht gegen die als Reaktion auf die monarchistische Vergangenheit großzügige Anlage des neuen Reichstages (zum Beispiel das Recht, Regierungen auszuwechseln, den Reichstag aufzulösen, Notverordnungen zu erlassen und Grundrechte zu suspendieren) verliehen hatte, zu nutzen, um die Republik aus den Angeln zu heben. Niemand erschien ihren Repräsentanten in den konservativen Parteien, in der neuen Reichswehr, in vaterländischen Verbänden, Industriellenklubs, Großagrarierbünden und einem in monarchistischer Unmündigkeit aufgewachsenen, dem ungewohnten wie ungekonnten Spiel der Parteiendemokratie fremden deutschen Bürgertum als Nachfolger Friedrich Eberts nach dessen siebenjähriger Amtszeit besser geeignet als der »Eckehart« Hindenburg. Er, der sich als so manipulierbar erwiesen hatte, sollte die Deutschen an das Wunder einer Wiederauferstehung vergangener Größe glauben machen. Zu welcher Entstellung der Wirklichkeit ein Mann wie Groener dabei bereit war, zeigte sich, als er einige Zeit, nachdem die Erhebung Hindenburgs zum Präsidenten gelungen war, verkündete: »Welch' phänomenale Erscheinung in der Geschichte. Göttliche Gnade hat offenbar den Mann auf seinen Weg geführt. Aber es muß wohl noch etwas ganz Besonderes in ihm selbst wirksam sein, das ihm die Stärke verliehen hat, aus der Tiefe des Unglücks emporzuragen wie ein Fels aus dem brandenden Meer.«

Es war nicht das erste Mal, daß man Hindenburg mit Schmeichelei dazu bewogen hatte, sich als Exfeldmarschall, Jäger, Kirchenbesucher, Bier- und Herrenabendgast um die Reichspräsidentschaft zu bewerben. Er hatte sich aber von seiner Zusage zurückgezogen, als Kapp, ein preußischer Beamter, gemeinsam mit dem General Lüttwitz einen verspäteten nationalistischen Putsch versuchte und vorübergehend Schatten auf alles Militärische warf.

Jetzt mobilisierten die Sponsoren andere Heroen des Ersten Weltkrieges, darunter den Admiral von Tirpitz, den unglückseligen Erbauer der kaiserlichen deutschen Hochsee- und U-Boot-Flotte, um Hindenburg von seiner patriotischen Verpflichtung zur Reichspräsidentschaft und zur erneuten Rettung des Vaterlandes zu überzeugen. Sie sorgten auch für die Zustimmung des Kaisers im Exil, und die Überzeugung gelang.

Während Hindenburg selbst nur zwei Wahlreden verlas, operierten die Sponsoren als »Reichs-Wahlblock« so zielstrebig und skrupellos gegen einen »Volks-Wahlblock« der Republikaner, daß der inzwischen Siebenundsiebzigjährige erneut zu einem Halbgott wurde, der über den Parteien schwebte und wie ein »Ersatzkaiser« vergangenen deutschen Glanz repräsentierte: »Hindenburg ist kein Wahlkandidat. Hindenburg ist Deutschland selbst, ist wieder Selbstbewußtsein, Sehnsucht und Erfüllung zugleich. In der Zeit haltloser Unmännlichkeit ... klingt der Name Hindenburg fast wie ein Märchen aus der deutschen Zeit des Ruhms.«

Sie ließen ihn (eine Kränkung des toten Friedrich Ebert) im Rundfunk verkünden, bisher sei in Deutschland nur Trennendes, aber nichts Einigendes geschehen, und Deutsche wollten nicht dauernd Sklaven sein.

Am 27. April 1925 erfuhr er – durch seinen zukünftigen Adjutanten, den einzigen Sohn Oskar, aus tiefem Schlaf geweckt –, daß die Deutschen ihn mit einer Mehrheit von zwar nur 900 000 Stimmen, aber immerhin einer Mehrheit zu ihrem Reichspräsidenten gewählt hatten. Er schlief daraufhin wieder ein. Am 11. Mai hielt der Witwer mit Oskar und seiner ebenso ehrgeizigen wie standesbewußten Schwiegertochter als künftiger Hausherrin des Reichspräsidentenpalais, Baronin Margarethe Freiin von Marenholtz, Einzug in Berlin.

In den ersten vier Jahren enttäuschte er seine Sponsoren, obwohl einer ihrer Aktivsten, der Großagrarier von Oldenburg-Januschau, 1927 zu Hindenburgs achtzigstem Geburtstag dafür Sorge trug, daß mit Millionenspenden von Industrieverbänden das einstige westpreußische Familiengut »Neudeck«, das – heruntergekommen – an Preußen verkauft worden war, zurückerworben, neu ausgebaut und dem Reichspräsidenten zum Geschenk gemacht wurde. Oldenburg-Januschaus Ziel war, den bis dahin Landlosen im Kreis großagrarischer Nachbarn noch fester an deren konservativ-nationalistische Ziele zu binden.

Wenn die Sponsoren nicht schneller zum Ziel gelangten, so lag es daran, daß Hindenburg den Eid, den er auf die Verfassung der Republik geschworen hatte, lange Zeit so ernst nahm wie die militärischen Eide, die er im Laufe seines Lebens geschworen hatte, und für eine Weile unter den Einfluß republikanischer

Politiker wie Gustav Stresemann als neuen Ideenträgern geriet, die mit Hilfe einer langfristigen Politik der Versöhnung versuchten, Deutschland aus den Versailler Fesseln der Kriegsreparationen sowie der Besetzungen durch Frankreich zu lösen und einen Ausgleich mit Polen zu finden.

Ohne die schwierigen Probleme dieser Politik jemals ganz zu verstehen, bestätigte er durch seine Unterschrift die Ergebnisse der Konferenzen von Locarno, Deutschlands Eintritt in den Völkerbund und den Young-Plan, der später zum Ende der Reparationszahlungen, zur Räumung des besetzten Rheinlandes sowie zum Beginn militärischer Gleichberechtigung führte. Die chauvinistisch ungeduldigen Sponsoren dagegen betrachteten den Young-Plan wegen seiner vorübergehenden Festlegung abschließender Reparationszahlungen als »Ausverkauf des Vaterlandes«. Sie überzogen Deutschland mit Wogen der Agitation, mit dem Verlangen nach ablehnenden Volksbegehren und nach Gesetzen, die alle an der Annahme des Planes Beteiligten als Landesverräter mit der Todesstrafe bedrohten.

Damit erzeugten sie eine ungerechtfertigte populäre Empörung, die zum erstenmal auf die Mühlen der noch unbedeutenden nationalsozialistischen Partei Hitlers floß. Gleichzeitig aber trieben sie den Reichspräsidenten dazu, sich insgeheim zu entschuldigen, sich als Opfer Stresemanns zu bezeichnen und dem »Stahlhelm-Bund der Frontsoldaten« seine Abneigung gegen »den heutigen Parlamentarismus« zu versichern. Für ihn begann ein schicksalhaftes, manchmal verzweifeltes Werben um die Gunst der Standesgenossen, die ihn als Verräter zu betrachten begannen, ein Werben, bei dem er schließlich seine republikanischen Ideenträger verriet, den konservativen Sponsoren erlag und bei letzteren nur noch eine am Ende nicht mehr wirksame Grenze kannte, jenen Eid auf die Verfassung der Republik und die Furcht, seinem Nachruhm durch einen offenen Verfassungsbruch zu schaden.

Der Weg, der am 30. Januar 1933 zur Ernennung Hitlers zum deutschen Reichskanzler durch Hindenburg führte, begann im März 1930, als die deutschen Sozialdemokraten – die pragmatische Politik Eberts vergessend und sozialistische Ideologien über praktische Notwendigkeiten stellend – selbst ihren Reichskanzler Müller über die Frage einer geringen Erhöhung der Beiträge zur Arbeitslosenversicherung zu Fall brachten und mit ihm die letzte parlamentarische Regierung. Einer der Sponsoren Hindenburgs, General von Schleicher, Repräsentant des Ministeramtes der Reichswehr und Regimentskamerad Oskar von Hindenburgs, bewog den »greisen Reichspräsidenten«, den demokratischen Spielen ein Ende zu setzen. Der Auftakt bestand in dem Plan, einen »rechtsdenkenden« Kanzler zu ernennen, der seine Regierung ohne Verhandlungen mit den Reichstagsparteien bestimmte, durch politische, wirtschaftliche und notfalls militärische Notverordnungen des Präsidenten regierte und den Reichstag durch präsidentliche Verordnung auflöste, falls er Einspruch erhob. Von Schleicher konnte sicher sein, daß solche Umgehung des »Parteienstaates« Hindenburgs Zustimmung fand. Er bot in Heinrich Brüning auch einen neuen Kanzler an, der der Vorstellungswelt Hindenburgs entsprach. Er war zwar Katholik und entstammte der Zentrumspartei. Aber er war der Führer einer vielgerühmten Maschinengewehrkompanie des Weltkriegs gewesen, trug das Eiserne Kreuz zum schwarzen Anzug und war einer zukünftigen Monarchie, wenn auch britischer Art, nicht abgeneigt.

Es war das Schicksal Brünings, daß er für die Sponsoren, die sich mit Hilfe Oskar von Hindenburgs und des vielgesichtigen Staatssekretärs Meissner zu einer »Camarilla« um Hindenburg formten, nicht schnell genug den Wandel der Republik zu einer verordneten rechtsgerichteten Halbdiktatur, Diktatur oder Monarchie vollzog. Der Kanzler – ohne umfassenden Weltblick und Phantasie – glaubte, als Auftakt die Wirtschaftskrise von 1929 bis 1931 durch ein beschleunigtes Ende der Reparationszahlungen überwinden zu können, indem er durch eine notverordnete deutsche Spar- und Deflationspolitik bewies, daß Deutschland nicht mehr zahlungsfähig sei. Das schnelle Ende der Reparationen sollte den Boden für die Abkehr von der Republik bereiten. Dafür fand er stets Hindenburgs notverordnende Unterschrift. Doch er übersah, daß er ein noch größeres deutsches Massenelend schuf, ohne seine geheimen Ziele offenbaren zu können und bei Reichstagswahlen im September 1930 der Bewegung Hitlers zum erstenmal zu 107 (oder 20 Prozent) der Reichstagsstimmen verhalf.

Als er dem Verbot der immer rüderen Sturmabteilungen Hitlers, der SA, zustimmte, die zur Selbstverteidigung begründeten Reichsbannerabteilungen der Sozialdemokraten aber noch bestehen ließ, näherte sich seine Schicksalsstunde. Es nützte ihm wenig, daß er Hindenburg, der ihn zu Anfang »mein lieber Freund« genannt hatte, 1932 durch seinen eminenten Einsatz im Präsidentschaftswahlkampf zu einer zweiten Amtsperiode verhalf. In der Sicht von Hindenburgs jetzigen Ideenträgern hatte er zu viele Stimmen der Sozialdemokraten gewonnen, die ihre ideologischen Irrwege von 1930 gutzumachen suchten, indem sie verzweifelt auf Hindenburgs vermeintlich unerschütterliche republikanische Verfassungstreue bauten.

Als Brüning – nach unter den Forderungen Hindenburgs und der »Camarilla« geleisteten immensen Unterstützungszahlungen für verschuldete Agrarier (Hindenburg: »Wenn der ostdeutsche Gutsbesitz zugrunde geht, wäre die Schlacht von Tannenberg vergeblich geschlagen.«) – die Zwangsenteignung überschuldeter Besitze und die Ansiedlung von Kleinbauern und Arbeitern förderte, war sein Schicksal besiegelt. Hindenburg entließ ihn – seinen standesgenössischen Beratern folgend – Ende Mai 1932. Glaubhafter Zeugenschaft zufolge verlas er Brüning mit brüchiger Stimme einen Schriftsatz: »Man hat mir gesagt, der Adel wird von Ihnen zurückgesetzt. Das geht ja nicht. Sie haben Minister mit bolschewistischen Plänen (gemeint war die Sanierung der Agrarier) in Ihrem Kabinett. Sie wollen katholische Arbeiter in Ostpreußen ansiedeln ...« Trotzdem unterließ Brüning es, die Wahrheit über den Hindenburg-Mythos einzugestehen. Er bemerkte zu Groener, der als Verteidigungs- und Innenminister noch einmal in Erscheinung trat: »Trotz allem ist Hindenburg doch der einzige Sammelpunkt, den das Volk noch hat.«

Von Schleicher aber hielt am 1. Juni 1932 schon einen Nachfolger bereit, von dem die Sponsoren ein schnelles Ende der Republik und den Übergang zum diktatorischen oder monarchischen Regime mit einem Scheinparlament erwarteten. Sie haßten und fürchteten den Nationalsozialismus weniger als den Kommunismus, der zwar zu Streiks und Straßenkämpfen bereit war, sich aber nach den Niederlagen der ersten Nachkriegsjahre zu nicht mehr als 13 oder 14 Prozent der Reichstagsstimmen erholte. Der nationalsozialistische Aufstieg ängstigte sie nicht wegen seiner nationalen und militärischen, sondern wegen seiner verdächtigen sozialistischen und radikalen Züge. Von Schleicher und die »Camarilla« entwickelten den (wie die Geschichte zeigte) absurden Plan, »Hitlers Bewegung in die Regierungsverantwortung hineinzunehmen und so einerseits ihren nationalen Elan dem Staat nutzbar zu machen, andererseits die Radikalität ihrer Führer in praktischer Regierungsarbeit abzunutzen«.

Als Vollstrecker des Planes präsentierte von Schleicher Hindenburg einen neuen Kanzler, Franz von Papen, eine unter Politikern kaum bekannte, aber gutsbesitzende, industriell versippte, junkerhafte Höflingsfigur, die den für das Junkertum stets so sehr eingenommenen, nun fünfundachtzigjährigen Präsidenten auf eine Weise umschmeichelte und umgarnte, welche zu einer Hörigkeit führte, die die einstige Hörigkeit gegenüber Ludendorff noch übertraf.

Von Schleicher und die »Camarilla« hatten bereits Verhandlungen mit Hitler geführt. Sie glaubten von ihm als Preis für die Aufhebung des SA-Verbots und durch (für ihn vielleicht weniger günstige) Neuwahlen des Reichstages das Versprechen erhalten zu haben, eine Regierung Papen ungehindert zu tolerieren. In der Folge hofften sie, Hitler »einbinden« zu können. Als einzige Sicherung überredete von Papen Hindenburg zum ersten offenen Verfassungsbruch seiner Präsidentenzeit. Am 20. Juli 1932 unterzeichnete Hindenburg die Ernennung von Papens zum Reichskommissar über das größte Land Deutschlands, das sozialdemokratisch regierte Preußen mit seiner starken Polizei. Die führenden sozialdemokratischen preußischen Minister Braun und Severing wurden ihres Amtes enthoben. In welcher Verfassung Hindenburg von Papens Vorschlägen folgte, verriet eine Notiz

Brauns, in der es hieß: »Ich hatte ihn (Hindenburg) für einige Zeit nicht gesehen ... Hindenburg schien so schrecklich senil, daß mein Ärger über seine Verordnung aufgehoben wurde durch Mitleid mit dem alten Mann, der jetzt durch skrupellose Männer auf verantwortungslose Weise mißbraucht wurde.«

Von Schleichers und von Papens Pläne erwiesen sich als Fehlschläge. Bei der versprochenen Wahl vom 31. Juli 1932 erhielt Hitler 230 Sitze oder 37,4 Prozent der Stimmen und führte die stärkste Partei des Reichstages. Als Hindenburg Hitler am 13. August empfing, um sich dessen Versprechens an von Schleicher zu vergewissern, hatte sich die Lage verändert. Hitler dachte nicht mehr an eine Tolerierung von Papens und noch weniger daran, sich »einbinden« zu lassen. Er forderte die Reichskanzlerschaft, wenigstens sechs Minister und die Position des Reichskommissars für Preußen. Hindenburg lehnte an diesem Tage noch ab, und konservative Historiker zeichneten von ihm später ein mythisches Bild der Standhaftigkeit gegenüber dem Nationalsozialismus. Es war aber die Frage, ob seine vielbeschworene Geringschätzung für den »böhmischen Gefreiten« mehr war als Herablassung gegenüber dessen niedrigem militärischem Rang und der Begriff des »böhmischen Gefreiten« nicht mehr als eine Verwechslung von Hitlers österreichischem Geburtsort Braunau mit einem böhmischen Braunau, das noch in Hindenburgs Erinnerung an den Krieg von 1866 lebte.

Wie verwirrt und erschöpft er in Wahrheit gegenüber dem Spiel um Hitler war, lehrte eine überlieferte Version seiner Verabschiedung des Besuchers: »Wir sind ja beide alte Kameraden und wollen es bleiben, da später uns der Weg wieder zusammenführen kann ...« Es mochte sein, daß es sich um einen Versuch handelte, seinem neuen Ideenträger von Papen einen Weg offenzuhalten. Doch wenn, dann war es vergebliche Mühe.

Eine merkwürdig verworren wirkende neue Notverordnung, die den kaum gewählten Reichstag auflöste, führte zwar zu dieser Auflösung, bewahrte aber von Papen nicht davor, daß ihm vorher noch mit der größten Mehrheit seit Bestehen der Republik das Mißtrauen ausgesprochen wurde. Ohne Hindenburgs (Historikern zufolge »verwirrtes«) Vertrauen wäre er verloren gewesen. Als die Neuwahl des Reichstages Hitler am 6. November nur noch 33,3 Prozent der Stimmen eintrug, glaubte von Papen noch eine Chance zu sehen. Er umwarb Hindenburg mit Plänen eines Staatsstreiches und einer rechten Diktatur oder Monarchie mit nachträglicher Billigung durch eine Nationalversammlung. Aber er scheiterte in den ersten Dezembertagen, als der gleiche Mann, der ihm den Weg zu Hindenburg geöffnet hatte und unterdessen Reichswehrminister geworden war, gegen ihn auftrat.

Von Schleicher erklärte die Reichswehr für außerstande, einen Bürgerkrieg gegen eine nationalsozialistische (unter Umständen auch noch kommunistische) Erhebung zu führen – eine Erhebung, die bei dem Versuch der Durchführung von Papens Plänen entstehen könnte.

Statt dessen gebar sein intrigenreiches Gehirn einen neuen Plan, um die Nationalsozialisten »einzubinden und zu entschärfen«. Er dachte daran, eine gemäßigt-soziale Gruppe in Hitlers Bewegung, die Gruppe Gregor Strassers, die mit Hitler in Fehde lag, zu gewinnen und abzuspalten. Hindenburg wehrte sich mit »offensichtlichem Gefühl der Verlorenheit« dagegen, von Papen nach so kurzer Zeit bereits wieder zu verlieren. Aber als auch die Mitglieder der Regierung von Papen sich auf von Schleichers Seite schlugen, beugte er sich, überreichte von Papen eine Fotografie mit der Unterschrift »Ich hatt' einen Kameraden« und ernannte am 4. Dezember 1932 von Schleicher mit den Worten zum neuen Kanzler, man müsse ihn wohl »sein Glück versuchen« lassen. Nur vier Tage später konnte von Glück schon keine Rede mehr sein. Im internen Machtkampf zwischen Hitler und Strasser gewann ersterer, und Gregor Strasser verließ das Schlachtfeld. Von Papen aber – als Hasser noch wirkungsvoller denn als Höfling – befand sich bereits, der Bindung Hindenburgs an sich gewiß, auf dem Wege, um von Schleicher zu stürzen und auf seine Weise Hitler »in die Macht einzubinden«. Sein nunmehriger, vor der Geschichte naiver Plan bestand darin, den Rückschlag Hitlers bei den Wahlen zu nutzen und ihm zwar die Reichskanzlerschaft nebst einigen Ministern anzubieten, aber selbst die Vizekanzlerschaft sowie das Reichskommissariat für Preußen zu behalten und durch eine Anzahl konservativer Minister die ersehnte »Einbindung« Hitlers zu vollziehen.

Später schrieb der Historiker Granier: »Kein Beweggrund als gemeine ... Rachsucht ist erkennbar ... Noch nicht die ... Unterredung [Hitlers und Papens] im Hause des Bankiers von Schröder am 4. Januar 1933, aber die folgenden Besprechungen bei Joachim von Ribbentrop schufen Klarheit. In unermüdlicher Arbeit gewann er zur gleichen Zeit die beiden Männer, auf die Hindenburg außer ihm selbst ... am meisten hörte ... Meissner und Oskar von Hindenburg. Der ›Stahlhelm‹-Führer Seldte, schließlich auch Hugenberg [der Führer der Konservativen] erklärten sich bereit, unter Hitler Minister zu werden. Unabhängig von von Papen bestürmten Ungezählte ... in Briefen und Telegrammen den Präsidenten, Hitler zu ernennen. Landwirtschaft und Industrie waren ... darin einig ... auch ... führende Männer der Reichswehr sprachen sich in gleichem Sinne aus.«

Als Hindenburg am 30. Januar 1933 Hitler zum Reichskanzler ernannte, glaubte von Papen letzteren mit genügend Sicherungen umgeben zu haben. Nur zwei nationalsozialistische Minister mit festem Ressort! Und von Papen als Vizekanzler und Reichskommissar für Preußen!! Aber er unterschätzte den Umstand, daß das in Wahrheit wichtigste preußische Amt des Innenministers und Herrschers über die preußische Polizei in die Hände eines der engsten Vertrauten Hitlers, Hermann Göring, gelangte. Genausowenig sah er voraus, daß alle konservativen Minister mit Ausnahme Hugenbergs binnen weniger Wochen der List und dem skrupellosen Elan Hitlers erliegen würden.

Die unglückselige Rolle, die in dem Spiel Hindenburg zugefallen war, wurde auf schreckliche Weise deutlich, als er am Abend des 30. Januar an einem Fenster der Reichskanzlei stand und auf jubelnde Volksmassen sowie endlos marschierende Kolonnen der SA in den Straßen Berlins herabblickte. Wenn man zeitgenössischen Gerüchten folgen will, sagte er in einer Phase der Verwirrtheit: »Ludendorff, wie gut Ihre Männer marschieren und welche Menge von Gefangenen sie gemacht haben.«

Die »Camarilla« erhielt ihre Diktatur, auch wenn diese sich nicht als das erwies, was sie erwartet hatte. Das Werkzeug der präsidentlichen Notverordnungen wurde nun für Hitler zum Instrument, um seine Macht auszubauen und zu sichern. Nur wenige Wochen vergingen, bis ein wahrscheinlich von einem kommunistischen Einzelgänger gelegter Brand des Reichstagsgebäudes am 27. Februar 1933 Anlaß gab, den Reichspräsidenten ohne Mühe zur Unterzeichnung einer Notverordnung »zum Schutze von Volk und Staat« zu bewegen. Sie bot Gelegenheit, Gegner der Nationalsozialisten durch Demonstrations-, Rede-, Versammlungsverbote, Verhaftungen, Zensur und kaum verhüllten Terror zum Schweigen zu bringen.

Einige Wochen später, am 23. März, folgte ein Ermächtigungsgesetz, das Hitler zum eigenen Gesetzgeber machte und ein ursprünglich mit einem Hauch von Diplomatie vorgesehenes Vetorecht Hindenburgs (ausgeübt durch von Papen) einfach vergaß. In den gleichen Märztagen wurde Hindenburg in der preußisch-traditionsbeladenen Garnisonskirche von Potsdam und an den Gräbern der Preußenkönige Friedrich Wilhelm I. und Friedrich dem Großen zum Mittelpunkt eines pompösen Szenariums. Von der Weimarer Republik war nicht mehr die Rede. Hindenburg, umgeben von überlebender kaiserlicher Generalität, Admiralität und dem einstigen Kronprinzen, wurde so wirkungsvoll zum gloriosen Bindeglied zwischen großer deutscher Vergangenheit und dem heraufziehenden »neuen Deutschland« manipuliert, daß Tränen über sein Gesicht rannen. Abgesehen von einem ebenso sorgsam inszenierten Auftritt am Tannenberg-Denkmal zum Jubiläum der Schlacht, mit der sein Mythos begonnen hatte, sowie zur Entgegennahme eines neuen Geschenks des Vaterlandes in Gestalt des Gutes »Langnau« und des »Preußenwaldes« war es das letzte Mal, daß er öffentlich hervortrat. Unter Beihilfe seiner Umgebung fand er Selbstbefriedigung in dem Satz: »Es war ja immer meine Meinung, daß das Heil Deutschlands nur im Zusammenschweißen aller Parteien zu einer Vaterlandspartei liege. Das ist Hitler nun gelungen.«

Granier bemerkte später: »... Er verstand sich nach Potsdam immer wieder dazu, für Hitler zu werben ... Die zahlreichen Beschwerden über nationalsozialistische Übergriffe (die Auflösung der Parteien, das Ende der Gewerkschaften, die Schließung aller Länderparlamente, die ›Schutzhaft‹ für zahlreiche Deutsche, das Verbrennen von Büchern, die ersten antijüdischen Gesetze) ließ er ... an den Reichskanzler weitergeben. Hatte er sich einst als Gegner des Antisemitismus bekannt, so begnügte er sich jetzt ... mit Schutzvorschriften für jüdische Frontkämpfer ... Sonst schien er nur noch bestrebt, mit dem neuen Kanzler in Frieden zu leben und den Rest seiner Tage in Ruhe zu verbringen.«

Der Historiker Ryder fügte hinzu: »Offenbar wurde ... nichts getan, um die Aufmerksamkeit des nicht mehr nur lethargischen, sondern kranken Mannes auf die Gefahr der totalen Übernahme der Macht durch Hitler aufmerksam zu machen.«

Die »Camarilla« war voll und ganz damit beschäftigt, ihre Positionen in die neue Zeit zu retten, und sofern sie etwas unternahm, bestand es darin, Hindenburg einige vorverfaßte Schriftstücke und Telegramme zum Lobpreis Hitlers zur Unterschrift vorzulegen. Einmal anläßlich Hitlers Austritt aus dem Völkerbund im November 1933 (»Dank der mutigen Führung des am 30. Januar von mir berufenen Reichskanzlers Hitler hat Deutschland sich selbst wiedergefunden«), ein anderes Mal auf die blutige Niederschlagung des Putschversuches des SA-Führers Röhm Anfang Juni 1934 (»tief empfundener Dank«). Hermann Göring hatte allen Grund, sich in einer Hymne auf Hindenburg zu ergehen, die in Form (und Zynismus) an eine einstige Hymne Groeners erinnerte: »Wie glorreich ist der alte Feldmarschall zum Werkzeug in der Hand Gottes geworden.«

Wenige Wochen darauf erschien ein ärztliches Bulletin aus »Neudeck«, wohin Hindenburg sich zurückgezogen hatte. Es ließ zum erstenmal, ohne allzu verräterische Details, etwas von Krankheit und Zerfall erahnen. Folgende Bulletins – stets voller Feierlichkeit – machten zunehmend deutlich, daß nur noch kurze Zeit Hindenburg von seinem Ende trennte.

Er starb am Morgen des 2. August. Noch einmal bot Hitler allen

Prunk auf, um den »getreuen Eckehart des deutschen Volkes« (so schallte es noch einmal aus allen Richtungen) in einem Wehrturm des Tannenberg-Denkmals zu Grabe zu tragen. Seine Abschiedsworte lauteten: »Toter Feldherr, zieh' ein in Walhall.«

Der Engländer Wheeler-Bennett hatte recht, wenn er zwei Jahrzehnte später schrieb: »Kein Vater seines Volkes hatte ein so tiefes Vertrauen seiner Wähler genossen wie Hindenburg ... Dabei ist sicher, daß er keine Vorstellung davon besaß, wie schrecklich er dieses Vertrauen verriet ... Er hatte ... seine Pflicht getan, so wie sie ihm anempfohlen worden war.«

Granier meinte: »Daß Deutschland ... keinen de Gaulle fand, sondern an seine Spitze einen Hindenburg gestellt hat, ist ihm und der Welt zum schrecklichen Verhängnis geworden.«

Zu groß, verbreitet und eigensüchtig war das Interesse, Hindenburgs Mythos durch trügerische Bilder seiner Gesundheit und geistigen Frische bis zum letzten sechsundachtzigjährigen Lebensjahr zu bewahren – zu groß, als daß auch nur einer der nutznießenden Beteiligten selbst nach Hindenburgs Tod auf den Gedanken verfallen wäre, daß das Bild seines Daseins manche Schatten verloren hätte, wenn man bereit gewesen wäre, sich zu den Einflüssen seines gesundheitlichen Zustandes auf sein Handeln und Nichthandeln zu bekennen.

Hindenburgs langjähriger Arzt, Dr. Hugo Adam, ein Anhänger der Naturheilkunde, hatte hieran ebensoviel Anteil wie seine Familie, die »Camarilla« und ungezählte andere, die aus Eigennutz oder Ehrfurcht schwiegen.

Der Kanzler Brüning enthüllte erst 1947 in einem Brief aus dem Exil, welcher Schock ihn im Juni 1930 bei der Rückkehr Hindenburgs von einer Reise anläßlich des Abzugs französischer Truppen aus dem Rheinland befiel, als er den Präsidenten zusammen mit Oskar von Hindenburg auf dem Bahnhof Berlin-Friedrichstraße erwartete. Hindenburg erkannte ihn nicht. Er erkannte den eigenen Kanzler auch dann nicht, als sein Sohn ihn ermahnte: »Dies ist dein Kanzler Heinrich Brüning.« Gleiches wiederholte sich während Brünings weiterer Kanzlerschaft. Doch Brüning benötigte Jahrzehnte, bis er sich – auch dann nur zögernd – in seinen Memoiren wenigstens zu einigen Vorkommnissen bekannte. Er berichtete unter anderem von einem schweren »geistigen Zusammenbruch« Hindenburgs im Herbst 1931. Zehn Tage lang erkannte er selbst seine nächsten Angehörigen nicht. Brüning erwartete täglich sein Ableben, aber (abhängig von Hindenburgs Notverordnungen, wie er war) er hielt das Geschehnis selbst gegenüber den eigenen Ministern geheim.

Späteren Historikern wie A. I. Ryder, die sich darum bemühten, bei der Beurteilung geschichtlicher Persönlichkeiten die Bedeutung ihrer körperlichen und physischen Verfassung für ihre Entscheidungen, ihre Erfolge und ihr Versagen zu erforschen, fiel es nicht schwer, das große Schweigen zu durchbrechen. In Hindenburgs Verhalten und Reaktionen, nicht erst seit 1930, sondern schon in Jahren zuvor, erkannten sie die schleichenden Symptome einer neurologischen Gehirnerkrankung – der Dementia.

Insbesondere bei Menschen mit von Natur eingegrenztem Intellekt und intellektueller Beweglichkeit nahm die Fähigkeit zur Wahrnehmung ihrer Umgebung langsam, aber unaufhaltsam ab. Im Verlaufe der Erkrankung kam es zu Perioden teilweiser oder völliger »Absencen«, zu Verwirrungszuständen und zur Verwechslung mit früheren Ereignissen.

Die Leistungsfähigkeit des Gedächtnisses nahm ab. Ihr Versagen betraf besonders unmittelbar oder kürzlich Geschehenes sowie Ereignisse, welche den Kranken nicht persönlich betrafen. Die Erinnerung an weit zurückliegende Erlebnisse, besonders persönlicher Natur, blieb dagegen, oftmals bis in die Details, erhalten. Die Fähigkeit zu persönlichen Entscheidungen ging mehr und mehr verloren, bis hin zu Phasen völliger Apathie. Die Urteilskraft schwand, mit ihr die Fähigkeit zur Einsicht in Probleme und deren Lösung. Entscheidungen wurden mehr und mehr anderen überlassen und von ihnen übernommen.

In der Tat zeigte Hindenburg diesen Symptomenkomplex bis hin zu seinem schließlichen Ende, und seine Vertuschung – zur Wahrung seines Mythos – gehörte zu den verhängnisvollsten Fehlleistungen deutscher Geschichte. Nur wenig anders verhielt es sich – wenn man von zeitgenössisch-sittlichen Komponenten absah – mit der zweiten Erkrankung, die schließlich zu Hindenburgs Tod führte: dem Adenom seiner Prostata.

Mehrere Jahrzehnte lang wurde sie nur »Altersleiden« genannt, so als könnte durch Klarheit der erhabene Mythos Schaden leiden. Als Mitte April 1934 der damals prominenteste deutsche Chirurg und chirurgische Ordinarius des Berliner Universitätskrankenhauses Charité, Ferdinand Sauerbruch, in das Präsidentenpalais gebeten wurde, fand er Hindenburg schon in schwerleidendem Zustand vor. Adam berichtete ihm über Blasenbeschwerden des Präsidenten, die jüngst zur Harnsperre sowie zur Notwendigkeit von Katheterisierungen geführt hatten und vielleicht eine Operation notwendig machten. Er war sich klar darüber, daß es sich um eine Prostatahypertrophie handeln mußte.

Um die Situation zu begreifen, bedarf es einiger Einsichten in die Lage, in der sich die deutsche Urologie zur gleichen Zeit befand, in der der Amerikaner H. G. Alcock in Iowa City das erste Tausend seiner transurethralen Prostatektomien überschritt, die ihm mittlerweile erlaubten, auch betagte Kranke erfolgreich und ohne höhere Sterblichkeitsrate zu operieren. Die Situation war von schwer beschreiblicher Tristesse, und zu den Hauptschuldigen dafür zählte der gefeierte Chirurg, der sich nun zur Konsultation im Reichspräsidentenpalais befand.

Deutsche Chirurgen, weit mehr als Chirurgen der gesamten übrigen Welt, hielten es, nachdem Gynäkologen, Augenärzte und Laryngologen sich verselbständigt hatten, für intolerabel, daß sich weitere Spezialitäten vom machtvollen Körper der allumfassenden allgemeinen Chirurgie absonderten. So wie es an keiner deutschen Universität einen Lehrstuhl für das so delikate, große Spezialkenntnisse erfordernde Gebiet der Gehirnchirurgie gab, so existierte auch kein Lehrstuhl für die kaum weniger sensible Urologie – es sei denn in untergeordneten Abteilungen für Kranke, an denen sich Chirurgen nicht nur in Nieren-, Blasen- und Steinoperationen, sondern auch in der Prostatachirurgie versuchten – selbst wenn ihnen nach chirurgischem Temperament, Ausbildung und Feingefühl alle Voraussetzungen dazu fehlten. Wo ihre Mängel zu offensichtlich waren, blieb es für die Patienten beim Katheterleben.

1912 hatte – als eine Ausnahme – der Vorgänger Sauerbruchs als chirurgischer Direktor der Charité, der Schweizer Otto Hildebrand, dem Nachfolger Maximilian Nitzes in der Entwicklung der Zystoskopie und an Erfahrung gewachsenen Urologen, Otto Ringleb, drei Kellerräume und sechs Krankenbetten für Operierte überlassen. Als Sauerbruch 1927, aus München kommend, die Nachfolge Hildebrands antrat, hatte er Ringleb der Betten beraubt, alle stationären urologischen Operationen für seine Klinik beansprucht und Ringleb nur die Kellerräume für Zystoskopien und Steinzertrümmerungen gelassen. Er hatte dabei so wenig Rücksichten gezeigt, daß es bei Umbauarbeiten im Kellergeschoß zur Durchbrechung einer Trennwand zu Ringlebs Zystoskopieraum und in der Folge zu Forderungen nach einem Duell kam, das nur mit einiger Mühe abgewendet wurde. Ringlebs Tätigkeit blieb auf Operationen an privaten Kranken in einem Hygiena-Sanatorium beschränkt, auch als er später, im Jahre 1937 – eine Farce – für einige Jahre den Titel eines »Ordinarius für Urologie« erhielt. Sauerbruch war nicht der Mann, der in der Frage der Oberherrschaft der allgemeinen Chirurgie Kompromisse einging.

Nicht besser war die Situation in Krankenhäusern und privaten chirurgischen Kliniken. In ganz Deutschland existierten zwei städtische Krankenhäuser, welche über eine urologische Abteilung und Urologen verfügten, die sich ihre Operationstechniken zum Teil in England und Frankreich angeeignet hatten. Es handelte sich um das Siloah-Krankenhaus in Hannover und das Rudolf-Virchow-Krankenhaus in Berlin. Die urologische Abteilung des letzteren war erst im Herbst 1933 für rund einhundert Kranke unter der Leitung eines Gehilfen Ringlebs, Karl Heusch, eröffnet worden. Sie kämpfte noch um Schwestern, die zu einem erheblichen Teil urologische Arbeit für schmutzig oder amoralisch hielten. Die anderen Kliniken mit urologischen Abteilungen ließen sich an den Fingern einer Hand abzählen. Es handelte sich um ein Krankenhaus der Barmherzigen Brüder in Dortmund, ein Rotkreuz-Krankenhaus in Frankfurt, ein Augusta-Viktoria-Krankenhaus und – als größtes – das St.-Hedwigs-Krankenhaus der Boromäer-Schwestern in Berlin.

Der leitende Urologe des St.-Hedwigs-Krankenhauses, Alexander von Lichtenberg, war (gemeinsam mit dem Amerikaner Moses Swift) der Entdecker der Röntgen-Kontrastmitteluntersuchung der Nieren und im übrigen einer der wenigen Urologen, die in Deutschland wenigstens Freyers suprapubische Prostatektomie ohne die Sterblichkeitsrate von bis zu 20 Prozent beherrschten, die sich mit der entsprechenden Arbeit allgemeiner Chirurgen verband. Doch er war in Ungarn geboren und teils jüdischer Abstammung. Ihn erwartete – während er jetzt noch gegen alle Hoffnungen hoffte – das nationalsozialistische Berufs- und Lehrverbot und die Rückkehr nach Ungarn (der später seine Flucht nach Mexiko folgte). Zwei andere Urologen jüdischer Abstammung, die als Autodidakten als Studenten in England und Frankreich oder als unbezahlte Dozenten so ungewöhnliche Leistungen wie die Karmin-Blau-Probe der Nierenfunktion, die Zystoskopie der Harnleiter sowie besondere urologische Sensibilität entwickelt hatten, Eugen Joseph und Leopold Casper, waren bereits von ihrem Schicksal ereilt worden. Casper war in die Schweiz emigriert. Joseph, der Begabteste, hatte im Dezember 1933 seinem Leben selbst ein Ende gemacht.

Joseph war es gewesen, der 1926, nach einem Besuch in New York, für Maximilian Stern den Weg zu einem Vortrag und zur Vorführung der transurethralen Prostatektomie vor Angehörigen der Berliner Universitätsklinik an der Ziegelstraße geöffnet hatte. Es lag nicht an ihm und auch nicht an einigen Mißerfolgen, die Stern – nebst Erfolgen – hatte, daß die transurethrale Methode mit ihrer Aussicht auf Heilung für ungezählte Patienten in Deutschland nicht Fuß faßte. Es lag am starrsinnigen Konservativismus der Chirurgen, der jede Initiative der Urologen lähmte und jeden Mißerfolg mit Spott quittierte.

1933 war der erste deutsche »Chirurg und Urologe« (dies war das Äußerste, was die deutsche Chirurgie sich lange Zeit als Berufsbezeichnung für die »Abtrünnigen« abringen ließ), der ein Jahrzehnt später TURP zuerst in Leipzig und nochmals zwei

Jahrzehnte später in Tübingen zu seiner Lebensaufgabe machte, Werner Staeler, erst fünfundzwanzig Jahre alt und ein Schüler Josephs und von Lichtenbergs. Der Mann, der schließlich zwischen 1960 und 1980 am Münchner Krankenhaus Rechts der Isar und später als Professor der Urologie an der Technischen Universität München TURP zum allgemeinen Durchbruch in Deutschland verhalf, Wolfgang Mauermayer, war um die gleiche Zeit erst zwölf Jahre alt. Beinahe fünf Jahrzehnte trennten ihn noch von der Publikation des grundlegenden deutschen Buches »Transurethrale Operationen«. Und der erste Deutsche, der 1952 nach dem Zweiten Weltkrieg im Saarland – und dies nur mit Hilfe Frankreichs als Besatzungsmacht – einen vollwertigen Lehrstuhl für Urologie erhielt, Karl Erich Alken, begann seine Lehrzeit bei von Lichtenberg.

Das war die deutsche Situation, als Sauerbruch im April 1934 zum erstenmal Hindenburg und Adam gegenüberstand. Bei aller Unzuverlässigkeit seiner späteren, von fremder Hand geschriebenen Lebenserinnerungen konnte man seiner dortigen Anmerkung glauben: »Der Reichspräsident war zu dieser Zeit noch nicht bettlägerig, litt jedoch anfallsweise sehr große Schmerzen. Ich konnte mich keinem Zweifel darüber hingeben, daß die Lebenstage des alten Herrn gezählt waren.«

Die geistige und moralische Haltung Hindenburgs und seiner Familie widersprach jeder eingehenden Erörterung eines Prostataleidens. Als Erbe seiner Eltern zog sich ein Hauch pietistischer Frömmigkeit und sexueller Moral durch sein Leben. Ähnliches galt für seine verstorbene Frau Gertrud von Sperling, seine Töchter Irmgard, Annemarie und seine Schwiegertochter. Der weitgehend einzige Punkt, der ihn in den Hauptquartieren des Ersten Weltkrieges in Konflikte mit Ludendorff gebracht hatte, waren dessen »ständige Weibergeschichten«. Dem späteren Groener hatte er sich entfremdet, weil der General und Minister die Ehe mit einer jüngeren, unstandesgemäßen Frau einging und »reichlich früh« Nachwuchs bekam (»So etwas hätte sich in der alten Armee nicht einmal ein Feldwebel erlauben dürfen«). Von Schleicher erfuhr die gleiche Verurteilung, weil auch er »unter anstößigen Umständen« eine zweite Ehe mit einer Cousine einging, die sich der Heirat wegen scheiden ließ. Zu den Standardbegriffen der Baronin von Marenholtz gehörten Worte wie »preußische Zucht und Ordnung«.

Es blieb eine offene Frage, bis wie weit zurück die ersten Symptome des Prostataadenoms reichten. Daß sie sich schon längere Zeit bemerkbar gemacht und das Verhalten Hindenburgs mitbeeinflußt hatten, ergab sich erst später aus dieser oder jener Überlieferung durch Zeugen. So etwa über einen Besuch Hindenburgs in einer oberschlesischen Stadt, bei dem durch die Aufstellung künstlicher Bäume und Sträucher Gelegenheit für den Präsidenten geschaffen wurde, unauffällig seine Blase zu erleichtern. Ein anderer Vorfall betraf Hindenburg, der am offenen Fenster eine versammelte Menge begrüßte, während einer seiner Begleiter ein Urinal für Notfälle bereithielt.

Womit Sauerbruch sich im April 1934 konfrontiert sah, war das Endstadium eines längeren, schleichenden Prozesses. Wenn man von moralischer Verklemmung und Verschwiegenheit absah, entsprach Adams Verhalten demjenigen der überwiegenden Mehrzahl deutscher Ärzte, die Prostatakranke mit Tee behandelten, katheterisierten und sich erst in der Phase letzter Verzweiflung an einen Chirurgen oder Urologen wandten.

Gleich, ob Sauerbruch, wenn er in den Anfängen der Krankheit gerufen worden wäre, eine ihm wenig vertraute Freyersche Operation an Hindenburg gewagt hätte – jetzt war es zu spät, zu spät auch für einen transurethralen Eingriff, für dessen Ausführung in seiner herrscherlichen Welt der Charité niemand zur Verfügung stand. Das Herz Hindenburgs war geschwächt, seine Beine bereits, als Folge eines versagenden Kreislaufes, geschwollen.

So entschied Sauerbruch, Hindenburg bis zu seinem Ende dem Katheterleben zu überantworten und ihn, als einzigen originalen Beitrag der Charité, seinem im Katheterisieren geübtesten Oberpfleger Joseph Schmidt anzuvertrauen. Der einzige medizinische Bericht, den die Nachwelt über Hindenburgs letzte Lebensphase erhielt, stammte denn auch von Schmidt. Er erschien 1963 und war eine dubiose Mischung einer von der Wahrheit überholten

Geschichtsklitterung (»So lange er [Hindenburg] lebt, wird Hitler vor den radikalsten Maßnahmen zurückschrecken, so lange besteht noch die Möglichkeit, das verhängnisvolle Regime abzuschütteln«), romantisierter Hindenburg-Verehrung und medizinischer Hoffnungslosigkeit.

Im Februar 1986 starb Harold Macmillan, Großbritanniens konservativer Premier der Jahre 1957 bis 1963, auf seinem Landsitz »Birch Grove« in Sussex – im Schlaf.
Er war zweiundneunzig, und dreiundzwanzig Jahre waren vergangen, seit die Prostata seiner politischen Karriere ein Ende bereitete und die britischen Konservativen (mit einer vorübergehenden Unterbrechung) für anderthalb Jahrzehnte um die Macht, die Arbeiterpartei dagegen bis zu Margaret Thatchers konservativer Ära an die Macht brachte.
Mit der Rücktrittserklärung, die Harold Macmillan am 18. Oktober 1963 der Königin Elizabeth auf seinem urologischen Krankenbett im Londoner King-Edward-VII.-Hospital für Offiziere verlas, verlor Großbritannien ein Stück mehr an historischer Bedeutung, und die äußeren Umstände waren entsprechend.
Die Königin fand ihren resignierenden Premier, der noch elf Tage zuvor ehrgeizig, wenn auch mit innersten Zweifeln wegen schamhaft verschwiegener urologischer Symptome verkündet hatte, er werde die Konservativen auf ihrem anstehenden Jahreskongreß in Blackpool auf einen Sieg in den kommenden Parlamentswahlen vorbereiten, in einem bescheidenen Ärztezimmer, in das man den Kranken acht Tage nach einer Milinschen retropubischen Prostatektomie durch den Londoner Urologen Alec William Badenoch zu dieser Begegnung gebracht hatte. Macmillan, noch in heftigen Schmerzen, war totenbleich und trug, um sich zu wärmen, eine alte wollene Jacke, so wie er sie zeitlebens bevorzugt hatte. So verlas er stockend sein Rücktrittsgesuch.
Biographen haben zu ergründen versucht, was dem Sohn des bibelfesten Londoner Verlegers Maurice Macmillan zu seiner politischen Karriere verholfen hatte. Wann hatte es im Leben des

verklemmten, unansehnlichen, bebrillten Oxford-Studenten und Soldaten des Ersten Weltkrieges, frommen Schützengrabenlesers der Bibel und verwundeten Kriegsheimkehrers »getickt«?! Die meisten waren sich in einem Punkt einig: Wenn Harold Karriere gemacht hatte, dann lag dies auf absurde Weise an zwei Frauen, die über sein Leben bestimmten – an seiner puritanischen Mutter Helen (genannt Nellie) Macmillan und seiner ganz und gar nicht puritanischen, jeder Lebenslust höchst aufgeschlossenen Gemahlin Dorothy, geborene Lady Cavendish.

Was Nellie anging, so stammte die gebürtige Amerikanerin aus dem Prärienest Spencer in Indiana, das für ihren Ehrgeiz zu klein gewesen war. Sie hatte sich für eine Karriere als Sängerin entschieden und einen Sprung in Pariser Konzertsäle getan. Dort war ihr Maurice Macmillan während einer Verlegerreise nach Paris über den Weg gelaufen, und sie hatte die Musik gegen eine Karriere bei Macmillan & Co. sowie einen geduldigen, im Alkohol Trost findenden Ehemann eingetauscht. Mit Erfolg, denn sie machte Bücher wie John Maynard Keynes' bittere Kritik an Wilson und dem Versailler Friedensvertrag oder Margaret Mitchells »Vom Winde verweht« zu Triumphen. Ihr Ehrgeiz allerdings nahm mehr und mehr eine politische Färbung an. Früh malte sie sich Harold, den jüngsten ihrer drei Söhne, in der Rolle eines britischen Premiers aus. In »Birch Grove«, ihrem Landsitz in Sussex, mahnte sie lärmende Kinder: »Seid ruhig. Schlagt nicht mit den Türen. Dieses Haus wird einmal dem Premierminister Großbritanniens gehören …« Dies erwies sich als kein Scherz.

Schon während Harolds farblosen Oxford-Jahren hatte sie in London einen Macmillan-Salon begründet und darin als Lockvögel für Gäste aus der britischen Adels- und Parteiprominenz ihre renommiertesten Autoren, darunter Kipling, versammelt. Das hatte es ihr leicht gemacht, Fangnetze für politische Förderer Harolds, darunter Lady Edward Cavendish, weibliches Oberhaupt eines Clans der Cavendishs mit riesigen Besitzungen (»Chatsworth«, »Hardwick«, »Lismore«), auszuwerfen. Lady Cavendish war ihr besonders wichtig, denn deren Sohn Victor,

Herzog von Devonshire und britischer Generalgouverneur in Kanada, war von eminentem politischem Einfluß und suchte einen persönlichen Sekretär. Nellie empfahl ihm ihren Sohn.

Im März 1919 traf Harold in Ottawa ein und fand in dem robusten Herzog einen Lehrer, der schlaflose Nachtstunden benutzte, um den Jüngeren in politisch-parlamentarische Tricks einzuweihen. Nellie hatte ihrem Favoritensohn zu einem politischen Einführungskurs verholfen. Aber nicht nur das.

Im April 1919 begegnete Harold Dorothy, der zwanzigjährigen Tochter seines Lehrmeisters, und verliebte sich – oder was immer er, als Frucht mütterlicher Erziehung, unter »falling in love« verstand. Denn als er der »liebsten Mama« darüber berichtete, bekannte er, daß er nichts von Frauen verstand und eine »gewisse Art von Zärtlichkeiten« fürchtete.

Nellie, die dafür Sorge getragen hatte, daß Herbert George Wells wegen seines »schmutzigen« Buches »Ann Veronica« aus dem Verlagshaus Macmillan verbannt wurde, war keine Ratgeberin für diese »Art von Zärtlichkeiten«. Ihre Ratschläge an Harold beschränkten sich auf Anweisungen für die Strategie der Einheirat.

Zu Ostern 1919 schrieb Harold an Dorothy noch »liebe Lady Dorothy«, und bereits am 27. des gleichen Monats berichtete er nach London: »Die Antwort lautet Ja« und »Heiratstermin am 21. April 1920«.

Einige Historiker waren sich darüber einig, daß Harolds »falling in love« für ihn ein so überwältigendes Ereignis war, daß die Nachwirkungen sein ganzes Leben andauerten. Was dagegen Dorothy anbetraf, so verstummte niemals die Frage, was sie bewogen haben könnte, einen jungen Puritaner ohne einen Hauch erotischer Triebe zu ehelichen. Dorothy war keine Schönheit, aber auffallend, mit sinnlichem Mund, ein Abbild von Cavendish-Frauen, die »unter der Hand« als »oversexed« galten. Sie war nicht mit Büchern aufgewachsen, sondern mit Tennisspielen, Pferderennen, Jagd, Wildvogelschießen, Treibhäusern, Blumen, und – on dit – erotischen Träumen.

Was also hatte sie an Harold gereizt, der in der Welt der Cavendishs wie ein Fremdkörper wirkte? Die Cavendishs waren zwar bekannt für ihre snobistische Mißachtung von Eleganz. Aber Macmillan mit seinen ausgebeulten Hosen und Wolljacken, merkwürdigen Hüten und – bei Jagdausflügen – antiquierten Gamaschen war ein beinahe komischer Außenseiter. Ein Groucho-Marx-Schnurrbart, eine dünnrandige Brille und schiefe Zähne gaben ihm das Aussehen eines Genossen Lenins.

Zeitgenossen glaubten, Dorothy habe nur das Ziel verfolgt, der (Nellie-verwandten) Herrschaft ihrer Mutter, Evie Devonshire, zu entrinnen, die entschlossen schien, einen ihr ergebenen Sohn des Buccleuch-Clans zu ihrem Schwiegersohn zu machen, nicht aber einen temperamentlosen bürgerlichen Brillenträger. Der Herzog aber entschied, man habe bereits einen Bierbrauer als Schwiegersohn, und Bücher seien besser als Bier.

Auf jeden Fall gingen Dorothy und Harold am 21. April 1920 in Westminster die Ehe ein, und die Versammlung britischer Autokraten, darunter Königin Alexandra, die Witwe Edwards VII., gab Nellie die Gewißheit, daß sie Harold auf den richtigen Weg befördert hatte.

Nellies Vertrauen in ihre Ehe- und Karrierestrategie erwies sich als berechtigt – allerdings auf eine Weise, die nicht ganz ihrem Kalkül entsprach. Zwar wurden Harold einige seinen Ehevorstellungen angemessenen Ehejahre beschieden, in denen er, puritanischen Pflichten folgend, drei Kinder zeugte. 1924 bewältigte er auch den ersten Sprung aus dem Verlagskontor ins Unterhaus, wo die Cavendishs ihm Zugang zu den Konservativen verschafften, die nach dem Ende von Lloyd Georges Kriegsbündnis die Herrschaft übernommen hatten. Als er jedoch den ersten Versuch unternahm, durch ein Buch über Arbeitsbeschaffung für britische Erwerbslose politische Aufmerksamkeit zu erregen, hatte er nicht die Spur einer Ahnung, daß eine Katastrophe auf ihn wartete, als er einen sechs Jahre jüngeren parlamentarischen Sekretär Winston Churchills, Robert Boothby, als Mitverfasser gewann.

Boothby erschien am Chester Square, in »Birch Grove«, in »Chatsworth« und wurde für Harold Macmillan ein Arbeitsgenosse. Doch für Dorothy wurde er, ohne daß Harold es bemerkte, mehr. Er verhalf ihr zur wahren Erfüllung einer Sexualität, die

Harold für einen anrüchigen Pflichtteil der »Liebe« hielt.
Boothby wurde Dorothys Geliebter – auf Lebenszeit.

Der Clan erfuhr es. In London sprach man so deutlich davon, daß König George V. Stillschweigen empfahl. Auch Nellie erfuhr alles, und es gehörte eine besondere Art von Vergrabensein in Bücher und Politik dazu, daß ihr Sohn erst als letzter erkannte, was offen erkennbar war. Als Harold endlich begriff, erlitt er einen Schock, der ihn beinahe tötete, dessen wirkliche Ursachen er aber niemals verstand. Noch in den letzten Jahren seines Lebens äußerte er mit überwältigender Ahnungslosigkeit: »Niemals liebte ich eine andere außer ihr. Niemals habe ich eine Freundin gehabt oder auch nur eine befreundete Frau gekannt ... Sie (Dorothy) sagte, es sei meine Schuld, und sie meinte das Körperliche damit. Aber was bedeutet denn schon körperliche Liebe verglichen mit allem anderen, was man teilt.«

Ob Boothby Dorothy als erster »nahm« oder umgekehrt blieb eine offene Frage. Auf jeden Fall war sie es, die den eleganten, gutaussehenden, vor Temperament und Witz sprühenden Mann voller sexueller Erfahrung, der jede Gesellschaft mit seiner Hingabe an Jazz, Gershwin, an Literatur à la Hemingway bezauberte, Politiker Europas und Amerikas kannte und sich in Deutschland, Frankreich und Italien von Frauen (aber – so wurde gesagt – auch von Jünglingen) verfolgt sah, bis zu ihrem Tode im Jahre 1966 an sich fesselte.

Als Boothby in Venedig einer italienischen Schönheit erlag und sich verlobte, reiste Dorothy in die Lagunenstadt, beendete das Verlöbnis und kehrte mit Boothby nach England zurück. Als er gar eine Verwandte, Diana Cavendish, ehelichte, trug sie angeblich dazu bei, daß die Ehe nach kurzer Zeit ihr Ende fand. Noch nach Dorothys Tod, als alter Mann, bekannte Boothby: »Wir waren einfach unauflösbar miteinander verbunden.« Wenn sein Telefon klingelte, glaubte er bis zum Ende die Stimme der Toten zu hören.

Als Macmillan zu allem anderen die Gewißheit erhielt, daß mit Sicherheit zumindest Sarah, das vierte der Kinder, die Dorothy zur Welt brachte, nicht ihn, sondern Boothby zum Vater hatte, erlitt er Anfälle der Verzweiflung, bei denen er den eigenen Kopf gegen eine Wand schlug. Nellie schickte ihn in ein Sanatorium, und nach der Rückkehr fügte er sich in ein Arrangement, bei dem Dorothy seine offizielle Ehefrau blieb, in »Birch Grove« ein Wohnrecht und die Kinder behielt, gleichzeitig aber volle Freiheit für ihre Liebesbeziehungen zu Boothby bewahrte. Wenn es in die Arrangements ihrer Leidenschaft paßte und sie nicht unmittelbar mit Boothby lebte oder auf Reisen war, bewohnte sie einen Teil von »Birch Grove«, Macmillan einen anderen. Sie begleitete ihn, als er Kolonial- und Außenminister wurde, auf platonischen, aber repräsentativen Reisen. Schließlich, im Januar 1957, als Nellies großes Ziel sich zwanzig Jahre nach ihrem Tod erfüllte und Macmillan Premierminister Großbritanniens wurde, residierte Dorothy als ebenso platonische Premiersgattin in Downing Street No. 10. Am Ende bekannte er: »Sie wollte einfach alles …«

In der Nacht vom 7. auf den 8. Oktober 1963, als sein Prostataadenom sich durch eine nicht länger zu verbergende Harnsperre meldete und ihm zwei Tage später nur den Weg zum King-Edward-VII.-Hospital für Offiziere ließ, gehörte er zu den keuschesten Opfern von Kiplings »Dingsda«. Er lieferte das unwiderlegbarste Zeugnis gegen die Theorien über den heilsamen Nutzen männlicher Enthaltsamkeit.

Im April 1964, während Harold Macmillan sich erholte, erfuhr er, daß Frankreichs Präsident, Charles de Gaulle, sich im Pariser Hôpital Cochin unter dem Decknamen eines Königs von Kambodscha einer suprapubischen Prostatektomie unterzogen hatte.

In einer Anwandlung zynischen Zorns über den Mann, dem er während des Zweiten Weltkrieges, zur Zeit von Frankreichs tiefster Erniedrigung, in London und Algier gegen Churchill und Roosevelt beigestanden hatte, um als Nachkriegsdank nichts anderes zu empfangen als die Vernichtung seines – Macmillans – Traums vom Eintritt Großbritanniens in die Europäische Wirtschaftsgemeinschaft, hatte er einmal notiert, de Gaulle hätte niemals eine Chance erhalten, zu einem »Monster« französischer

Politik gegen England und Amerika zu werden, »wenn Hitler 1940 als Sieger in London getanzt hätte«. Jetzt lag es nahe, daß er seiner Kontrafigur in Paris einen so leidvollen Verlauf der Operation wünschte, daß daran die nationalistische Arroganz und antiangelsächsische Feindseligkeit seines Charakters Schaden nahm. Doch solche Wünsche hätten keine Aussicht auf Erfüllung gehabt. Charles de Gaulle beschäftigte – anders als Macmillan – auf dem Krankenbett kein Gedanke an Resignation.

Sein Konflikt mit der Prostata vollzog sich wie alle anderen Auseinandersetzungen mit Krankheiten, die er im Laufe seines Lebens ausgefochten hatte. Ausnahmslos waren diese gekennzeichnet durch die Unterordnung der Leiden unter seine Berufung zum Dienst an Frankreichs Größe. Die Zahl seiner Leiden war nicht gerade gering. Ihre Ernsthaftigkeit war es auch nicht. Ein erbliches Marfan-Syndrom – nach dem Arzt Antoine Marfan benannt – hatte de Gaulle zu einem anomalen (für Spötter: giraffenartigen) Größenwachstum, ferner zur Entwicklung eines tonnenartigen Brustkorbs, zu langer Arme, Beine und im späteren Verlauf des Lebens zu Diabetes, Augenschäden sowie schleichenden Entartungen der Aorta verurteilt. Zwischen 1946 und 1958 hatte er sich Staroperationen der Augen unterzogen. Sie erlaubten klares Sehen nur mit Hilfe schwerer Spezialbrillen, die de Gaulle aber so gut wie niemals in der Öffentlichkeit trug. Mit eminenter Willenskraft orientierte er sich an den Umrissen und Stimmen seiner Gegenüber. Zuckerkrankheit und frühe Symptome von Aortenaneurysmen im Brust- und Bauchraum hatten seinen Willen zur imposanten Repräsentanz von »La France« auf erbarmungslose Proben gestellt.

Seit seiner Übernahme der Präsidentschaft hatte er ohne jede Rücksicht auf sein Befinden achtzig Reisen unternommen, zweitausendfünfhundert Städte und Gemeinden Frankreichs besucht, achthundert Sitzungen »dominiert«, dreihundert Reden und Fernsehansprachen an die französische Nation gehalten und gemeinhin zehn Stunden täglich gearbeitet.

Mit solcher Haltung war er auch den frühen Symptomen seines Prostataadenoms, die sich 1961/62 bemerkbar machten, begegnet.

Ein Verbot an seine Umgebung, auch an seine Familie, jemals über Krankheit und Tod zu sprechen, wurde strikt befolgt. Doch das bedeutete nicht, daß er selbst – insbesondere nach dem jähen Herztod seines Bruders Pierre – von seinen Ärzten André Lichtwitz (und nach dessen Tod Roger Pazlier) keine präzisen Geheimberichte über seinen Zustand gefordert hätte. Im Elysée wechselten zwei Notärzte im Wachdienst ab, und im Hôpital Cochin waren Tag und Nacht zwei Krankenzimmer für ihn bereit. Von dem Zeitpunkt an, in dem prostatische Symptome sich bemerkbar machten, gehörte einer der angesehensten Pariser Urologen, Pierre Aboulker, zu seinen Beratern, und de Gaulle selbst hatte auch auf urologischem Gebiet seine medizinischen Kenntnisse erweitert. Daß er dabei – anders als Macmillan – keine Scheu vor einer Beschäftigung mit Sexualorganen zeigte, bedeutete nicht, daß de Gaulle historischen Berühmtheiten Frankreichs, deren Pomp er ansonsten im Elysée oder auf staatlichen Schlössern immer stärker als Symbole französischer Größe imitierte, auch auf den Pfaden ihrer erotischen Exzesse gefolgt wäre. Es war dabei offen, ob und wieviel katholische Sittenstrenge er von seinem Vater Henri, dem zeitweiligen Direktor eines Jesuiten-Gymnasiums in Lille, angenommen hatte. Unerschütterlich waren auf jeden Fall allgemeine moralische Prinzipien, die er schon vor und nach dem Ersten Weltkrieg in der Offiziersschule Saint-Cyr, danach als Kommandeur eines Panzerregiments in Metz, später – zu Beginn des Zweiten Weltkriegs – in den Kämpfen des Sommers 1940 gegen die deutsche Übermacht bei Abbeville und während der folgenden Flucht nach England bewiesen hatte. Sie durchdrangen auch seinen ersten Londoner Aufruf zur Befreiung Frankreichs: »Was auch immer geschehen mag, die Flamme des französischen Widerstandes darf nie erlöschen.« Sie dienten der Größe des Vaterlandes. Alles andere, Vergnügungen, Zerstreuung, Lust, trat hinter dem Ernst des Dienstes an dieser großen Sache zurück.

Seine Frau, Yvonne de Gaulle, geborene Vendroux, die zurückhaltende Tochter eines Keksfabrikanten aus Calais, die er 1929 als

Leutnant durch familiäre Ehevermittlung heiratete, entschied sich früh, ihren Mann auf seinen hochgespannten Wegen zu begleiten. Zuerst in Paris, in einer bürgerlichen Wohnung am linken Seine-Ufer, in der sie einen Sohn Philippe, die Tochter Elisabeth und ein geistig zurückgebliebenes Mädchen, Anne, zur Welt brachte, das bis zu seinem Tode mit zwanzig Jahren ein zu tiefem Ernst verpflichtender Schatten über dem Leben der Familie wurde.

Sie begleitete de Gaulle in ein hypothekenbeladenes dörfliches Haus in Colombey, später – während der Niederlage – mit den Kindern (auf dem letzten Schiff) nach London und dann nach Shropshire, Berkhamstead und schließlich Hampstead-Heath, während de Gaulle in London um die Begründung einer französischen Befreiungsbewegung und Befreiungsarmee mit Churchill focht, der sein national-französisches, forderndes Selbstbewußtsein kaum williger ertrug als Roosevelt, der Präsident der Vereinigten Staaten.

Sie blieb eine unauffällige, bei Einkäufen schlangestehende Erscheinung, aber unauflöslich verbunden mit de Gaulles Besessenheit für die Auferstehung von »La France«. Sie folgte ihm 1943 nach Algier, 1944 zum erstenmal nach Paris, 1946 nach seinem Rücktritt aus Verachtung für französisches Parteiengezänk in die einsamen »Wüstenjahre« von Colombey und 1958 erneut nach Paris und – diesmal als Präsident – ins Elysée, wo sie bei den erhabenen Empfängen nicht nur für die Überwachung von de Gaulles Diät Sorge trug, sondern auch für die Verbannung von Gästen, die als Geschiedene und Ehebrecher das erhabene Bild des Präsidenten und seiner Verkörperung Frankreichs hätten verdunkeln können.

Als Pierre Aboulker 1962 dem Präsidenten die Prostatadiagnose seines Arztes Pazlier bestätigte und ankündigte, daß er sich in absehbarer Zeit einer Prostatektomie werde unterziehen müssen, ging es für de Gaulle wie bei allen anderen Leiden nur um die Frage, ob und wie die Krankheit seine Leistungsfähigkeit für Frankreichs »Grandeur« beeinträchtigte. Was den Zeitpunkt der Operation anbetraf, beschäftigte ihn, ob sie seine Pläne in entscheidenden Augenblicken störte.

Als John F. Kennedy am 22. November 1963 in Texas ermordet wurde, war der Termin des urologischen Eingriffs nahegerückt. Doch de Gaulle unternahm – nicht als Verbeugung vor Amerika, sondern zur Repräsentanz Frankreichs unter den Mächten der Welt – einen Flug nach Washington und schritt leidend, aber unbewegten Gesichts im Trauerzug. Nach der Rückkehr nach Paris vermehrte er die Zahl seiner feindseligen Akte gegen Amerika durch die diplomatische Anerkennung des kommunistischen China.

Danach schien die Stunde für die Operation unwiderruflich gekommen. Die Entwicklung des Adenoms hatte das Stadium erreicht, in dem die Abflußstörungen der Blase nur durch Katheter zu überwinden waren. Doch noch einmal mißachtete de Gaulle Schmerzen und die Gefahr von Komplikationen. Eine Einladung zum Besuch Mexikos für den März 1964 und damit die Möglichkeit, vor den südlichen Toren der Vereinigten Staaten gegen deren Hegemonie in Südamerika aufzutreten, besaßen für ihn mehr Gewicht.

Für Aboulker gab es keine andere Wahl, als den Unerschütterlichen durch die Einlage von Dauerkathetern reisefähig zu machen. Er kannte jedoch noch nicht die ganze Tiefe von de Gaulles antiamerikanischen Aversionen. Wie gewohnt erfüllte er de Gaulles Wünsche nach genauer medizinischer Information. Dabei erwähnte er die häufig zwar schmerzhafte, aber zuverlässige Funktion des verwendeten amerikanischen Kathetertyps. Ein Zornausbruch de Gaulles, der darauf folgte, überraschte ihn ebenso wie die Forderung, das amerikanische Instrument unverzüglich zu entfernen.

Aboulker bemühte sich, den General durch die Erklärung zu beruhigen, es handele sich zwar um eine amerikanische Erfindung, sie entstamme aber französischer Produktion. Er war damit wenig erfolgreich. De Gaulle erwiderte, niemand dürfe jemals erfahren, daß er einen Katheter amerikanischen Ursprungs trage. Dies müsse ein Staatsgeheimnis bleiben. Ferner ordnete er die Herstellung eines französischen Instruments an.

Die Reise durch Mexiko dauerte vom 15. bis zum 24. März.

De Gaulle ertrug Katheterschmerzen ohne ein Wort der Klage – für Stunden in Flugzeugen sitzend, scheinbar unbehindert Paraden abschreitend, bei jedem Appell an mexikanisches Selbstbewußtsein gerade aufgerichtet, ein Denkmal ungebrochenen Stolzes.

Noch bevor er sich nach der Rückkehr ins Krankenhaus begab, trug er dafür Sorge, daß die Beendigung der französischen Beteiligung an dem von Amerika beherrschten Verteidigungsbündnis, der NATO, die vor seiner Präsidentschaft entstanden war, weitere Fortschritte machte. Er befahl den Abzug aller französischen Marineoffiziere aus den NATO-Stäben.

Mitte April lag er in einem eigens für ihn beschafften langen Bett im Hôpital Cochin. Er überließ sich am 17. April dem Anästhesisten Jean Lassner sowie Pierre Aboulkers urologischer Chirurgie und überstand Operation und Rekonvaleszenz ohne ein Wort der Klage. Schon im Mai zeigte sich, daß die Prostatektomie für ihn nur eine schmerzhafte Pause, aber keine Unterbrechung in der Hingabe an seine Sendung war.

Als im gleichen Monat in Washington und London beschlossen wurde, den zwanzigsten Gedenktag der alliierten Landung in der Normandie vom 5. Juni 1944 an Ort und Stelle zu feiern, lehnte er eine Teilnahme ab. Für ihn war unvergessen, daß nicht er, sondern Eisenhower den Franzosen den Beginn ihrer Befreiung angekündigt hatte. Aber im August, zum zwanzigsten Jahrestag seiner eigenen Landung mit algerischen Truppen auf südfranzösischem Boden, erschien er – offensichtlich völlig genesen – mit großen Siegesgesten an der Riviera, und wenige Wochen später brach er zu einem anstrengenden Unternehmen auf, das erneut der Propagierung französischer Weltbedeutung gegenüber den Vereinigten Staaten diente. Er trat eine Reise durch Südamerika mit Ansprachen in allen Hauptstädten des Kontinents an – eine Leistung, die noch kein Präsident der Vereinigten Staaten gemeistert hatte. Seine zwar nicht mehr überwältigende, aber an Stimmenzahl noch beachtliche Wiederwahl zum französischen Staatspräsidenten am 5. Dezember 1965 war nur der Auftakt zum vollständigen Austritt Frankreichs aus der NATO. 1966 brach der Sechsundsiebzigjährige zu einem pompösen Staatsbesuch der Sowjetunion auf, und schon im August befand er sich – unter Mißachtung des Niedergangs einer überforderten französischen Wirtschaft – auf einer neuen Weltreise. Diesmal trug er seine Botschaft französischer Größe in die pazifisch-ostasiatische Welt. Nach dem Besuch französischer Atomanlagen in der Südsee nannte er die amerikanische Kriegsführung in Vietnam vor einer Versammlung von achtzigtausend Kambodschanern eine Bedrohung des Friedens der Welt.

Im Juli 1967 trug ihn eine französische Flotteneinheit zu einem Besuch Kanadas den St.-Lorenz-Strom hinauf. Sein Ziel war Quebec, Kanadas französisch sprechende Provinz. Am 24. Juli verkündete er in Montreal ohne Rücksicht auf die englische Majorität des Landes: »Vive le Quebec libre«. Erst weitere wirtschaftliche Krisen des Jahres 1968, Streiks und eine Revolte von 800 000 Studenten, welche seine erhabene Welt nicht mehr verstanden, bereiteten seinen zweiten Rücktritt vom April 1969 vor.

Als er das Elysée verließ, um mit Yvonne wieder nach Colombey-les-deux-Eglises zu ziehen, ließ er nicht einmal ein Briefpapier zurück, das an ihn hätte erinnern können. In Colombey starb er am 9. November 1970, während er eine Patience legte, dreizehn Tage vor seinem achtzigsten Geburtstag. Seine Prostata hatte ihn niemals mehr behelligt. Aber ein im Marfan-Syndrom vorprogrammiertes Aortenaneurysma war geborsten und brachte ihm einen schnellen Tod. Man begrub ihn, seinem letzten Willen gehorchend, ohne Aufsehen und ohne Feierlichkeiten in Colombey.

In einer umfangreichen Biographie über Harold Macmillan, die Alistair Horne 1988, zwei Jahre nach Macmillans Tod, schrieb, fand sich nur ein einziger Satz über Charles de Gaulles Ende: »Im folgenden Jahr (nach Eisenhowers Tod) verstarb der Mann, den Macmillan in Algier gerettet und der ihn als Dank zwanzig Jahre später abgewiesen hatte: Charles de Gaulle.«

# IV. Schatten

So war es also. Die kleinen und großen Genießer, die sexuell Getriebenen ebenso wie die anderen, deren Sexualität sich – gleich ob als Folge schwach entwickelter Potenz, bürgerlicher Sittenregeln oder der Fesseln kirchlicher Enthaltsamkeitspathologie – in begrenztem Rahmen hielt, widerlegten durch die völlige Unberechenbarkeit von Erkrankung oder Nichterkrankung die populären Theorien über Ausschweifung oder Enthaltsamkeit als Ursachen oder Wege zur Verhütung des Adenoms.

Soweit bekannt, war es der amerikanische Reporter und Schriftsteller Robert C. Ruark, der sich als erstes männliches Wesen zu einer Entgleisung der »Kastanie« bekannte, die zwar seltener als das Adenom, dafür aber von lebensbedrohender Bösartigkeit war: dem Prostatakarzinom.

Ruark war ein Macho, eine kraftstrotzende Figur, aggressiv, zornig-ironisch, völlig hemmungslos und mit Sexualität geladen, ein Mann, dessen in Amerika, Europa und Afrika angesiedelte Romane, insbesondere »Die schwarze Haut«, »Uhuru«, »Nie mehr arm«, zu den erfolgreichsten Büchern der Welt zählten. Manche Kritiker rechneten sie gar zur Literatur mit der Begründung, Ruark habe den »Reißer zum literarischen Kunstwerk« erhoben. Seine Helden waren stets, wie er selbst, Machomänner, Eroberer großer Karrieren und »Zuchthengste« der Frauen.

So überraschte es, daß sein in den Jahren um 1960 geschriebener und 1965 veröffentlichter Roman »Der Honigsauger« sowie dessen Held, der abenteuernde Schriftsteller Alexander Barr, nicht in Triumphen der sexuellen Eroberung, sondern in der überraschenden Konfrontation mit einer Krankheit endete, die seinen Machoheld zerstört: einem Prostatakarzinom.

Die Erklärung für diesen Ausgang wurde darin gesucht, daß sich Ruark selbst während der Arbeit an seinem Buch eben dieser Krankheit gegenübersah. Er schlüpfte in Alexander Barrs Haut und verlieh ihm eine scheinbar unerschütterliche sardonische Haltung, die er vielleicht selbst gegenüber dem Schicksalsschlag zeigte oder aber zu zeigen sich bemühte und für die Nachwelt festzuhalten wünschte. So schrieb er gegen Ende des »Honigsaugers«:

> »Alec war schrecklich müde… Er beschloß, mit Penny nach Europa und vielleicht auch nach Afrika zu reisen, bevor er Teil 2 seines Buches anpackte… Er verabscheute Zahnärzte, Ärzte und Anwälte… Aber schließlich raffte er sich auf, eine Verabredung mit seinem Hausquacksalber zu treffen, Dr. Jacob Ernst. Alec mochte Jake Ernst sehr gern, und sei es auch nur, weil Ernst seine Intelligenz nicht in der abgedroschenen Tradition von Fernsehdoktor-Typen beleidigte. Ernst war ein kleiner, runder Mann mit Glatze und einem Hang zu Poker. ›Was, zum Teufel, ist mit Ihnen los?‹ war sein Gruß. ›Saufen oder Weiber oder beides?‹…
> Am Schluß der Untersuchung nahm Alec eine klassische Stellung ein, Kopf runter, Rumpf hoch. Alecs Arme waren unter der Brust gekreuzt, während er seinen nackten Hintern dem… Doktor entgegenstreckte.
> ›Seien Sie vorsichtig mit Ihrem Bohrinstrument, Doc‹, sagte Alec… ›Können Sie irgendwelche neuen Planeten sehen?‹
> ›Keine Planeten, aber ein Klümpchen, das mir nicht gefällt. Die Prostata ist vergrößert. Ich möchte Sie nicht unnötig beunruhigen, aber ich glaube, Sie gehen besser zu einem guten Urologen… Ich kenne einen solchen Burschen – Nate Einmann. Ich werde einen Termin für Sie ausmachen.‹
> Alec stand auf. ›Bruder‹, sagte er, ›ich bin selig, daß ich keine Frau bin. Das ist das erste Mal, das man in mich reingesehen hat, und ich hoffe zu Gott, es ist das letzte Mal.‹
> Wieder angezogen und eine Zigarette rauchend sagte er: ›Sie können offen mit mir sein, Doc. Was suchen Sie wirklich? Ich bin

schließlich erwachsen. Haben Sie da was gesehen, das Ihnen nicht gefällt?‹

›In Ihrem Alter, mein Freund, gefallen mir nirgendwo Schwellungen...‹ Alec hob eine Augenbraue. ›Sie wollen doch nicht etwa andeuten, daß ich möglicherweise einen krebsigen Hintern habe?‹

›Ich möchte bloß ganz sicher sein, daß Sie ihn nicht haben.‹

›Angenommen, ich hätte ihn‹, antwortete Alec. ›Wie sähe die Behandlung bei dieser Prostatageschichte aus? Ich meine gegen Krebs?‹

›Nicht so schlimm, wie Sie vielleicht denken‹, sagte der Doktor. ›Wenn man diese Dinge beizeiten erkennt, kann man die Prostata entfernen, und Sie können erwarten, Ihr Leben... zu Ende zu leben – mit einer Ausnahme... Sie können Ihren normalen Lusttrieb noch haben – das heißt, Sie werden ihn im Kopf haben –, aber unten werden Sie sich nicht mehr praktisch betätigen können. Im Ergebnis läuft es darauf hinaus, daß wir Ihre Amüsierfabrik entfernen.‹

›Das klingt ziemlich hart‹, sagte Alec. ›Wie geht das vor sich?‹

›Der Chirurg hat bei dieser Operation die zum Penis führenden Nerven zu durchschneiden‹, antwortete Dr. Ernst. ›Die Nerven also, welche die Blutgefäße kontrollieren, durch die eine Erektion bewirkt wird. Das ist der Preis, den Sie für eine Heilung oder zumindest einen Aufschub bezahlen.‹

›Reizende Aussichten, muß ich sagen‹, erwiderte Alec. ›Kommt mir vor wie: lieber rot als tot.‹

›So ungefähr‹, sagte der Doktor. ›Und nun machen Sie sich auf die Socken und besuchen Sie meinen Kollegen... In zwei Tagen werden Sie... mit einem Befund wieder zu Hause sein. So oder so.‹

Dr. Nathan Einmann war nicht ganz und gar ein Rauhbein wie sein Kollege Dr. Ernst, aber immer noch rauh genug.

›Wir suchen einen Krebs‹, sagte er nach einigen höflichen Begrüßungsphrasen. ›Ich werde mich bei Ihnen nach der sauren Phosphatase umsehen.‹

›Das ist nett‹, sagte Alec. ›Es wäre noch netter, wenn ich wüßte, um was es sich dabei handelt.‹

›Es ist ein normales Enzym der Prostata‹, antwortete Dr. Einmann... ›Beim Vorhandensein eines Krebses findet man gemeinhin einen hohen Spiegel dieses Enzyms im Blut. Falls ich keinen außergewöhnlich hohen Prozentsatz im Blutspiegel finde, werden wir alle Hurra schreien, weil der Krebs, sofern Sie einen haben, sich zumindest noch nicht über die ganze Beckengegend ausgebreitet hat... Sobald ich Röntgenbilder gesehen habe und überzeugt sein kann, daß Sie keine Krebsableger oder Metastasen in den Knochen haben, bin ich allerdings noch nicht zufrieden. Ich werde Sie auf zwei Tage in ein Krankenhaus einweisen und eine Biopsie in Ihrer Ekstaseabteilung vornehmen. Man nennt dies eine prostatische Stanze… Sie werden es kaum bemerken… Wir stechen Ihnen eine Nadel durch den Enddarm in die Drüse und entnehmen Gewebsproben der Prostata unter leichter Lokalanästhesie. Danach werden wir wissen, ob ja oder nein.‹

(Einige Tage später) fragte Alec: ›Nun, Doktor Einmann, ist es oder ist es nicht?‹

›Ich wünschte‹, erwiderte Einmann, ›ich könnte antworten: es ist nicht. Leider ist es aber. Es ist, und wir müssen etwas unternehmen.‹

›Was zum Beispiel?‹, fragte Alec. ›Alle diese Dinge interessieren mich natürlich als Schriftsteller. Es könnte sein, daß ich einmal darüber schreiben muß.‹

›Es gibt Alternativen‹, sagte der Doktor. ›Ich weiß noch nicht, wie ausgedehnt die Sache ist. Wir werden noch weitere Untersuchungen vornehmen müssen. Wenn es Ihre Stimmung hebt, kann ich Ihnen sagen, daß rund fünfzig Prozent der Männer, die dieses Leiden bekommen, auch wenn es fortgeschritten ist, fünf und mehr Lebensjahre gegeben sind. Wenn es noch lokalisiert ist und wir es entfernen können, haben Sie wahrscheinlich eine normale Lebensspanne. Und wenn Sie dabei ein wenig Glück haben, können Sie an einem Herzinfarkt sterben, bevor die Sache zu ernsthaft wird.‹

›Wundervolle Aussichten‹, sagte Alec. ›Ein schöner Herzinfarkt. Und wenn es fortgeschritten ist? Sprechen wir über die ganze Sauerei. Was macht man dann?‹

›Nun‹, erwiderte Dr. Einmann. ›Ich kann Ihnen versichern, daß die meisten dieser Fälle durch Behandlung kontrolliert werden können und die meisten Männer währenddessen ein einigermaßen normales Leben führen… Sie werden weibliche Hormone einnehmen müssen. Es kann auch sein, daß wir Ihre Hoden entfernen, und auf jeden Fall werden Sie Ihr Geschlechtsleben aufgeben. Das ist ein kleiner Preis, den Sie für das Leben bezahlen… Schluß mit der Liebe… Ich hoffe, daß Sie viele angenehme Erinnerungen haben.‹

›Habe ich‹, antwortete Alec. ›Aber besteht nicht eine geringe Aussicht, daß ich meine Eier behalten kann? Als, sagen wir, Verzierung…‹

›Sicher‹, erwiderte der Doktor… ›Aber wenn Sie keine Orchiektomie wollen, werden wir Sie mit den Hormonen allein behandeln und abwarten, wie weit wir vorhandene Metastasen zurückdrängen können… Ungefähr das Beste ist ein Stoff mit der Bezeichnung Diäthylstilboestrol. Es ist ein Hormon, das Sie zweimal pro Tag einnehmen... Und Sie werden zu der Überzeugung kommen, daß es der Mühe wert ist, weil Sie sich bald ziemlich wohlfühlen werden.‹

›Das bezweifle ich‹, sagte Alec. ›... Wenn Sie eine Frau aus mir machen, welche Veränderungen machen sich dann bemerkbar? Muß ich mir Büstenhalter kaufen?‹

›So komisch ist es nicht‹, antwortete Dr. Einmann. ›Nach einigen Wochen werden Sie bemerken, daß Ihre Brust sich vergrößert, und Ihre Brustwarzen bereiten Schmerzen... Wenn ich Sie wäre, würde ich mich nach einem halben Jahr nicht mehr in enge Sporthemden zwängen... Ich werde Sie alle drei Monate untersuchen. Bluttests auf Ihre Enzyme, besonders auf die saure Phosphatase. Die Enzyme werden auf die Hormone reagieren. Aber in etwa achtzehn Monaten wird Ihr Blutspiegel wieder ansteigen, weil alle weiblichen Hormone der Erde den Krebs nicht ganz und gar unter Kontrolle bringen können. Dann werden wir Ihre Hoden entfernen müssen. Der Gedanke gefällt Ihnen nicht. Aber die Operation ist nicht schwierig... Ich persönlich empfehle Ihnen aber die Vornahme in einem Krankenhaus und sei es, um Sie davon abzuhalten, sich auf ein Fahrrad zu setzen.‹

›Wirklich komisch‹, sagte Alec. ›... Das wäre also die Trennung von meinen Kronjuwelen... Wenn das gemacht ist, werde ich glücklich weiterleben?‹

›Wenn Sie Glück haben, ja – auf jeden Fall ... Jahre.‹

›In ... Jahren kann ich noch fünf Bücher schreiben. Das ist eine faire Chance.‹«

Robert C. Ruark war es nicht mehr beschieden, fünf weitere Bücher zu schreiben. »Der Honigsauger« blieb sein letztes. Er starb 1965 im fünfzigsten Lebensjahr in einem Londoner Krankenhaus.

Als umschriebenes Krankheitsbild wurde der Krebs der Prostata erst in der ersten Hälfte des neunzehnten Jahrhunderts erkannt. Giovanni Morgagni beschrieb bei seinen Schilderungen der Prostatahypertrophie noch keine Unterschiede zwischen gutartigen und bösartigen Formen. Ansätze zu einer solchen Unterscheidung fanden sich erst bei den Franzosen Methew Bailie, Jean Louis Petit, François Chopart oder dem Österreicher Johann Peter Frank. Sie beschrieben auffallend derbe Prostatadrüsen mit fühlbaren Verhärtungen und festen Knoten unter der Drüsenkapsel, außerdem geschwulstartige Gebilde, welche diese Kapsel nach außen durchdrangen und in die Bereiche der Samenbläschen, der Harnblase, des Enddarms oder des Perineums hineinwuchsen.

Der Engländer Sir Benjamin Brodie berichtete 1832 zum erstenmal über Prostatakranke, die – im Gegensatz zur lokalen Symptomatik, welche sich bei der Bildung von Adenomen einstellte – in anderen, zum Teil entfernten Körperteilen quälende Symptome entwickelten. Insbesondere handelte es sich um Schmerzen in Knochen des Beckens und der Wirbelsäule. Joseph Recamier vom Krankenhaus »Hôtel Dieu« in Paris zog zum erstenmal die Schlußfolgerung, daß es sich um »Ableger des Prostata-Zirrus« handelte, so wie man sie auch bei Krebserkrankungen in anderen Organen fand. Er schuf die Bezeichnung »Metastasen«. Aber es dauerte noch bis in die neunziger Jahre, bevor in Paris ein Schüler Guyons mit Namen Pasteau entdeckte, daß die »Ableger« ihren Weg von der Prostata in das Skelett, in Nervenbahnen, aber auch in Leber und Lunge über Lymphbahnen und Lymphdrüsen fanden. Es währte noch bis zur Jahrhundertwende, bevor der Angelsachse Reginald Harrison zu der Schlußfolgerung gelangte, daß Karzinomerkrankungen der Prostata weit häufiger waren, als zeitgenössische Autoritäten wie Henry Thompson in London, der Pariser Chirurg Tanchon oder der Ire Robert Adams angenommen hatten. In der Prostata von einhundert Männern zwischen fünfzig und achtzig Lebensjahren entdeckte er zwanzigmal »zirröse« Wucherungen, die sich von Adenomen dadurch unterschieden, daß sie sich nicht zu Lappen formten, sondern sich auf die verschiedensten Prostatabereiche verteilten. Sie begnügten sich auch nicht damit, Prostatagewebe zu verdrängen und Druck auf die Umgebung auszuüben. Früher oder später durchdrangen sie die Prostatakapsel, breiteten sich aus, infiltrierten auf zerstörerische Weise Harnröhren, Harnleiter, Blase, Darmpassagen.
In den Jahren vor und nach der Jahrhundertwende gewannen deutsche, französische, britische, amerikanische Chirurgen und

Pathologen wie Friedrich von Recklinghausen, Samuel Gross, Rollet, Courvoisier oder Joaquin Albarran erste Einsichten in die Strukturen und Verhaltensweisen wuchernder Krebszellen. Sie fanden Verschiedenheiten zwischen anscheinend langsam wachsenden »differenzierten« Zellen, die noch eine weitgehende Verwandtschaft mit normalen Körperzellen aufwiesen und besonders bösartigen Zellen, die sich von solcher Verwandtschaft lösten. Darüber hinaus erforschten sie die ersten Möglichkeiten zur Identifizierung von Krebszellen unter dem Mikroskop – Erkenntnisse, die auch für das Zellwachstum der Prostatakarzinome galten. Um die gleiche Zeit schließlich verkündeten Chirurgen operative Grundsätze in bezug auf alle Krebserkrankungen. Es wurde zur Regel, bei der Entfernung von Krebstumoren soviel gesundes Gewebe wie möglich mitzuentfernen und eine »Distanz zwischen kranke und gesunde Strukturen« zu legen.

Der Wiener Chirurg Theodor Billroth unternahm 1867 die ersten dokumentierten Versuche, krebskranke Gewebe der Prostata zu entfernen. Mehr als zwei Jahrzehnte trennten ihn noch von der Entwicklung der ersten Methoden für die Operation von Magenkarzinomen, die unter der Bezeichnung Billroth I und Billroth II Medizingeschichte machten und dabei dem Grundsatz von der »Krebschirurgie im Gesunden« folgten. 1867 war er noch nicht soweit.

Angesichts der engen Verbindung der Prostata mit Blase, Harnröhre, Enddarm und den anderen Sexualorganen fand er keinen Weg, um ein »eigroßes Karzinom«, das in die Blase hineingewachsen war, entsprechend dem Grundsatz von der »Distanz zwischen kranken und gesunden Geweben« zu entfernen. Er mußte sich damit begnügen, durch einen Dammschnitt soviel Karzinomgewebe zu exstirpieren, wie möglich war, und dem noch jungen Kranken vorübergehend Erleichterung zu verschaffen. Er starb wenig mehr als ein Jahr danach an der weiterwachsenden Geschwulst. Und auch ein zweites Unternehmen scheiterte. Der Kranke überlebte dieses Mal nur um wenige Tage, und Billroth schreckte vor weiteren Experimenten zurück.

Auch der Heidelberger Chirurg Vincenz Czerny kapitulierte

noch zwei Jahrzehnte später bei dem Versuch, krebskrankes Prostatagewebe bei einem Fünfzigjährigen zu entfernen. Er war gezwungen, Teile der vom Karzinom infiltrierten Blasenwand herauszuschneiden und sah zwei Wochen später hilflos dem Sterben des »erschöpften Kranken« zu.

Rund fünfzehn weitere Jahre vergingen, bis der aggressivste und zugleich einfallsreichste Urologe Amerikas, Hugh Hampton Young am Johns Hopkins Hospital in Baltimore, die Bühne betrat und der Entwicklung eine erste Wende gab.

1903, im Jahre nachdem er seine perineale Operation des Prostataadenoms an dem Ananaspflanzer Samuel Alexander von Hawaii zum erstenmal erfolgreich erprobt hatte, erlebte er bei weiteren Operationen dieser Art eine Überraschung. Zweimal, kurz nacheinander, entdeckte der Pathologe des Hospitals, Arnold Rich, dem er die ausgeschälten Adenomlappen zur mikroskopischen Untersuchung übergab, in deren Gewebe Knoten eines Karzinoms, das sich offenbar in einem frühen Stadium befand und dessen Entwicklung noch nicht die Drüsenkapsel überschritten hatte.

Schnell in Schlüssen und Rückschlüssen, wie Young war, entschied er, daß es Wege geben müsse, um Prostatakarzinome schon in diesem Stadium mit der gesamten Prostata einschließlich ihrer Kapsel zu entfernen und dabei der chirurgischen Regel »Exstirpation im Gesunden« zu genügen, ohne mit der Problematik konfrontiert zu werden, an der Billroth und Czerny gescheitert waren.

Als sich Anfang April 1904 ein älterer Priester bei ihm vorstellte und über Schmerzen in der Prostata klagte, unternahm Young eine besonders sorgfältige Untersuchung mit dem palpierenden Finger, wie sie bis dahin in solcher Intensität auch bei ihm nicht üblich gewesen war. Dabei fühlte er im Prostatagewebe unter der glatten, anscheinend unberührten Hülle der Kapsel harte Knötchen, wie sie ihm in einer adenomatösen oder entzündeten Prostata niemals zuvor begegnet waren. Er war überzeugt, daß es sich um frühe Krebsnester handelte und beschloß, Möglichkeiten zur

Entfernung der Prostata mit darin verborgenen Krebsherden zu erforschen.

Young wäre nicht Young gewesen, hätte er mehr als wenige Tage dazu benötigt. Genauso schnell gelang es ihm, seinen Gönner William Halsted von der Durchführbarkeit seiner Pläne zu überzeugen. Halsted hatte sich, weit über Amerika hinaus, zum damals führenden Chirurgen des weiblichen Brustkrebses und einer radikalen Operationsmethode entwickelt, bei der auch die Lymphdrüsen der weiblichen Achselhöhle entfernt wurden. Bei zahlreichen Patientinnen hatte er bereits Überlebenszeiten von fünf und mehr Jahren erzielt. Nachdem er Young angehört hatte, erbot er sich, ihm zu assistieren.

So kam es am 7. April 1904 zu einer »radikalen Frühoperation des Prostatakrebses«, die sich – so rauh sie noch war – im Auf und Ab des heraufziehenden neuen Jahrhunderts vielfach als richtunggebend erwies.

Young öffnete sich den Weg zur Prostata durch einen halbkreisförmigen tiefen Schnitt in den Damm, so wie er es bei seinen Adenomoperationen erprobt hatte. Sobald er die Kapsel erreicht hatte, begann er damit, die vollständige Prostata einschließlich der Samenbläschen mit »stumpfen Instrumenten« aus den umgebenden Geweben zu lösen. Als dies gelungen war, durchtrennte er die Harnröhre unterhalb der Drüse, aber oberhalb des äußeren Schließmuskels. Dann zog er die Blase und deren Verbindungsstrukturen zur Prostata nach unten in das Prostataoperationsfeld hinein. Sodann löste er die vollständige Drüse aus dem Blasenboden heraus, unterband und durchschnitt Gefäße, Nervenbahnen und Samenstränge und hob die Prostata mit dem prostatischen Teil der Harnröhre sowie allen verbliebenen Anhängseln aus der Operationshöhle heraus. Dank der Beweglichkeit der Gewebe bereitete es ihm keine sonderlichen Schwierigkeiten, als er mit Halsteds Hilfe die offene Blase mit dem Ende des unteren Teils der Harnröhre über einen Katheter vereinte und die Operationswunde verschloß. Sein Operationsbericht mit dem Titel »Die erstmalige radikale Operation eines Prostatakarzinoms« endete mit den Worten: »Die Blutung war

ständig unter Kontrolle. Der Patient erlitt keinen Operations-
schock (ein zu jener Zeit noch häufiges Geschehnis), seine Rekonvaleszenz verlief ohne Zwischenfälle. Die mikroskopische
Untersuchung der Prostata, die Arnold Rich vornahm, bewies
die Richtigkeit der Annahme, daß sie eine Anzahl kleiner Krebsnester enthielt. Mit funktionierender Blase verließ der Patient
nach drei Wochen das Hospital.«
Binnen eines Jahres ließ Young drei weitere Operationen folgen,
darunter an einem schwergewichtigen Iren namens John F. Doo-
ley aus Salt Lake City, der den radikalen Eingriff um beinahe
sieben Jahre überlebte und nach seinem Tode an den Folgen eines
Herzanfalls keinerlei anatomische Anzeichen einer Neubildung
von Karzinomgewebe zeigte.
Youngs spätere Nachfolger an der Spitze des James-Buchanan-
Brady-Instituts, Hugh Judge Jewett und Patrick Walsh, die der radikalen Operation des Prostatakarzinoms nach 1960 und nach
1980 als Ergebnis umfangreicher anatomisch-pathologischer Studien zu einer ausgefeilteren Technik und zu wachsender internationaler Verbreitung verhalfen, leugneten nie, daß Youngs Unternehmen ihnen die Grundlagen zu ihren eigenen Anstrengungen
und Erfolgen geliefert hatten. Sie betrachteten allerdings seine
Patienten mit einiger Bewunderung. Alle vier hatten nicht nur ihre
sexuelle Potenz eingebüßt, ein Verlust, der angesichts des Kampfes
auf Leben und Tod, in den sie sich verstrickt sahen, genausowenig
wie zu späterer Zeit entscheidende Bedeutung beanspruchen
konnte. Sie büßten für den Rest ihrer Tage auch die Herrschaft
über die Funktion ihrer Blase ein, und es blieb eine offene Frage, ob
sie Youngs gelegentlicher Bezeichnung »exzellent« für die Resul-
tate seiner Operationen vorbehaltlos zustimmen konnten.
Young war sich dieses Mangels seiner Operation allerdings sehr
wohl bewußt. Er verbrachte zehn Jahre damit, Wege zu suchen,
auf denen er ihn überwinden konnte. Dabei erzielte er nicht die
Ergebnisse, die seinen Nachfolgern später in erheblichem Maße
zuteil wurden. Aber durch Schonung der Nerven- und Muskel-
fasern, welche über die Funktion des verbliebenen unteren
Schließmuskels entschieden, erreichte er, daß die Hälfte der

weiteren Patienten, die er bis zum Jahre 1924 operierte, vom Schicksal der Inkontinenz verschont blieben. Er wurde auch hier zum Wegweiser der jüngeren Generation in einer noch fernen Zukunft. Und nicht nur das. Als er 1924 zu einem ersten großen Summarium des Schicksals von einhundertneunundsiebzig Krebsleidenden der Prostata ausholte, gelangte er zu dem alarmierenden Ergebnis, daß nur ein Zehntel von ihnen so früh in seine Hände gelangte, daß die radikale Operation noch Aussicht auf Erfolg versprach.

Fortan gehörte er zu den ersten Urologen, die Männer jenseits der fünfzig dazu aufforderten, sich häufiger analen Untersuchungen zu unterziehen. Er griff damit eine Problemstellung auf, die in den noch fernen Tagen von Jewett, insbesondere aber von Walsh zunehmende Aktualität errang. Mehr noch: Er verlangte, daß Urologen sich nicht mit digitalen Kontrollen begnügten, sondern vor der Entscheidung zu einer Operation durch einen Dammschnitt Gewebsproben der Prostata zur mikroskopischen Untersuchung entnahmen, so wie es später einmal durch Stanz- und Nadelbiopsien geschah.

Man mochte es als Zufall betrachten, daß um die gleiche Jahrhundertwende, an der Hugh Hampton Young sich dem Karzinom der Prostata zuwandte, der Deutsche Wilhelm Konrad Röntgen und die polnisch geborene Pariserin Marie Curie – 1894/95 – die Röntgen- und Radiumstrahlung entdeckten, von denen letztere in den Laboratorien der Franzosen Danlos, Dominici oder Beaudoin ihre zerstörerische Wirkung nicht nur auf gesundes, sondern vor allem auf krebskrankes Gewebe offenbarten.

Die Pariser Ärzte Imbert, Loumeau und insbesondere Ernest Desnos waren die ersten, die nach der Jahrhundertwende Versuche unternahmen, Röntgenstrahlen auf die große Mehrzahl der Karzinome zu richten, welche in die Prostatakapsel eingedrungen waren oder sie hinter sich gelassen hatten, um sich im übrigen Körper auszubreiten. Sie alle glaubten, durch Bestrahlung die tristen Ergebnisse der chirurgischen Methoden überwinden zu können, die es neben Youngs Operationen gab: die perineale oder suprapubische Entfernung von möglichst viel Krebsgewebe für eine mehr oder weniger kurze Verlängerung zerquälten Lebens oder aber Bottinis Elektrooperation und später Youngs Punch, um wenigstens die Harnwege von Krebswucherungen zu befreien, die sich sonst unbehindert im Becken oder jenseits des Beckens ausbreiteten.

Für kurze Zeit waren sie überzeugt, Krebsgeschwülste verkleinern zu können – so lange, bis ihnen bewußt wurde, daß es zwar solche Verkleinerungen für eine gewisse Zeit gab, daß ihnen aber, noch unvergleichlich mehr als zukünftigen Radiologen, die Möglichkeit fehlte, gesundes Gewebe gegen Strahlenverbrennungen und andere Zerstörungen zu schützen. Ihre Patienten starben an schweren Schädigungen von Blase und Enddarm oder beidem, und Desnos zog sich von den Röntgenstrahlen zurück. Er beschränkte sich auf die Möglichkeit, mit ihrer Hilfe Metastasen des Skeletts aufzuspüren oder (eine zufällige Entdeckung) Knochenschmerzen durch eine einmalige Bestrahlung für Monate zu beheben. Die bitteren Erfahrungen mit den Röntgenstrahlen veranlaßten Desnos, den Amerikaner Barringer und einige andere, sich ganz dem Radium zuzuwenden. Desnos versuchte dabei, mit Kathetern, die an ihrem vorderen Ende eine Höhlung für die Aufnahme von Radiumsalz enthielten, durch die Harnröhre bis an die Innenseite der Prostata vorzudringen und dort die Strahlen für einige Stunden wirken zu lassen. Barringer dagegen verfiel als einer der ersten in den zwanziger Jahren auf eine Methodik, die ein halbes Jahrhundert später, nach 1970, als interstitielle Strahlentherapie in einem mittlerweile zu gigantischem Format ausgewachsenen New York Memorial Sloan Kettering Cancer Center des Raumfahrtzeitalters ihren amerikanischen Höhenflug erlebte.

Barringer hoffte, die Strahlenwirkung besser auf die kranke Prostata zu konzentrieren, wenn er letztere mit hohlen Nadeln »spickte«, die mit Radium angereichert waren. Durch den schmerzbetäubten Damm stach er eine Anzahl solcher Nadeln in verschiedene Teile der Prostata hinein und ließ sie dort für mehrere Stunden. Bei manchen Kranken erzielte er Erleichterungen, die aber nur vorübergehend waren und durch Infektionen oder andere Komplikationen belastet blieben. Barringer erkannte die Grenzen, die erst in der noch fernen Zukunft (auch heute nicht vollständig, aber weitgehend) überwunden wurden. Ihm fehlten die technischen Voraussetzungen, um die Nadeln so gleichmäßig auf die Prostata zu verteilen, daß ihre Strahlung die ganze Drüse durchdrang. Barringer war sich auch bewußt, daß seine Behandlung nur die Prostata traf und eigentlich in den Bereich von Youngs radikaler Operation gehörte. Aber er glaubte noch, Krebsmetastasen könnten sich zurückbilden, wenn man ihren Ursprung zerstörte.

Eine weitgreifendere Wirkung erstrebte sein amerikanischer Zeitgenosse Herbst, der radioaktive Goldnadeln mit jeweils zwölf Milligramm Radium benutzte. Er schreckte nicht davor zurück, die Harnblase auf dem suprapubischen Weg zu öffnen und von dort seine Nadeln für zwölf bis fünfzehn Stunden in die Prostata einzuführen. Danach schloß er Blase und Bauchdecke wieder und ließ einige Wochen später – nach Barringers Vorbild – eine Nadelbehandlung durch den Damm folgen.

Es waren Jahre und Jahrzehnte verzweifelter Experimente an ebenso verzweifelten Menschen. Als die dreißiger Jahre heraufzogen, bemühte sich Herman Bumpus, jener damals bekannteste Urologe der Mayo-Klinik in Minnesota, um eine Bilanz. Sie war so düster, wie sie düsterer nicht hätte sein können. Alle Versuche mit Röntgen- und Radiumstrahlen hatten bestenfalls bei einem Viertel der Kranken zu einer begrenzten und meist schmerzbeladenen Verlängerung des Lebens geführt. Angesichts dieser Düsternis war es begreiflich, daß es wie eine »Entdeckung des Jahrhunderts« wirkte, als 1940/41 ein Chirurg und Urologe aus Chicago, Charles Brenton Huggins, über seine Erforschung der Beziehungen zwischen den seit einem runden Jahrzehnt bekannten männlichen wie weiblichen Geschlechtshormonen und dem Prostatakarzinom sowie über erstaunliche Besserungs- und Heilungsmöglichkeiten berichtete.

Huggins, ein Kanadier schottisch-irischer Abstammung, geboren 1901 in Halifax, Nova Scotia, hatte seine Karriere als Student an einer kleinen Universität begonnen, die außerhalb der kanadischen Meeresprovinzen so gut wie unbekannt war. Erst später hatte die Harvard-Universität ihn aufgenommen, angeblich, weil sie eine Anzahl nichtamerikanischer Studenten benötigte. Von dort war er 1927 auf dem Wege über die Universität von Michigan als Chirurg und Urologe an die neugegründete medizinische Fakultät der Universität Chicago gelangt. Er war ein Mann von altfränkischer liebenswürdiger Courtoisie und von Anfang an mehr Wissenschaftler als praktischer Chirurg.

Als er sich 1933 der Erforschung der Strukturen und Funktionen der Prostata zuwandte, fand er Vorbilder in den Deutschen Demuth oder Kutscher sowie dem Amerikaner Gutman. Sie hatten sich als erste mit einigem Erfolg im »Säftecocktail« der Prostata und dessen Fermenten umgesehen. Dabei hatten sie eine »saure Phosphatase« entdeckt, die sich bei vielen Männern mit Prostatakarzinomen durch mehr oder weniger stark erhöhte Blutspiegel bemerkbar machte und seither bei der Suche nach diagnostischen Anzeichen eines Karzinoms der »Kastanie« eine Rolle als Hinweis oder »Marker« spielte.

Huggins wandte sich den jüngst entdeckten Sexualhormonen zu, den männlichen, in den Hoden gebildeten Androgenen mit Testosteron als bedeutsamstem Repräsentanten, aber auch dem weiblichen, in den Ovarien gebildeten Östrogen. Ausgehend von der Annahme, daß Testosteron eine Rolle in den normalen wie krankhaften Funktionen eines so bedeutenden Sexualorgans wie der Prostata spielen müsse, begann er mit umfangreichen Tierversuchen. Als Versuchstiere wählte er Hunde des Chicagoer Tierzwingers, deren Prostata die größte Verwandtschaft mit der männlichen Drüse aufwies und auch in nennenswerter Zahl an Krebs erkrankte.

Bei seinen ersten Experimenten an gesunden Tieren unterband er die Wirkung des Testosterons durch Kastration. Er fand dabei, daß daraufhin in kurzer Zeit das Prostataepithel zu schrumpfen begann. Sobald er jedoch Testosteron injizierte, nahm der Schrumpfungsprozeß ein Ende, und die Drüse gewann wieder ihren vorherigen Umfang zurück. Solche Ergebnisse veranlaßten Huggins, die gewonnenen Erfahrungen auf betagte Tiere mit fortgeschrittenen Prostataerkrankungen und Metastasen zu übertragen. Nicht alle, aber der größere Teil der Hunde erholte sich binnen weniger Tage auf erstaunliche Weise. Die Tiere begannen wieder zu laufen. Sie fraßen. Die Prostata verkleinerte sich.

So entschloß Huggins sich in den ersten Septembertagen 1939 zur Kastration von zwei Männern, die infolge eines fortgeschrittenen Prostatakarzinoms, mit unerträglich schmerzenden Knochenmetastasen, bettlägerig geworden und zu jedem Experiment bereit waren. Später erinnerte er sich: »Zwei Stunden nach der Operation waren die Schmerzen verschwunden... Unsere Patienten standen sogar auf... Zwei Wochen später spielte einer von ihnen Tennis...«

Es blieb Huggins' Geheimnis, was ihn dazu veranlaßte, bei weiteren Tierexperimenten auf die Kastration zu verzichten und Hunde statt dessen mit dem weiblichen Hormon Östrogen zu füttern. Vielleicht war es die einfache Vorstellung, daß dem weiblichen Hormon konträre Wirkungen auf die Bildung männlicher Hormone zukommen könnten. Auf jeden Fall behielt eine solche Vorstellung recht. Die Gabe von Östrogen genügte, um zuerst bei Hunden, dann bei männlichen Kranken zu den gleichen überraschenden Resultaten zu führen wie die Kastration. Damit war die Grundlage für den enthusiastischen Glauben, Huggins habe einen Weg zur Heilung des Prostatakarzinoms, den Weg zu einer »Jahrhundertentdeckung«, geschaffen, und es dauerte mehr als fünfzehn Jahre, bis die wahre Bedeutung, aber auch die engen Grenzen seiner Entdeckung unübersehbar deutlich wurden.

Frühe Einsichten und Enttäuschungen erwuchsen nicht daraus, daß manche der Orchiektomierten nach der erstaunlichen Wende sich bitter darüber beklagten, unwiderruflich impotent und der Symbole ihrer Männlichkeit beraubt zu sein. Auch nicht daraus, daß viele, so wie Frauen während des Klimakteriums, unter Hitzewallungen und Schweißausbrüchen litten. Ebensowenig daraus, daß die Behandlung mit Östrogenen die Betroffenen ebenfalls impotent machte und ihnen weibliche Brüste wachsen ließ, deren Entwicklung nur durch Röntgenbestrahlung zu unterdrücken war, oder schließlich, daß eine Anzahl unter ihnen von überraschenden Kreislaufstörungen befallen wurden. Diese Phänomene schienen kein zu hoher Preis für die Heilung einer tödlichen Krankheit.

Ahnungsvollere Enttäuschungen überkamen Huggins wie die Chirurgen und Urologen, die ihm in schnellwachsender Zahl auf beiden Seiten des Atlantiks folgten, erst, als nach sechs, sieben oder zehn Monaten die ersten scheinbar Geheilten wieder von den Schmerzen und anderen Symptomen befallen wurden, an denen sie vor der Behandlung gelitten hatten. Bei vielen erreichte der Blutspiegel saurer Phosphatasen wieder einstige Höhen. Es war, als ob die Krankheit alle Positionen zurückeroberte, die sie verloren hatte.

Schicksal oder Zufall wollten es, daß um die gleiche Zeit in der Welt der Hormone, deren tatsächliche Weite und unsagbare Vielfalt noch niemand kannte, eine neue Entdeckung gemacht wurde. Sie betraf den Umstand, daß Testosteron nicht nur in den Hoden entstand, sondern auch in der Nebennierenrinde, von dort aus seinen Part im Konzert der Sexualhormone spielte und in die Zellwelt der Prostata gelangte. Huggins suchte darin eine Erklärung für die Unzulänglichkeit der »Aussperrung« nur der Hodenandrogene. Er entschloß sich zu einer gewagten Operation, um auch die bis dahin unbekannte zweite Quelle des Testosterons zu schließen.

Bei einem Wiedererkrankten gelang ihm und seinem Mitarbeiter Scott eine beiderseitige Nierenoperation, bei der die Nierenrinden entfernt wurden. Danach schien das Prostatakarzinom wieder »in seine Schranken gewiesen«. Aber dieses Mal gelang dies nur für wenige Wochen. Dann beherrschte das Karzinom wieder das Feld, und – noch tragischer – der Kranke starb nicht an seinem Karzinom, sondern am Ausfall des noch wenig bekannten Hormons der Nebennierenrinde, dem Cortison, das sich in Amerika und der Schweiz noch im Stadium der Erforschung befand.

Doch Huggins blieb entschlossen, den Beweis für die Abhängigkeit des Prostatakarzinoms von Testosteronen und deren Bedeutung für eine Heilung anzutreten. Als bekannt wurde, daß es ein weiteres »hormonbildendes und steuerndes« Organ, dieses Mal im Gehirn, und zwar im Vorderlappen einer Hirnanhangsdrüse, der Hypophyse, gab, unternahm er einen weiteren Schritt. Offenbar besaß die Hypophyse Einfluß auf die Funktion der Hoden. So entschloß er sich mit Unterstützung eines Gehirnchirurgen auch zur Entfernung eines Hypophysenvorderlappens. Sie gelang, und wieder kam es zu einer Erholung des betroffenen Kranken. Aber auch sie war nur vorübergehender Natur. Sie rechtfertigte keine so schwerwiegenden chirurgischen Eingriffe im Gehirn, sondern lediglich die Fahndung nach möglichen »Gegenhormonen«, die Hypophyse und Nebennieren daran hinderten, Einfluß auf die Erzeugung von Testosteron und dessen Steuerung zu nehmen.

Es schien später schwer glaubhaft, daß der mittlerweile allgemein verbreitete Glaube an eine heilende Bedeutung des Testosteronentzugs für Prostatakarzinome sich mehr als anderthalb Jahrzehnte, über das Jahr 1966 hinaus, in dem Huggins den Nobelpreis erhielt, behauptete. Aber es war das noch tiefe Geheimnis um die Entstehung des Karzinoms und seines Zellebens, das diesen Glauben wachhielt. Neben den Kranken, die nach Orchiektomien oder Gaben von Östrogen für sechs, sieben oder zehn Monate wieder ein normales, zumindest aber erträgliches Leben führten, befanden sich andere (sie wurden schließlich mit zwanzig Prozent beziffert), deren Karzinom durch einen Testosteronentzug überhaupt nicht zu beeinflussen war. Daneben wiederum andere (mehr als fünfzig Prozent), denen der gleiche Hormonentzug zu drei und vier Jahren jenes normalen bis erträglichen Lebens verhalf, bevor seine Wirkung erlosch und der Weg in den Tod begann. Schließlich gab es auch Kranke, die sechs, acht und zehn Jahre überlebten. Besonders sie waren es, die den Glauben wachhielten, daß das Geheimnis einer Heilung in einer vollständigen Testosteronsperre lag und daß es nur darauf ankam, diese Sperre zu vervollständigen und unüberschreitbar zu machen.

Es kam einer neuen, bitteren Enttäuschung gleich, als um die Zeit von Huggins' Auszeichnung mit dem Nobelpreis urologische Studiengruppen, insbesondere der amerikanischen Veteranenverwaltung, schwerwiegende Bedenken gegen die Verwendung von Östrogenen, insbesondere eines synthetischen Produktes, des Diäthylstilboestrols, erhoben. Sie ermittelten zum erstenmal, daß das Hormon, weit über alle bisherigen Kenntnisse und Vorstellungen hinaus, bei den behandelten Kranken Todesfälle durch Herzinfarkte, Schlaganfälle und Lungenembolien, außerdem ernste Leberschäden, Störungen des Eiweißstoffwechsels, Schwächung der Immunabwehr gegenüber Infektionskrankheiten und psychische Schäden hervorrief. Dies war der Beginn des heraufziehenden Endes des Östrogens als einer der Hauptwaffen gegen das Prostatakarzinom.

Um die gleiche Zeit aber fand die Hoffnung auf eine totale Testosteronsperre neue Nahrung durch eine Entdeckung des Mannes, der wenige Jahre später Huggins' Nachfolge in Chicago antrat: Elwood V. Jensen. Er fand, daß die Zellen der Prostata »Rezeptoren« oder Aufnahmestationen für Testosterone aufwiesen. Dadurch bereitete er den Weg zur Entwicklung chemischer »Antiandrogene«, die den Zugang der Testosterone zu Prostatazellen blockierten. Sie verhalfen dem Traum von der Aussperrung des männlichen Hormons zu einer neuen Lebensfrist, und ein Jahrzehnt später entstand ein weiterer Hoffnungsträger, genannt LH-RH-Analogon, der die Wünsche erfüllte, die Huggins einmal mit der chirurgischen Entfernung des Hypophysenvorderlappens verknüpft hatte.

LH-RH-Analoga blockierten in der Tat Entstehung und Steuerung von Testosteronen durch die Hypophyse. Ebenso wie die Antiandrogene, die zu intestinalen Symptomen, Hitzewallungen und später zu Impotenz führten, besaßen sie ihre hormonellen Schatten. Aber sie erwiesen sich als Mittel zu einer chemisch-hormonellen Orchiektomie, die Männern die äußeren Merkmale ihrer Männlichkeit ließ. Die Hoffnung, daß sie zur Erfüllung des Traumes von der totalen Testosteronsperre und der wahren Heilung führen würden, erwachten erneut. Doch sie blieben noch unerfüllt. Selbst wenn man LH-RH-Analoga mit der Gabe von Antiandrogenen verknüpfte.

Als nach 1980 Zell- und Hormonforscher wie der Amerikaner Isaacs immer stärker zu der Überzeugung gelangten, daß die Zellwelt des Prostatakarzinoms von Anbeginn aus zwei Zellarten – solchen, die von Testosteron abhängig und anderen, die es nicht waren – bestand, kündigte sich eine neue Ära an. Sie wurde von der Vorstellung bestimmt, daß, während die Abhängigen zugrunde gingen, die Unabhängigen weiter gediehen und nach kürzerer oder längerer Zeit die Alleinherrschaft übernahmen. Daraus entwickelte sich für Urologen eine neue Zielrichtung und eine neue Hoffnung – eine rechtzeitige Zerstörung der unabhängigen Zellen.

Bis dahin mußte die Urologie sich damit begnügen, erreicht zu haben, was vor dem Erscheinen Huggins' noch unvorstellbar gewesen war: zwar nicht Heilung, aber in den meisten fortgeschrittenen Fällen Jahre eines trotz hormoneller Begleiterscheinungen weithin lebenswerten und oft aktiven Lebens für die Kranken.

Einsicht in die gesteckten Grenzen – das war das Gebot der Stunde.

Es führte unausweichlich zu einer Rückbesinnung – Rückbesinnung auf die so frühzeitige Erkennung des Prostatakarzinoms, daß vor seiner weiteren Ausbreitung eine örtliche Behandlung möglich war, so wie Hugh Hampton Young sie einst gefordert hatte.

Es war nicht so, als wäre eine Frühbehandlung in Vergessenheit geraten. Eine ihrer Voraussetzungen, eine möglichst genaue Gliederung verschiedener Stadien der Entwicklung des Prostatakarzinoms, war seit langem im Gange. Rubin Flocks, der Schüler und Assistent von H. G. Alcock, des TURP-Pioniers von Iowa City, hatte in den fünfziger Jahren begonnen, einen systematischen Überblick zu schaffen, der mittlerweile zur Grundlage eines weithin anerkannten Systems geworden war.

Flocks hatte vier Stadien festgelegt und durch die Buchstaben A bis D gekennzeichnet. Das Stadium A umfaßte Krebsknoten innerhalb der Prostata, die vom Enddarm her nicht feststellbar waren. Vielfach jedoch wurden sie durch mikroskopische Untersuchungen der Adenomspäne entdeckt, die im Verlauf von TURP-Eingriffen entstanden. Das Stadium B umfaßte tastbare Karzinomknoten, die sich noch innerhalb der Prostatakapsel befanden. Zum Stadium C zählten Karzinome, welche mit der Kapsel verwachsen waren oder sie überwunden hatten. Stadium D schließlich galt Karzinomen, die bei ihrer Ausdehnung Lymphdrüsen erreicht und Metastasen im Skelett sowie in Organen gebildet hatten.

Mittlerweile hatte sich das System dank der Vervollkommnung der diagnostischen Methoden verfeinert. Feinnadel- und Saugbiopsien waren entstanden. Die Entwicklung einer Ultraschallsonographie erlaubte vom Enddarm her Rückschlüsse auf die Prostata, welche die Zuverlässigkeit der Diagnosen erhöhten. Szintigramme, die mit Radionukliden arbeiteten, verhalfen zu genaueren Vorstellungen über die Krebsausdehnung im Knochengerüst. Verfeinerte Röntgenuntersuchungen lieferten Hinweise auf Organmetastasen. Dementsprechend hatte sich die Aufteilung in Stadien präzisiert. An die Stelle der ursprünglichen Buchstabenunterteilung trat eine Aufteilung folgender Art: T0, T1, T2, T3, T4. Jede einzelne Etappe wurde durch Hinweise auf Vorhandensein oder Nichtvorhandensein von Metastasen und – soweit feststellbar – auf den Befall von Lymphdrüsen ergänzt.

Dies gehörte zu den Grundlagen, an die sich Hugh Judge Jewett und Patrick Walsh in Baltimore hielten, als sie nach 1970 und 1980 in der Nachfolge Hugh Hampton Youngs ihre radikale Prostatektomie für Kranke in den Stadien T0 bis T2 schufen.

Sie eröffneten den Weg zur Prostata nicht mehr durch den Damm, wie Young es getan hatte. Sie erinnerten sich vielmehr an den Iren Terence John Millin, der 1945 einen neuen »retropubischen« Zugang zur Prostata (von oben her, vor der Blase) sowie eine entsprechende Methode der Adenomoperation gefunden hatte. Diese Art des Vorgehens bot die Möglichkeit, vor der eigentlichen Prostataoperation die Bauchdecke so weit zu öffnen, daß die Lymphdrüsen im Bereich der Arteria iliaca externa und interna sowie der Fossa obturatoria freigelegt wurden. Danach erlaubten Probeschnitte, sich zuverlässiger als durch andere Methoden zu vergewissern, daß das Lymphsystem noch nicht von Krebs befallen war und erst danach mit der radikalen Entfernung der Prostata zu beginnen.

Die Operation – in bestimmten Abschnitten nur mit Lupenbrillen durchführbar – war einer neuen Generation von Urologen vorbehalten, die nur noch deren chirurgische Grundidee mit Young verband. Für diejenigen, welche die sensible Technik beherrschten, kam es nur noch selten zu Nebenverletzungen. Die Sterblichkeitsrate übertraf kaum ein Prozent, das Unglück der Inkontinenz zehn Prozent. Walsh und viele seiner hervorragendsten Schüler wagten sich daran, dort, wo es ohne Gefährdung der radikalen Entfernung des Karzinoms möglich war, Nervengeflechte des Prostatabereichs zu erhalten, die wie die neurovaskulären Bündel für die Bewahrung der Potenz unerläßlich waren. Nach den ersten fünfzehn Jahren ihrer Arbeit konnten sie sich darauf berufen, daß fünfundsiebzig Prozent ihrer Kranken die Operation um zehn Jahre überlebten.

In der gleichen Zeitperiode begannen die Erben von Imbert, Loumeau, Desnos, Barringer, Herbst und deren Zeitgenossen, die ebenfalls triste Erfahrung mit der Strahlenbehandlung des Prostatakarzinoms gemacht hatten, ihren Anlauf auf neue radiologische Behandlungsmethoden des frühen Prostatakrebses. Eine ihrer führenden Symbolfiguren wurde Malcolm Bagshaw, ein noch junger Radiologe der kalifornischen Universität in Palo Alto.

Der Mann, der in seiner Garage Gleiter baute und in seiner Freizeit damit flog, war ein überzeugter Sproß des technologischen Zeitalters und erwartete von ihm den Sieg über den Krebs. Der Abkömmling der Wesleyan- und Yale-Universität war Mitglied eines NASA-Komitees, das die elektronische Belastung von

Astronauten überprüfte, außerdem Angehöriger eines Beratungskomitees für das Atomzentrum von Los Alamos und zahlreicher Strahleninstitutionen. Aber das Zentrum seines Lebens war Palo Alto, wo er danach strebte, begrenzte Prostatakarzinome durch ein überdimensionales, auf Strahlen aufgebautes Diagnose- und Behandlungssystem zu zerstören.

Die diagnostischen Waffen, mit deren Hilfe er vor dem Angriff auf die Prostata selbst ein Vordringen des Karzinoms in Lymphbahnen, Knochen und Organe auszuschließen suchte, waren – außer normalen Röntgenstrahlen – ein »Knochenscan« und eine neuentwickelte Lymphographie. Beide, vor allem aber letztere, bedeuteten für Kranke oftmals ein Stunden dauerndes beängstigendes Unterfangen.

Der »Knochenscan« verlangte die intravenöse Injektion eines radioaktiven Isotops namens Strontium 85, dessen Emissionen während des Weges durch den Körper auf Filmen festgehalten wurden. Zur Durchführung der Lymphographie bedurfte es der pumpenartigen Injektion einer öligen, jodhaltigen Lösung, Ethiodol, in die Lymphbahnen an beiden Füßen. Ein Fluoroskop verfolgte den Weg der Lösung durch das Lymphsystem und dessen Knoten mit ihren weit differenzierenden Größen vom Kopf einer Stecknadel bis zum Walnußformat. Es registrierte Veränderungen, die Rückschlüsse auf Krebszellen ermöglichen sollten.

Das eminente Aufgebot für die Lymphographie wurde zur wahrscheinlich größten Enttäuschung in Bagshaws Leben, weil kleinste Lymphknoten sich der Deutung entzogen oder weil Vergrößerungen der Knoten ganz andere Ursachen, wie etwa Entzündungen haben konnten. Um so entschlossener wandte Bagshaw sich der eigentlichen Bestrahlung des begrenzten Karzinoms mit Hilfe eines »linearen Akzelerators« zu.

Bagshaws Methodik war technisch ingeniös. »Linear accelerator« bedeutete – vereinfacht dargestellt –, daß ein gradliniges Bündel von Strahlenteilchen gezielt auf die kranke Prostata gerichtet wurde. Auf seinem Weg dorthin passierte es hochfrequente elektrische Felder, die ihm weitere Energien zuführten, bis sie zu ultraharten Strahlen geworden waren.

Die Kranken standen während der Bestrahlung auf einem rotierenden Tisch. Während durch Anhebung der Blase und Abschirmung des Enddarms alles nunmehr technisch Mögliche unternommen wurde, um beide vor Strahlenschäden zu schützen, »drehte sich die Prostata im linearen Strahlenfeld«. Im Verlauf vieler Wochen erhielt sie bei jeder Bestrahlung eine Strahlungsenergie von 150 Rad (oder – nach neuerer Bezeichnung – Gy), bis eine Gesamtenergie von 7500 Gy erreicht war. Mit Variationen erlebte Bagshaws Methode internationale Verbreitung, und es entwickelte sich ein Wettbewerb zwischen radikaler Bestrahlung und radikaler Operation.

Wenn die Bestrahlung dabei schließlich um einige Grade zurückblieb und immer häufiger Kranken vorbehalten wurde, welche eine Operation, die Impotenz sowie das letzte Risiko an Inkontinenz fürchteten oder aber Narkose- und Operationsrisiken nicht mehr gewachsen waren, so ging dies auf zwei Phänomene zurück.

Das erste beruhte auf der Vielgesichtigkeit der Karzinomzellen, die sich schon als entscheidendes Hindernis für die Hoffnungen erwiesen hatte, die sich mit der Hormonbehandlung verbanden. Auch die wirksamsten Strahlen stießen auf eine »Population« von Karzinomzellen, die zu einem mehr oder weniger beträchtlichen Teil unempfindlich für die Strahlung blieben. Während die radikale Prostataoperation mit der berechtigten Hoffnung verbunden war, alle bösartigen Zellen zu entfernen, stieß die Bestrahlung auf Hindernisse, die noch nicht überwindbar waren. Das zweite Phänomen reichte bis in die Tage von Imbert, Loumeau und Desnos zurück. So sehr es auch gelungen war, die Schäden oder Zerstörungen gesunden Gewebes von einst einzugrenzen – von einem vollständigen Schutz der Patienten war die Radiologie noch beträchtlich entfernt.

Nahezu die Hälfte der Bestrahlten erlitten – neben allgemeinen Erscheinungen wie Übelkeit, Erbrechen oder Diarrhöen – Strahlenschäden, welche als leichter oder vorübergehend bezeichnet werden konnten. Aber bei nahezu einem Fünftel – oft als Spätfolge – entstanden schwerere organische Harnröhren-

und Darmveränderungen. Auch die Impotenz blieb kein Reservat der radikalen Chirurgie, sondern befiel ein Drittel der bestrahlten Kranken. Diese Komplikationen und Eingrenzungen wurden die Ursache dafür, daß die Barringers und Herbsts, die vor einem runden halben Jahrhundert versucht hatten, das Prostatakarzinom durch radioaktive Nadeln zu zerstören und gleichzeitig schädigende Wirkungen auf die Umgebung einzuschränken, ihre neuzeitlichen Nachfahren fanden. Zu deren Repräsentanten zählten seit 1970 das Haupt der urologischen Chirurgen des früher erwähnten Sloan Kettering Cancer Center in New York, Willet F. Whitmore, sowie der Radiologe Basil Hilaris. Auch sie waren Kinder des technischen Zeitalters. Wie Raumfahrer trugen sie auf ihren Kitteln Zeichen eines Pfeiles, der gen Himmel zeigte und die Aufschrift »Auf zum Sieg über den Krebs« neben den Bemerkungen »Forschung, Lehre, Behandlung« aufwies.

Whitmore zeigte auch gegenüber den bedrückenden Seiten seines Berufes freundlich-optimistische Züge, die ihm (zusammen mit seinem Habitus) den Beinamen eines »Cary Grant der amerikanischen Urologie« eintrug. Er entwickelte eine Methodik, deren Auftakt demjenigen der radikalen Prostataoperation entsprach. Auch er entschied sich für Terence Millins retropubisches Verfahren. Gleichzeitig mit der Freilegung der Prostata entfernte er die Lymphgefäße des Beckens, weil er der Lymphographie kein Vertrauen entgegenbrachte. Danach trat Hilaris an den Operationstisch und zeichnete ein Schema für die Spickung der jeweiligen Prostata mit radioaktiven Gold-»seeds«. Sie blieben nach der Schließung der Operationswunde in der Drüse zurück, bis ihre Strahlungsenergie erlosch. Dies erforderte Vorsichtsmaßnahmen des Strahlenschutzes insbesondere für Angehörige der Kranken. Sie bildeten aber kein sonderlich störendes Element. Auch die Erwartung geringerer Gefahren für gesunde Gewebe erwies sich als berechtigt.

Der Gesamterfolg allerdings übertraf schwerlich die Früchte der Hochvoltbehandlung – auch dann nicht, als Whitmore und Hilaris sowie andere Urologen und Kardiologen dazu übergingen, die

Spickung mit der Hand durch eine technologische Methode zu ersetzen. Die Verteilung und Einführung der Nadeln mit den »seeds« geschah dabei durch Pistolen unter der Kontrolle eines sonographischen Systems. So präzise das vervollkommnete System arbeiten mochte, auch ihm war es nicht immer beschieden, das Spiel mit der Vielgesichtigkeit der Karzinomzellen zu gewinnen.

1992 gab es eine Bewegung in der durch männliche Ängste ebenso wie männlichen Stolz weithin verborgenen Welt des Prostatakarzinoms. Ein in den siebziger Jahren entdecktes Protein im Plasma des männlichen Spermas erwies sich als neuer »Marker« für Veränderungen des Prostatagewebes und wurde unter der Bezeichnung »prostatisch-spezifisches Antigen«, kurz PSA, bekannt. So wie die saure Phosphatase konnte eine Erhöhung des PSA-Spiegels im Blut zwar auch auf ein Adenom oder eine entzündliche Veränderung hinweisen. Aber Spiegel von vier bis zehn Billionstel Gramm in einem Milliliter Blut und insbesondere ein überraschend schneller Anstieg dieses Spiegels erwiesen sich als das bis dahin wichtigste warnende Anzeichen für ein Karzinom.

Vielleicht lag es daran, daß um die gleiche Zeit die Veröffentlichung jüngster amerikanischer Statistiken für das Jahr 1990 bekanntmachte, daß das Prostatakarzinom sich nächst dem Lungenkrebs als die am meisten verbreitete Krebsart unter Männern jenseits des fünfzigsten Lebensjahres erwies. Sie teilte weiter mit, daß im gleichen Jahr achtunddreißigtausend Männer an der Krankheit verstorben waren und darüber hinaus, daß auch im Jahre 1990 noch nur ein Fünftel jener Altersgruppe der Forderung gefolgt war, die Hugh Hampton Young einmal als erster erhoben hatte, nämlich sich mit einer gewissen Regelmäßigkeit den vorhandenen Diagnosemöglichkeiten für Prostatakarzinome zu unterziehen.

Die Entdeckung von PSA wurde zum Ausgangspunkt für die erwähnte Bewegung, an deren Spitze sich zum erstenmal prominente Figuren aus allen amerikanischen Lebensbereichen mit dem offenen Bekenntnis stellten: »Ich habe (hatte) ein Prostata-

333

karzinom. Es wurde dank PSA im Frühstadium entdeckt, und ich wurde frühzeitig operiert.«

Als ein Vorläufer der Bewegung hatte der Schauspieler Henry Fonda 1982 ein ähnliches Bekenntnis abgelegt. Aber er war noch auf die Mauern des Schweigens und Verschweigens gestoßen und hatte fortan selbst bis zu seinem Tode an einer Herzkrankheit geschwiegen. Jetzt führte der Senior-Senator von Kansas in Washington, Robert Dole, einen Reigen der Bekenner an. Zu ihm gesellten sich unter vielen anderen die Senatoren Stevens von Alaska oder Helms von North Carolina, der Oberste Bundesrichter John Paul Stevens, führende Journalisten wie David Broder von der »Washington Post« oder Robert Nowak von der »Chicago Sun Times«, Medienpräsidenten wie Roone Arledge von der American Broadcasting Corporation, zahlreiche populäre Schauspieler von Karl Malden bis zu Eddie Albert. Selbst der mehr als neunzigjährige zweifache Nobelpreisträger und volkstümliche Verfechter der medizinischen Bedeutung des Vitamins C, Linus Pauling, hielt mit seinem Bekenntnis nicht zurück.

Die Bedeutung der Bewegung lag darin, daß sie die Tabuisierung des Prostatakarzinoms durchbrach und Einsichten in einem Maße verbreiten half, wie dies nie zuvor geschehen war – am Ende über Amerika hinaus.

# LITERATURVERZEICHNIS

## I Die Kastanie

## II Ein langer Weg

*Bücher, Dissertationen, Monographien*

Albarran, Joachim: *Operative Chirurgie der Harnwege*, Jena 1910
Alvarez, Manuel Fernandez: *Karl V.*, München o. D.
Amussat, J.: *Amussat's Lectures On Retention of Urine Caused by Strictures of the Urethra and on Diseases of the Prostate*, Philadelphia 1840

Barnes, Robert W.: *Endoscopic Prostatic Surgery*, St. Louis 1943
Beer, Edwin: *Collected Papers / 1904–1929*, New York 1931
Brandi, Karl: *Kaiser Karl V.*, Frankfurt 1979

Cartwright, Frederick F.: *The Development of Modern Surgery*, Liverpool 1967
Castiglioni, Arturo: *A History of Medicine*, New York 1958
Celsus: *De medicina Trans. C. des Etangs*, Paris 1846
Chetwood, Charles H.: *The Practice of Urology*, New York 1916
Chismore, George: *Early History of Urology on the West Coast* in: *History of Urology*, Baltimore 1933 (darin: George E. Goodfellow 1855–1910)
Churchill, Edward D.: *To Work in the Vineyard of Surgery. The Reminiscences of J. Collins Warren (1842–1927)*, Cambridge/Mass. 1958
Civiale, Jean: *Traité Pratique des Maladies des Organes Génito-urinaires*, Paris 1844
Clapesattle, Helen: *The Doctors Mayo*, Minneapolis 1941
Cordier, P.: *Etudes sur la Médicine Hindoue*, Paris 1894
Cóste, John Chalmers da/Herman, Leon: *History of Urology in Philadelphia* in: *History of Urology*, Baltimore 1933

Cutolo, S. R.: *Das Haus der tausend Ärzte – Bellevue-Hospital New York*, Bern 1957

Crowe, Samuel James: *Halsted of Johns Hopkins*, Springfield 1957

Dale, Philip Marshall: *Medical Biographies*, Norman/Oklahoma 1952

Daremberg, C.: *Etat de la Médicine entre Homère et Hippocrate*, Paris 1867

D'Arsonal, Arsene 1851–1940 in: *Die Berühmten Ärzte*, Genf 1947

Desnos, E.: *Histoire de l'Urologie*, Paris 1914

Dumesnil, René: *Die Berühmten Ärzte*, Genf 1947

Ebers G.: *Papyros Ebers*, 2 vol., Leipzig 1875

Etiolles, Leroy d': *Thérapeutique des Rétrécissements de l'Urètre des engorgements de la Prostate*, Paris 1849

Fassati, Luigi Rainero: *Dalla Testa al Piede. Casi umani e casi clinici etc.*, Mailand 1982

Fenwick, E. H.: *The Electric Illumination of the Bladder and Urethra*, London 1889

Freyer, P. J.: *Clinical Lectures on Enlargement of the Prostate*, New York 1906

Frontz, William A.: *Early History of Urology in Baltimore* in: *History of Urology*, Baltimore 1933

Gadient, Anton: *Die Anfänge der Urologie als Spezialfach in Paris 1800–1850*, Zürcher Medizingeschtl. Abh., Zürich 1963

Garke, Ingrid: *Dr. med. Maximilian Nitze (Die Entwicklung der urologischen Endoskopie)*, Inaugural-Dissertation, Erlangen 1980

Guitéras, Ramon: *Urology*, New York 1912

Guitierrez, Robert: *Endoscopic Prostatic Resection* in: *History of Urology* vol. II, Baltimore 1933

Gouley, J. W. S.: *Diseases of the Urinary Organs*, New York 1879

Gutrie, Douglas: *A History of Medicine*, London 1945

»*Felix Guyon (1831–1920)*« in: *Les Biographies Médicales* Vol VI, Paris o. D.

»*Felix Guyon (1831–1920)*« in: *Die Berühmten Ärzte*, Genf 1947

Guyon, J. C. F.: *Leçons cliniques sur les maladies de voies urinaires*, Paris 1881

Hamby, Wallace B.: *Ambroise Paré, Surgeon of the Renaissance*, St. Louis 1967

Hamer, Homer G.: *Early History of Urology in the Middle West* in: *History of Urology*, Baltimore 1933

Herman, John R.: *Urology. A view through the Retrospectroscope*, New York 1973

Hirsh, Joseph/Doherty, Beka: *Mount Sinai-Hospital New York*, New York 1952

Hunt, Verne C.: *Prostatism and Prostatic Surgery* in: *History of Urology*, Baltimore 1933

Judson, Horace F.: *The Eights Day of Creation*, New York 1979

Keller, J.: *Die Erfindung des Blasenspiegels*, Leipzig 1954

Keyes, Edward L. jr.: *Early History of Urology in New York* in: *History of Urology*, Baltimore 1933

Killian, H.: *Meister der Chirurgie und die Chirurgenschulen im deutschen Raum*, Stuttgart 1951

Kretschmer, Herman L.: *Early History of Urology in Chicago* in: *History of Urology*, Baltimore 1933

Leake, C. D.: *The Old Egyptian Medical Papyri*, Kansas 1952

Leiter, Friedrich C.: *50 Jahre Kystoskopbau*, Wien 1928

Lesky, Erna: *Die Wiener Medizinische Schule*, Graz 1965

Lesky, Erna: *Meilensteine der Wiener Medizin*, Wien 1981

Lorenz, Adolf: *Ich durfte helfen. Mein Leben und Wirken*, Wien 1949

Luys, Georges: *A Treatise on Cystoscopy and Urethroscopy*, St. Louis 1918

Mac Laurin, C.: *Post Mortem*, New York 1922

Mac Laurin, C.: *Mere Mortals*, New York 1925

Marion, George: *Hypertrophy de la prostate* in: *Encyclopédie française d'Urologie*, vol. 6, Paris 1923

Mauermeyer, W. (Hrsg.) et al.: *Deutsche Gesellschaft für Urologie 1907–1978 (Eröffnungsreden der Präsidenten) 1.–30. Kongress*, Berlin 1979

Mercier, L. A.: *Traité Pratique sur les maladies des Organes Génito-urinaires*, Paris 1858

Millin, Terence: *Retropubic Urinary Surgery*, Edinburgh 1947

Mitchell, J. P.: *The Principles of Transurethral Resection and Haemostasis*, Bristol 1972

Morell, Parker: *Diamond Jim. The Life and Times of James Buchanan Brady*, New York 1934

Morgagni, J. B.: *The Seats and Causes of Diseases*, London 1769

Morson, Clifford (Hrsg.): *St. Peters Hospital for Stone 1860–1960*, Edinburgh/London 1960

Moullin, G. M.: *Enlargement of the prostate*, London 1911

Nesbit, R. M.: *Transurethral Prostatectomy*, Springfield 1943

Nesbit, R. M.: *Your Prostate Gland*, Springfield 1950

Ober, William B.: *Boswell's Clap and other Essays*, Carbondale/Edwardsville 1979

Oidier, R.: *Le docteur Doyen*, Paris 1962

O'Neil, Richard F.: *Early History of Urology in Boston* in: *History of Urology*, Baltimore 1933

Pages, Elaine: *Adam, Eve and the Serpent*, New York 1988

Peirce, Neal R./Hagstrom, Jerry: *The Book of Amerika. Inside Fifty States Today*, New York 1983

Petit, A.: *Amussat's Lectures on Retention of Urine*, Philadelphia 1840
Pound, Reginald: *Harley Street*, London 1967

Richardson, Robert G.: *The Surgeons Tale*, New York 1958
*Ricord, Philippe: Traité pratique des maladies vénériennes*, Paris 1838
*»Ricord 1800–1889«* in: *Die Berühmten Ärzte*, Genf 1947
Robinson, Victor: *The Story of Medicine*, New York 1943

Sauerbruch, Ferdinand: *Das war mein Leben*, München 1951
Schreiber, H. W. (Hrsg.) et al.: *Chirurgie im Wandel der Zeit*, New York 1983
Schultze-Seemann, F.: *Geschichte der Deutschen Gesellschaft für Urologie 1906–1986*,
    Berlin 1986
Spitzi, Karl H./Rau, Inge: *Van Swietens Erbe. Die Wiener Medizinische Schule heute*,
    Wien 1982
Sponsel, Heinz: *Die Ärzte der Großen*, Düsseldorf 1976
Stevenson, R. Scott: *In a Harley Street Mirror*, London 1951

Tannahill, Reny: *Sex in History*, New York 1980
Thompson, Henry: *Diseases of the Prostate*, London 1873
Thorwald, J.: *Die Entlassung. Das Ende des Chirurgen Ferdinand Sauerbruch*,
    München 1983
Thorwald, J.: *Im zerbrechlichen Haus der Seele. Ein Jahrhundert der Gehirnchirurgen,
    der Gehirnforscher, der Seelensucher*, München 1990
Treue, Wilhelm: *Mit den Augen ihrer Leibärzte*, Düsseldorf 1955
Troyat, Henry: *Peter der Große*, Paris 1979

Vogeler, Karl: *August Bier. Leben und Werk*, München 1942

Westermann, Bärbel: *Alexander von Lichtenberg 1880–1946, Biobibliographie eines
    Urologen*, Dissertation, Berlin 1978
Wildbolz, Hans: *Lehrbuch der Urologie*, Berlin 1924

Young, Hugh H.: *Young's Practice of Urology*, Philadelphia 1926
Young, Hugh H.: *A Surgeon's Autobiography*, New York 1940

## Artikel aus Zeitschriften und Zeitungen
## sowie Kongreß- und Symposiumsberichte

Albarran, Joachim: *Traitement de l'hypertrophie de la prostate*, Ann. Mal. Org. Gen. Urin. 23, 1905, S. 1570

Albarran, J./Motz, B.: *Contribution à l'étude de l'anatomic macroscopique de la prostate hypertrophiée*, Ann. Mal. Org. Gen. Urin. 20, 1902, S. 769

Alcock, N. G.: *Ten months experience with transurethral prostatic resection*, Journ. Urol. 28, 1932, S. 545

Alexander, Samuel: *Prostatectomy*, N.Y. Med. Journ. 63, 1896, S. 171

Bauer, H. W.: *Phytotherapeutika bei benigner Prosta-Hyperplasie. Therapierelevant oder kontraindiziert?* Referat über eine Pressediskussion in Budapest 20.–22. Juli 1990. Extracta urol. 4, 1990

Beinert, E.: *Versuche über Organtherapie bei Prostatahypertrophie*, Zbl. Krank. Harn. Sex. Org. 6, 1895, S. 393

Belfield, W. T.: *Operations on the enlarged prostate etc.*, Amer. Journ. Med. Science 100, 1890, S. 439

*William Thomas Belfield 1856–1929*, Journ. Urol., vol. XXV, No. 3, 1931

Belt, Elmer et al.: *A new anatomic approach in perineal prostatectomy*, Journ. Urol. 41, 1939, S. 482

Bickler, Karl-Horst/Hartung, Rudolf/Harzmahn, Rolf: *Diskussion über Wärmebehandlung der Prostata auf dem 44. Kongreß der Deutschen Gesellschaft für Urologie 1993*, Med. Trib. 7, 1993

Bier, August: *Unterbindung der Arteriae internae gegen Prostatahypertrophie*, W. Klin. Wschr. 6, 1893, S. 588

*Henry Jacob Bigelow. A biographical sketch*, Surg., Gyn. Obst., July 1924

Bissada, N. K./Finkbeiner, A. E.: Medical University of South Carolina. *Medikamente mit Nebenwirkungen an urologischen Organen.* Deutsches Referat in: extracta urol. 4, 1989

Blain, Don: *Transurethral Prostatic Resection. Technique of T. M. Davis*, Urology, vol. XXI, No. 1, Jan. 1938

Blandy, John P.: *Surgery of the Benign Prostate. First Sir Peter Freyer Memorial Lecture*. Journ. Brit. Med. Ass., Nov. 18, 1977

Blum, Viktor: *50 Jahre Zystoskopie*, W. Klin. Wschr. 24, Juni 1929

Blum, Viktor: *Die geschichtliche Bedeutung der Wiener Urologie*, Ztschr. Urol. Chir. 29, 1929

Bottini, E.: *Radicale Behandlung der auf Hypertrophie beruhenden Ischurie*, Arch. Klin. Chir. 21, 1877, S. 1

Braasch, W. F.: *Median bar excisor*, J. A. M. A. 70, 1918, S. 758

Bransford, Lewis et al.: *Prostatic Resection – Without the Moonlight and Roses*, Urol. Cutan. Rev., vol. XXXVII, Jan. 1933

Buerger, Leo: *A Historical Survey of the Development of Modern Urological Instruments*, Urol. Cutan. Rev. 35, 1931, S. 1–25

Bumpus, Herman C.: *Punch Operation for Prostatic Obstructions*, Surg. Clin. N. Amer. 7, 1927, S. 1473

Cabot, A. T.: *The Question of Castration for the Enlarged Prostate*, Ann. Surg. 24, 1896, S. 365

*Zum Heimgang von Leopold Casper*, Ztschr. Urol. 7, 1959

Chetwood, Charles H.: *Prostatectomy in two stages*, Ann. Surg. 44, 1906, S. 563

Chetwood, Charles H.: *Summary of over twenty-seven-thousand cases of transurethral prostatic resections*, Trans. Amer. Ass. Gen.-Urin. Surg. 29, 1936, S. 213

Clark, P. B.: *Centenary of the first prostatectomy in Britain*, Brit. Journ. Urol. 60, 1987, S. 549–553

Clark, P. B.: *Moynihan, the Urologist*, Eur. Ur. 2, 1970, S. 48–53

Collings, C. W.: *A new method of electrically excising obstructing bladder neck constructures etc.* Journ. Urol. 16, 1926, S. 545

Cowsley, O. S. et al.: *Total perineal prostatectomy*, Journ. Urol. 45, 1941, S. 196

Crawford, E. David: *Ausführungen über die Prostatitis auf einem internationalen Symposium in San Francisco*. Referat in: Selecta, 13. Juni 1988

Crist, William C.: *I Remember: When I was an Errand Boy for Diamond Jim Brady*, Sunday Sun Mag., Febr. 21, 1960

Crowell, A. J./Davis, T. M.: *Results in 385 cases of prostatic resection by the Davis Method*, Trans. Amer. Ass. Gen.-Urin. Surg. 25, 1932, S. 215


Davis, T. M.: *Prostate Operation*, Trans. Sect. on Urol. A. M. A., 1931, S. 205

Davis, T. M.: *Prostatic resection. Report on 515 cases operated on South*, Med. Surg. 95, 1933, S. 209

Dittel, Leopold von: *Ueber die Hypertrophie der Prostata*, W. Med. Wschr. 17, 1887, S. 728

Dittel, Leopold von: *Ueber Prostatectomia lateralis*, W. Med. Wschr. 17, 1890, S. 707

*Hofrath Prof. Dr. L. von Dittel*, W. Med. Wschr. 31, 1898

Dukes, Cuthbert E.: *Behind the Scenes in Urology*, Proc. of Royal Soc. of Med., vol. 50, no. 5, 1957


Eastman, J. R.: *Confessions of a yeoman prostatectomist*, Trans. Amer. Urol. Ass. 2, 1908, S. 142

Ebeling, Leonardo: *Benigne Prostatahypertrophie – eine Indikation für Phytopharmaka: Sabalextrakt dokumentiert Therapierelevanz*, extracta urol. 4, 1990

Ebeling, Leonardo: *FDA (Food and Drug Administration) gegen Phytotherapien bei benigner Prostatahypertrophie – kein Nutzen, aber hohes Risiko*. extracta urol. 4, 1990

Eickenberg, Hans-Udo/Valensieck, Winfried: Diskussion: *Mikrowelle gegen Prostatabeschwerden. Schon empfehlenswert oder noch Experiment?* Med. Trib. 10., März 1992

Eickenberg, Hans-Udo: Bericht über *Transurethrale ultraschallgesteuerte laserinduzierte Prostatektomie TULIP*, in: Med. Trib. 30/31, Juli 1992

Faisst, Oskar: *Zur Behandlung der Prostatahypertrophie durch Kastration*, Arch. Klin. Chir. 1895

Fergusson, W.: *Observations on lithotomy and on certain cases of enlarged prostate*, Lancet 1, 1870, S. 1–2

Freyer, P. J.: *A new method of performing prostatectomy*, Lancet, March 17, 1900, S. 774–775

Freyer, P. J.: *A Clinical Lecture on total exstirpation of the prostate for radical cure of enlargement of that organ*, Brit. Med. Journ. 2, 1901, S. 125

Freyer, P. J.: *Total exstirpation of the prostate for redical cure of enlargement of that organ*, Brit. Med. Journ., Febr. 1, 1902, S. 249–254

*Orbitury Sir Peter Freyer*, Brit. Med. Journ., Sept. 17, 1921, S. 464–465

Fuller, Eugene: *The question of priority in the adaption of the method of total enucleation, suprapubically, of the hypertrophied prostate*, Ann. Surg. 41, 1905, S. 520–534

Fuller, Eugene: *The operative procedure in cancer of the prostate*, Ann. Surg. 56, 1912, S. 738

Fuller, Eugene: *Six successful and successive cases of prostatectomy*, Journ. Cutan. Gen. Urin. Dis. 13, 1895 S. 229–239

Galli, Giovanni: *Enrico Bottini*, M. Med. Wschr., 2. Juni, 1903

Goerke, H.: *Zur Geschichte der Berliner Urologie*, Verh.Ber. Dtsch. Ges. Urol., 23.–26. Okt. 1968, Berlin

Goodfellow, G.: *Prostatectomy in general, especially by the perineal route*, J. A. M. A. 43, 1904, S. 148

Goodfellow, G.: *Median perineal prostatectomy*, J. A. M. A. 43, 1904, S. 194

Gosset, A./Proust, R.: *De la prostatectomie périnéale*, Ann. Mal. Org. Gen. Urin. 18, 1900, S. 35

Guitéras, Ramón: *The present status of the treatment of prostatic hypertrophy in the United States*, N. Y. Med. Journ. 72, 1900, S. 974

Harzmann, Rolf/Eickenberg, Hans-Udo: *Hyperthermie gegen Prostatahyperplasie*, Med. Trib. 1, Jan. 1991

Herbst, W. P.: *Biochemical therapeutics in Carcinoma of the prostate gland etc.*, J. A. M. A. 120, 1943, S. 1116

Höffler, D.: *Harnwegsinfektionen. Neuere epidemiologische und therapeutische Aspekte von Harnwegsinfektionen*, Ther. W. Schw. 4, 1980, S. 319–328

Judd, E. S.: *Surgical treatment of the prostate*, Coll. Pap. Mayo Clin. 9, 1917, S. 254

Keyes, Edward L. jr.: *Preliminary report on the treatment of bladder tumours by the high frequency current*, Amer. Journ. Surg. 24, 1910, S. 205

Klein, L. A./Lemming, B.: *Balloon Dilation for Prostatic Obstruction. Long-term Follow-up*, Urology 33, 1989. S. 198–201

Küchler, H.: *Über Prostatavergrößerungen*, Dtsch. Klin. 18, 1866, S. 458

Kümmell, H.: *Die operative Behandlung der Urinretention bei Prostatahypertrophie*, Verh. Dtsch. Ges. Chir. 18, 1889, S. 148

Küster, E.: *Totalexstirpation der Prostata und Blase*, Arch. Klin. Chir. 42, 1891, S. 885

Lejeune, Fritz: *Francisco Diaz, der erste Urologe*, Derm. Wschr., vol. 80, Nr.14, 1925

Lesky, Erna: *Wiener Urologie in der Zeit Billroths*, Klin. Med., vol. 18, Heft 5, 1963

Lesky, Erna: *Wien und die europäische Urologie um die Jahrhundertwende*. Verh.Ber. Dtsch. Ges. Urol., Berlin 1965

Lewis, B. et al.: *Second thoughts on prostatic resection*, Urol. Cutan. Rev. 38, 1934, S. 390

Lieve, Edward J. van: *Dr. George E. Goodfellows Contribution to Surgery of the Prostate*, Urol. Surv. 4, vol. 23, 1973

Lowsley, O. S.: *The development of the prostate gland*, Amer. Journ. Anat. 13, 1912, S. 299

Luys, Georges: *Traitement de l'hypertrophie de la prostate voie endo-uréthrale*, Clin. Par. 8, 1913, S. 693

Luys, Georges: *Forage of the prostate*, Urol. Cutan. Rev. 31, 1927, S. 11

McCarthy, Joseph F.: *The prostate at the crossroad*, Amer. Journ. Surg., March 3, 1932

McCarthy, Joseph F.: *Further developments in the surgery of the prostate*, Journ. Urol. 37, S. 18

McGill, A. F.: *On suprapubic prostatectomy with three cases in which the operation was successfully performed etc.*, Trans. Clin. Soc. London 21, 1888, S. 52

McLoughlin, J./Williams, Gordon: *Alternatives to prostatectomy*, Brit. Journ. Urol. 65, 1990

Merkle, W./Wagner, W.: über *Laser-Behandlung von Harnröhrenstrukturen*, in: Urologe A 5, 1992

Millin, Terence: *Retropubic prostatectomy*, Lancet 2, 1945, S. 693

Nation, Earl F.: *The development of the wire-loop resectoscop etc.*, Journ. Urol., vol. 188, July 1977

Necker, Friedrich: *Nekrolog auf Otto Zuckerkandl*, Ztschr. Urol. Chir., vol. 7, 1921

Pacha, Zambaco: *Biographische Ausführungen über Herrn Philippe Ricord*, Gaz. Méd. d'Orient, 1889 (Auszug in Übersetzung)

Packard, F. R.: *William Cheselden*, Ann. Med. Hist. vol. 10, 1927, S. 533

Grabrede des Dr. Péan für Philippe Ricord im Namen der Medizinischen Akademie am 26. Oktober 1889 (in Übersetzung)

Pennington, Jefferson C.: *Cross section of my experiences in believing prostatic obstruction by transurethral methods*, Urol. Cutan. Rev., vol. 37, 1933

Plaggemeyer, Harry W.: *Two years experience with the resectoscope* Urol. Cutan. Rev., vol. 38, 1934

Proust, Robert: *Technique de la prostatectomie périnéale*, Ass. Franc. Urol. 5, 1901, S. 361

Ringleb, O.: *Die ersten 50 Jahre der Arbeit mit dem Cystoskop*, Chirurg, vol. 1, Heft 3

Robarts, H.: *Radiotherapy of the prostate*, Amer. Journ. Derm. 6, 1902, S. 192

Rolnick, H. C./Riskind, L. A.: *Mortality in prostatic surgery*, Journ. Urol. 37, 1937, S. 12

Rose, D. K.: *A risual prostatic punch*, Surg. Gyn. Obst. 41, 1925, S. 109

Ryall, E. C. et al.: *Endoscopic resection of the prostate-survey*, Urol. Cutan. Rev. 37, 1933, S. 52

Saranga, R./Matzkin, H. et al.: *Local microrave hyperthermia in the treatment of benign prostatahypertrophy*, Brit. Journ. Urol. 65, 1990, S. 349–353

Sharma, J. G.: *Drug therapy in urinary tract infections (Die medikamentöse Therapie der Harnwegsinfektionen)*, Mod. Ger., April 1986

Schlagintweit, Felix: *Urologischer Dilettantismus*, M. Med. Wschr. 43, 1932

Schröder, Fritz H./Meldior, Hansjörg: *Vergleichsberichte über nichtchirurgische Behandlungsexperimente des Prostataadenoms, darunter die Ballonkatheterisierung und die chrirurgische Methodik*, in: Med. Trib. 51/52, Dez. 1990

Schultze-Seemann, F.: *Geschichte der Urologie*, Urologe 5, 1984

Silber/McConnel: *Finasteride: androgen suppression therapy for benign prostatic hyperplasia*, Curr. Op. Urol. 4, 1994, S. 22–28

Stern, Maximilian: *Resection of obstructions at the vesical orifice etc.*, J. A. M. A. 87, 1926, S. 1726

Stern, Maximilian: *The Stern-method of prostatic resection: The improved resectoscop*, Urol. Cutan. Rev. 37, 1933, S. 7

Talwan, G. L./Pandl, S. K.: *Resection Treatment of Enlarged Prostate*, Brit. Journ. Surg. 53, 1966, S. 421

Thompson-Walker, John: *Lettsomian Lectures on Enlarged Prostate and Prostatectomy*, Lancet, May 31, 1930, S. 1163–1168;
*Londoner Brief (Nachruf auf Sir Henry Thompson)*, Dtsch. Med. Wschr. 30, 1904, S. 887–888

Voelker, Friedrich: *Behandlung der Prostatahypertrophie mit perinealer Operation*, Arch. Klin. Chir. 71, 1903, S. 100

343

Walker, K. M.: *A survey of prostatic enlargement and its treatment*, Brit. Med. Journ. 11, 1938, S. 53

White, J. W.: *The results of double castration in hypertrophic of the prostate*, Ann. Surg. 22, 1895, S. 1

Williams, G./Jager, J. et al.: *Use of stents for treating obstruction of urinary outflow in patients unfit for surgery*, Brit. Med. Journ. 298, 1989. (Deutsches Referat »*Die Verwendung von Dilatoren zur Behandlung von Harnflußstörungen bei nicht operationsfähigen Patienten*« in: extracta urol. 5, 1990)

Wishard, W. N.: *The operative treatment of prostatic hypertrophy*, Amer. J. Urol. 2, 1905, S. 337


Zorgniotti, Adrian W.: *The creation of the American Urologists 1902–1912*, Bull. N. Y. Ac. Med., vol. 52, March/April 1976

*The greatest capital-goods salesman of them all*, Fortune, Oct. 1954, S. 113–115

Vorträge über *Kältechirurgie der Prostata*, Urologische Privatklinik Reuter, Stuttgart. Verlag Voytjech, Wien 1969

*From Lichtleiter to fibre optics. An exhibition on the occasion of the XVIth Congress of the International Society for Urology, Amsterdam, July 1973*

Kompendium der Vorträge des Symposiums *Sexuell übertragbare Krankheiten*, Hahnenklee/Harz 11.–12. September 1985. Selecta/Schweiz, 3. April 1986

*New York Times*-Berichte über die transurethrale Prostatektomie Präsident Ronald Reagans, 4.–8. Januar 1987

R. Th. S. Bericht über *Symposium zur Kältechirurgie der Prostata in der urol. Privatklinik Dr. Reuter, Stuttgart*, in: Selecta, 6. Juli 1970

*Pollenextrakt reduziert Nykturie und Restharn*, 5 Prostataseminar, Sept. 1989, Florenz. Referate in: extracta urol., Bd. 12, 1. Suppl. 1989

*Diagnose Prostatitis.* Erfahrungsbericht auf dem 3. Intern. Meeting »Therapy of Prostatitis« von E. A. Günthert. Referat in: Med. Trib. 38, Sept. 1989

*Prostatahyperplasie: Ballondilation ersetzt Operation*, Med. Trib. 39, 29. Sept.1989

*Wait! Don't Cut! A new drug could save some men from prostate surgery*, Time, 6. Juli 1992

# III Das männliche Roulette

*Bücher, Dissertationen, Monographien*

Acocce, Pierre/Rentchnick, Pierre: *Kranke machen Weltgeschichte*, Düsseldorf 1978
Anger, Kenneth: *Hollywood Babylon*, Phoenix 1965
Astor, Mary: *My Story*, New York 1959


Baker, A. B. u. L. H. (Hrsg.): *Clinical Neurology*, New York 1975
Becker, Lucille F.: *Georges Simenon*, New York 1977
Berger, John: *Glanz und Elend des Malers Pablo Picasso*, Hamburg 1931
Blum, Daniel: *A pictorial history of the American theatre, 1900–1950*, New York 1950
Boisdeffre, Pierre de: *De Gaulle malgré lui*, Paris 1978
Brassai: *Picasso and Company*, New York 1966
Bresler, Fenton: *The Mystère of Georges Simenon*, New York 1983
Brüning, Heinrich: *Memoiren 1918–1934*, Stuttgart 1970


Cabanne, Pierre: *Pablo Picasso*, New York 1977
Casper, Leopold: *Lehrbuch der Urologie*, Berlin 1923
Chaplin, Charles: *My Autobiography*, New York 1964
Chaplin, Charles jr.: *My Father, Charlie Chaplin*, London 1960
Chaplin, Michael: *I couldn't Smoke the Grass on my Fathers Lawn*, New York 1966
Crespelle, Jean Paul: *Picasso and his women*, New York 1969
Churchill, Randolph: *The Fight for the Tory Leadership*, London 1964
Cook, Don: *Charles de Gaulle, Soldat und Staatsmann*, München 1983
Coursier, Alain: *De Gaulle*, Paris/Genchlaux 1981


Damm, Helene von: *At Reagan's Side*, New York 1990
Daniel, Oliver: *Stokowski. A Counterpoint of View*, New York o. D.
Denver, Michael K.: *Behind the Scenes (in which the author talks about Ronald Reagan and Nancy Reagan... and himself)*, New York 1987
Dessane, Odile (Denyse Simenon): *Le phallus d'or*, Paris 1981
Dorpalen, Andreas: *Hindenburg and the Weimar Republic*, Princeton 1964
Drennan, Robert E.: *The Algonquin Wits*, New York 1966


Eskin, Stanley G.: *Simenon. Eine Biographie*, Zürich 1989
L'Etang, Hugh: *The pathology of leadership*, London o. D.
Eyck, Erich: *A History of the Weimar Republic*, Cambridge/Mass. 1967

Forssmann, Werner: *Selbstversuch. Erinnerungen eines Chirurgen*, Düsseldorf 1972

Galante, Pierre: *Le Général*, Paris 1968
Gatti, Guglielmo: *Vita di Gabriele d'Annunzio*, Firenze 1956
Gatti, Guglielmo: *Le Donne Nella Vita e nell'Arte di Gabriele D'Annunzio*, Guanda o. D.
Gersch, Wolfgang: *Chaplin in Berlin*, Wilhelmshaven 1988
Gilot, Françoise: *Leben mit Picasso*, München 1987
Gosset, A.: *Erlebnisse und Erkenntnisse eines Chirurgen*, Stuttgart 1942
Grey-Chaplin, Lita: *My Life with Chaplin. An Intimate Memoir*, New York 1966

Haffner, Sebastian: *Von Bismarck zu Hitler. Ein Rückblick*, München 1978
Haffner, Sebastian: *Im Schatten der Geschichte. Historisch-politische Variationen*, Stuttgart 1985
Halperin, William: *Germany Tried Democracy*, London 1963
Henderson, Archibald: *George Bernard Shaw. Man of the Century*, New York 1956
Hession, Charles H.: *John Maynard Keynes*, Stuttgart 1986
Horne, Alistair: *Harold Macmillan. Vol. I: 1894–1956. Vol. II: 1957–1986*, New York 1989

Jaeckel, Gerhard: *Die Charité*, Bayreuth 1963
Jones, Thomas: *Lloyd George*, London o. D.

Kalischer, Wolfgang: *Hindenburg und das Reichspräsidentenamt* in: *Nationaler Umbruch (1932–1934)*, Inaugural-Dissertation, Berlin 1957
Klug, Michael H.: *Otto Ringleb. 17.5.1875–8.11.1946. Biobibliographie eines Urologen*, Inaugural-Dissertation, Berlin 1983
Krausnick, Helmut: *Stays of Coordination* in: *The Path to Dictatorship 1918–1933*, New York 1967

Laurent, Jacques: *De Gaulle, die Zerstörung einer Legende*, Basel/München 1965
Leachman, Robert: *John Maynard Keynes*, München 1970
Lem, Oda Imma Sigrid: *Leopold Casper*, Inaugural-Dissertation, Berlin 1973

Malcolm, John: *Die dritte Rose. Gertrud Stein und ihre Welt*, Stuttgart 1960
Martet, Jean: *Clemenceau spricht. Unterhaltungen mit seinem Sekretär*, Berlin 1930
Marx, Rudolph: *The Health of the Presidents*, New York 1960
Maser, Werner: *Deutschland – Traum oder Trauma*, München 1984
Maser, Werner: *Friedrich Ebert – der erste deutsche Reichspräsident*, München 1987
Maser, Werner: *Hindenburg – eine politische Biographie*, Rastatt 1989
Mauriac, Claude: *Marcel Proust*, Hamburg 1981
McCaffrey, Donald W.: *Focus on Chaplin*, Englewood Cliffs 1971

Meissner, Otto: *Staatssekretär unter Ebert – Hindenburg – Hitler*, Hamburg 1950

Morsey, Rudolf: *The Center Party Between the Fronts* in: *The Path to Dictatorship*, New York 1967

Newhouse, John: *De Gaulle and the Anglo-Saxons*, New York 1970

Noonan, Peggy: *What I saw at the revolution. A political life in the Reagan aera*, New York 1990

Olano, Antonio O.: *Picasso intime*, Madrid 1971

Oven, Frank: *Tempestuous Journey. Lloyd George, his life and times*, London 1954

Park, Bert Edward: *The Impact of Illness on World Leaders*, Philadelphia 1989

Parmelin, Hélène: *Women, Cannes and Mougins 1954–63*, London 1965

Raymond, E. T.: *Mr. Lloyd George. A Biography*, London 1938

Reeves, May: *Charlie Chaplin intime*, Paris 1935

Richter, Johannes (Hrsg.): *Die Briefe Friedrich des Großen an seinen vormaligen Kammerdiener Fredersdorf*, Berlin o. D.

Robinson, Carlyle T.: *La vérité sur Charles Chaplin, sa vie, ses amours, ses déboires*, Paris 1935

Robinson, David: *Chaplin*, Zürich 1989

Rosenstein, Paul: *Narben bleiben zurück*, München 1954

Ruge, Wolfgang: *Hindenburg, Porträt eines Militaristen*, Berlin 1977

Ryder, A. J.: *Twentieth-Century Germany: From Bismarck to Brandt*, New York 1973

Salis, Jean R. von: *Weltgeschichte der neuesten Zeit. Band I–VI*, Zürich 1988

Sands, Frederick: *Herr und Frau Chaplin. Die Geschichte einer Ehe*, München 1977

Signoret, Simone: *La nostalgie n'est plus ce qu'elle était*, Paris 1976

Simenon, Georges: *Intime Memoiren und Das Buch von Marie-Jo*, Zürich 1982

»Simenon auf der Couch«, Zürich 1988

Simenon, Denyse: *Un oiseau pour le chat*, Paris 1978

Smith, David G.: *H. G. Wells. Desperate Mortal. A Biography*, New Haven/London 1986

Speakes, Larry: *Speaking Out. The Reagan Presidency from Inside the White House*, New York 1988

Sylvester, A. J.: *The real Lloyd George*, London 1944

Stagg, Jerry: *The Brothers Shubert*, New York 1968

Stassinopoulus Huffington, Arianna: *Picasso. Genie und Gewalt*, München 1988

Teichman, Howard: *George S. Kaufman*, New York 1972

Terrenoire, Louis: *De Gaulle vivant*, Paris 1971

347

Vilquin, Michel: *De Gaulle, cet inconnu méconnu*, Paris 1972

Wallace, Irving et al.: *The Intimate Sex Life of Famous People*, New York 1981
Watson, Francis: *Dawson of Penn*, London 1950
Weintraub, Stanley: *Victoria. An Intimate Biography*, London 1987
West, Anthony: *H. G. Wells. Aspects of a Life*, New York o. D.
Wheeler-Bennett, John W.: *The Nemesis of Power: The German Army in Politics, 1918–1945*, London 1964
Wheeler-Bennett, John W.: *Der Hölzerne Titan – Paul von Hindenburg*, Tübingen 1969
Wiench, Peter (Hrsg.): *Die großen Ärzte*, München 1982
Winwar, Frances: *Con D'Annunzio di Fuoco in Fuoco*, Milano 1956
Winwar, Frances: *Wingless Victory. A Biography of Gabriele D'Annunzio and Eleonora Duse*, London 1956

## Artikel aus Zeitschriften und Zeitungen sowie Kongreß- und Symposiumsberichte

Badenoch, David: *Biography of Alec William Badenoch*, 1991
*Alec Badenoch*, Daily Telegraph 1991
Brüning, Heinrich: *Ein Brief*, Deutsche Rundschau, Juli 1947

Chaplin, Sydney: *Mein Vater Charlie Chaplin*, Esquire (dtsch. Ausg.), Mai 1989
Casper, Leopold: *Mittel und Wege, die Prostatektomie möglichst ungefährlich zu gestalten*, Ztschr. Urol., Bd. XIII, Leipzig 1919
Casper, Leopold: *Rück- und Ausblicke in die Urologie*, Med. Welt, 13. Febr. 1932
Cooper, Morton: *Kaufman Was Comedy*, Diner's Club Mag., Dec. 1966

Granier, Gerhard: *Der Reichspräsident Paul von Hindenburg* (nach dem Manuskript eines Vortrages des Verfassers im Bundesarchiv der BRD am 29. Nov. 1967), Geschichte, Sept. 1969

Melicow, Meyer M.: *Evolution of Urology: Some famous personalities with urological disorders* (lecture, held at the College of Physicians and Surgeons, Columbia University, May 27, 1967)

Santini, Aldo: *Incontro con Georges Simenon, che, a 82 anni, è uscito più vispo che mai da un serio intervento al cervello*, Oggi 47, 1985
Smith, Richard D. et al.: *Paganini. The Riddle and Connective Tissue*, J. A. M. A., vol. 199, no. 11, 1961
Scharlau, Winfried: *Mit ihm trug Preußen sich selbst zu Grabe. Der Mythos Hindenburg – und ein wissenschaftlicher Skandal*, Monat, Heft 268, Jan. 1971

Stern, Maximilian: *Resektion bei Prostatahypertrophie mittels Resektoskop.* Nach einem Vortrag, gehalten vor der Berliner Urologischen Gesellschaft am 11. Jan. 1927

Teichmann, Howard: *By George S. Kaufman* ..., New York Times, Nov. 13, 1966

Woolcott, Alexander: *That Benign Demon George S. Kaufman,* New York Times, Dec. 3, 1933

# IV Schatten

## Beitragswerke, Dissertationen, Monographien

Ackermann, R./Altwein, J. E./Faul, P. (Hrsg.): *Aktuelle Therapie des Prostata-Karzinoms,* Berlin/Heidelberg 1991

Ballenger, E. G./Frontz, W. A./Hamer, H. G./Bransford, L.: *History of Urology,* Baltimore 1933

DeVita, Vincent T. jr. et al.: *Cancer. Principles & Practice of Oncology,* Philadelphia 1985
Dumesnil, R./Bonnet-Roy, F.: *Die Berühmten Ärzte,* Genf 1947

Hackethal, Julius: *Keine Angst vor Krebs. Kronzeuge Prostatakrebs etc.,* Wien 1978
Herbst, Robert H./Polkay, Hugh J.: *Prostatic Malignancy,* in: *History of Urology,* vol. II, Baltimore 1933
Higi, Markus: *Krebs. Vom Umgang mit einer Krankheit,* München 1986

Lerner, Max: *Wrestling with the Angel. A Memoir of my Triumph over Illness,* New York 1990

Marriot, Henry J. L.: *Medical Milestones,* Baltimore 1952

Perez, Carlos A./Fair, William R. et al.: *Cancer of the Prostate,* in: *Cancer. Principles & Practice of Oncology,* Philadelphia 1985
Proger, Samuel: *The Medicated Society,* New York 1968

Randall, Alexander: *Surgical Pathology of Prostatic Obstructions*, Baltimore 1931

Ruark, Robert: *Der Honigsauger*, Berlin 1966

Ryan, Cornelius/Ryan, Kathrin Morgan: *A Private Battle*, New York 1979

Serafini, Anthony: *Linus Pauling*, New York 1991

Shimkin, Michael B.: *Contrary to Nature – Being an illustrated commentary on some persons and events of historical importance in the development of knowledge concerning – cancer*, Washington 1979

Schmähl, Dietrich: *Charles Brenton Huggins etc.* in: *Die Großen Ärzte*, München 1982

Tannenbaum, M.: *Histology of the prostate gland* in: Tannenbaum (ed.) *Urologic Pathology. The Prostate*, Philadelphia 1977

Witzmann, Rupert: *Schlüssel des Lebens. Die Steuerung biologischer Vorgänge durch Steroide*, Wien/München/Zürich 1979

## Artikel aus Zeitschriften und Zeitungen sowie Kongreß- und Symposiumsberichte

Bandauer, K. et al.: *Die Diagnostik des Prostatakarzinoms*, Ther. Umsch. 39, 1982, S. 289

Bandauer, K.: *Prostata-Karzinom – was tun?*, Schw. Med. Wschr. 113, 1983

Brawn, N.: *The differentiation of prostate carcinoma*, Cancer 52, 1983, S. 246–251

Bumpus, Herman C.: *Carcinoma of the prostate. Radium and surgical treatment*, Surg. Gyn. Obst. 35, 1922, S. 177

Desnos, E.: *Traitement de la hypertrophie et du cancer de la prostate par le radium*, Journ. Urol. 6, 1914, S. 282

Dittman, Ralph E.: *›David, Why Did You Wait?‹ – A Profile of Prostate Cancer*, Sat. Ev. Post, Nov./Dec. 1991

Flocks, Ruben H. et al.: *Treatment of carcinoma of the prostate by interstitial radiation with radio-active gold*, Journ. Urol. 68, 1952, S. 510

George, M. J. R.: *Lokalisiertes Prostatakarzinom*, Med. Trib. 27. Mai 1988 (Original: Lancet 1, 1988)

Gorman, Christine: *The Private Pain of Prostate Cancer*, Time, Oct. 5, 1992

Halpert, B./Shechan, E. E. et al.: *Carcinoma of the prostate. A survey of 5000 autopsies*, Cancer 16, 1963, S. 737–742

350

Hanagh, K. A. et al.: *Carcinoma of the prostate. A 15 year follow up*, Journ. Urol. 107, 1972, S. 450–453

Huggins, C. et al.: *Studies of prostatic cancer. The effect of castration, of oestrogen and of androgen injection etc.*, Cancer, 1, 1941, S. 293

Huggins, C. et al.: *Bilateral Andrenalectomy in prostatic cancer etc.*, Ann. Surg. 122, 1945, S. 1022–1031

Huggins, Charles B.: *Endocrine-induced regression of cancer*, Science 156, 1967, S. 1050–1054

Huggins, Charles B.: *On Medical Investigation*, Surg. Clin. of North Am., vol. 49, no. 3, June 1969

Jensen, E. V. et al.: *Mechanismes of action of the female sex hormones*, Ann. Rev. Biochem. 41, 1972, S. 203–230

Kelly, Bill: *Interview with Henry Fonda*, South Bay, Jan. 1982
Klosterhalfen, H. et al.: *Das Prostata-Karzinom. Pathologie – Diagnostik – Therapie*, Stuttgart 1982; *Hackethal ist ein leichtfertiger Schwätzer*. Der Hamburger Urologie-Professor Herbert Klosterhalfen zur Kontroverse um Professor Hackethal. Spiegel Nr. 4, 1978

Labasky, Richard F./Smith, Joseph A. jr., University of Utah Health Science Center, Salt Lake City: *Die Behandlung von Schmerzen und Begleiterkrankungen bei fortgeschrittenem Prostatakarzinom* (deutsch in: *Extracta Urologica*, Bd. 12, Heft 5, 1989)

LeBlanc, Jerry: *Notes on Eddie Albert*. Notes on Henry Fonda. Notes on Karl Malden. Notes on Linus Pauling. Personal contributions. Woodland Hills 1993

Littrup, Peter J./Lee, Fred/Mettlin, Curtis: *Prostate Cancer Screening*, CA-As Cancer Journ. for Clin., vol. 42, no. 4, July/Aug. 1992

Martz, Georg: *Prostata Carcinom mit Metastasen*, Med. Trib. 22. Jan. 1988

Perez, Carlos A.: *Carcinoma of the prostate, a vexing biological and clinical enigma*, Int. Rad. Onc. Biol. Phys. 9, 1983, S. 1427–1438

Regato, J. A. del: University of South Florida College of Medicine, Tampa. *Fortgeschrittenes Prostata-Karzinom. Nicht operieren – bestrahlen hilft überleben* (deutsches Referat. Co-Referent H. Klosterhalfen), Med. Trib., 1. Febr. 1980
Riccabonn, M. et al., Institut für Strahlentherapie Krankenhaus der Barmh. Schwestern, Linz: *Prostata-Krebs. Jodnadeln konkurrieren mit Radikaloperation*, Med. Trib., 25. Sept. 1987

SerVaas, Cory: *Bob Dole Speaks out for Early Prostate Cancer Detection*, Sat. Ev. Post, July/Aug. 1992

Scher, Howard I.: *Therapeutic Alternatives for Hormone-Refractory Prostatic Cancer*, Sem. Urol., 1992, S. 55–64

Talaley, Paul: *The Scientific Contributions of Charles Brenton Huggins*, J. A. M. A., June 28, 1965

Terris, Martha K.: *Efficacy of transrectal ultrasound for identification of clinically undetected prostate cancer*, Journ. Urol. 146, S. 78–84

Waisman, Jerry: *Comparison of transrectal prostate digital exploration and ultrasound-guided corebiopsies etc.*, Urol. 37, 4, S. 301–307

Whitmore, W. F.: *The natural history of prostatic cancer*, Cancer 32, 1972, S. 1104–1112 *Die Schreibtisch-Mörder! Medizinverbrecher.* Streitgespräch der Professoren Julius Hackethal und Carl-Friedrich Rothauge über Prostata-krebs. Spiegel 40, 1976

*»Probleme in der Behandlung des Prostata-Karzinoms«* (Original: *Dilemmas in managing prostate carcinoma etc.*, University of Arizona, School of Medicine, Tucson), Mod. Ger. Mai 1986 *»Prostata-Krebs – tritt man auf der Stelle?«* (Original: *Current treatment for advanced prostate cancer*, San Diego, California, June 23, 1988), Selecta, 31. März 1989